新编
中草药图鉴

曲同宝◎主编

江西科学技术出版社

图书在版编目（ＣＩＰ）数据

新编中草药图鉴/曲同宝主编. -- 南昌 ： 江西科学技术出版社，2018.5（2023.11重印）
ISBN 978-7-5390-6091-0

Ⅰ．①新… Ⅱ．①曲… Ⅲ．①药用植物－中国－图鉴
Ⅳ．①R282.71-64

中国版本图书馆CIP数据核字(2017)第238492号

选题序号：ZK2017251
图书代码：D17087-101
责任编辑：宋涛

新 编 中 草 药 图 鉴

XINBIAN ZHONGCAOYAO TUJIAN

曲同宝 主编

摄影摄像	深圳市金版文化发展股份有限公司
选题策划	深圳市金版文化发展股份有限公司
封面设计	深圳市金版文化发展股份有限公司
出　　版	江西科学技术出版社
社　　址	南昌市蓼洲街2号附1号
	邮编：330009　电话：（0791）86623491　86639342（传真）
发　　行	全国新华书店
印　　刷	永清县晔盛亚胶印有限公司
开　　本	720mm×1020mm　1/16
字　　数	200 千字
印　　张	28
版　　次	2018年5月第1版　2023年11月第2次印刷
书　　号	ISBN 978-7-5390-6091-0
定　　价	158.00元

赣版权登字：-03-2017-342

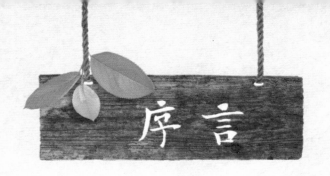

序言

　　药用植物，是指医学上用于防病治病的植物，通称"本草"或"中草药"。我国幅员辽阔，地形复杂，气候多样，是世界上植物资源最丰富的国家之一，目前已知植物多达 25,700 种，其中很多植物具有药用价值。

　　我国对于药用植物的发现、使用和栽培，有着悠久的历史。早在远古时期，我国就流传着"伏羲尝百药""神农尝百草，一日而遇七十毒"等传说。春秋战国时期，我国出现了有关药用植物的文字记载，《诗经》和《山海经》中记载了 50 余种药用植物。成书于东汉年间的《神农本草经》是我国现存最早的中药学著作，记载了 365 种药物，其中包括 252 种药用植物。至明代，李时珍编写的《本草纲目》所收录的药用植物已超过 1,200 种。

　　根据中医学理论，药物可按性能和药理作用分为解表药、清热药、祛风湿药、利水渗湿药、止血药、活血化瘀药、化痰止咳平喘药、补虚药、收涩药等类别。这本《新编中草药图鉴》沿用此分类方法，图文并茂地介绍了200 种常用的药用植物，收录了其中文名、别名、拉丁名、来源、植物形态、生境分布、采集加工、药材性状、性味归经、功效主治、用法用量与用药禁忌，并列举了若干个治疗常见病症的验方，相信会为读者了解和应用药用植物提供不少帮助。

　　本书由吉林农业大学副教授曲同宝先生倾力打造，旨在让每一位读者领略药用植物世界的丰富与美丽，感受祖国医药宝库的绚烂多姿，学会识别各种药用植物并正确使用它们，从而达到祛病强身的目的。怡之芬芳，撷之精华！翻开本书，一起走进药用植物的神奇世界吧！

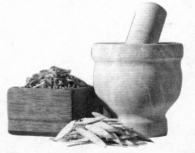

目录 Contents

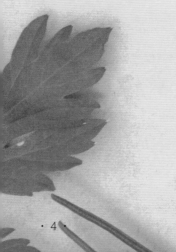

第十章 其他类

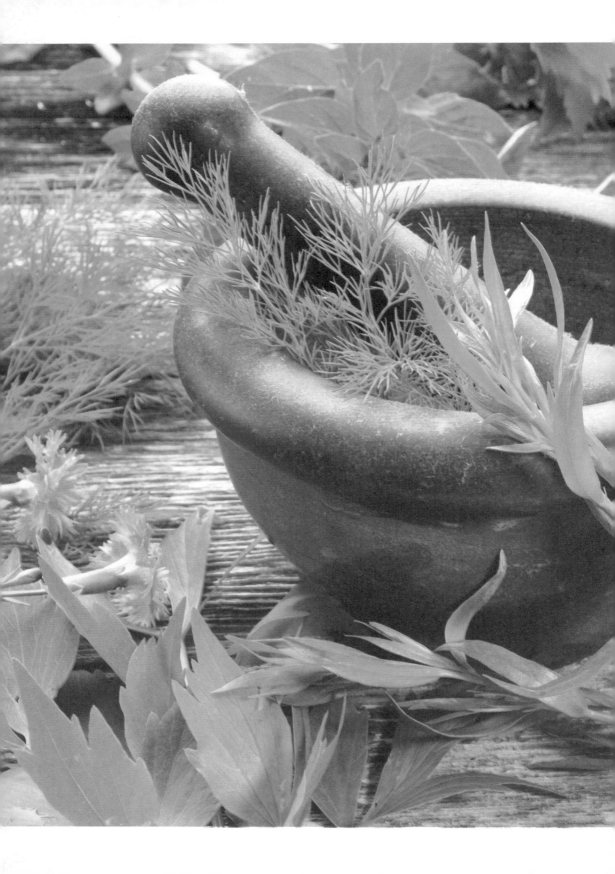

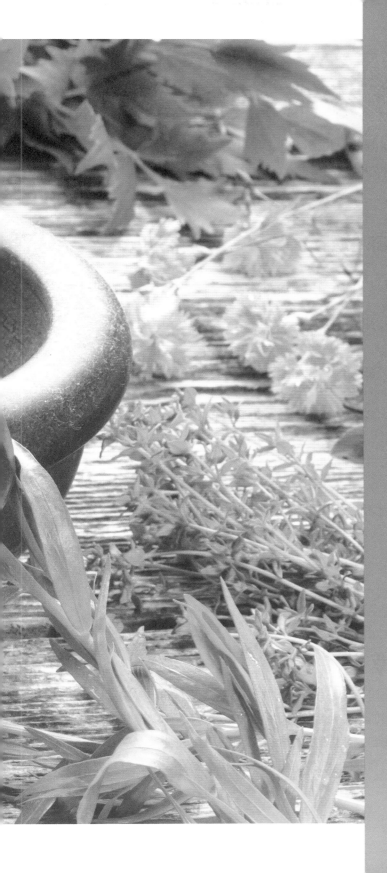

绪论 中草药概述

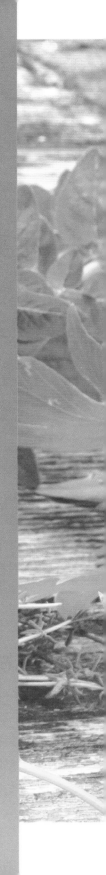

中草药的药用部位及储存

　　中草药根据入药部位可分为根与根茎类、茎木类、皮类、叶类、花类、果实与种子类、全草类等。下面为大家简单介绍中草药的各个入药部位，以及如何储存中草药防止其变质。

中草药的入药部位

根　以植物的根、根茎、须根、块根等部位入药。

茎　以植物的茎藤入药，具有输导营养物质和水分的作用。

木　药用部位为木本植物茎的形成层以内的部分。

皮　大多数为木本植物茎干的皮，少数为根皮或枝皮。

叶　以单叶、复叶的叶片或带叶的嫩枝梢等为入药部位。

花　花是被子植物繁衍后代的生殖器官，具有繁殖功能。

果实与种子　果实一般包括果皮和种子两个部分，可一起用药或分开用药。

全草　通常指可供药用的草本植物的地上部分。

正确地储存中草药

① 各种药物，如果不立刻使用，最好放在太阳下晒一晒，使之彻底干燥再保存。

② 干燥药物要放置在新的器皿中，密封保存，用的时候打开，用完再封上。

③ 各种药丸以及散药应该放到瓷瓶里贮藏，用蜜蜡封住，防止泄气。

④ 存放药材的器皿要放在距离地面一定高度的地方，以免受潮。

⑤ 果实种子类药物（如杏仁、桃仁等），应该放入罐子里密封保存，严防鼠害。

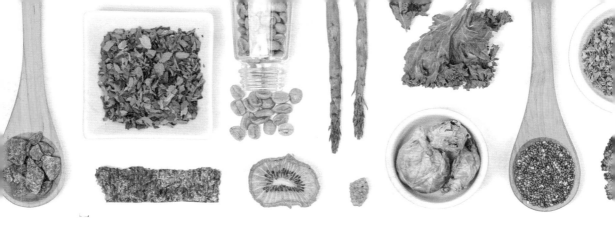

中药材的品质鉴别

因为中药材的真假以及质量的好坏会直接影响临床应用的效果，甚至会威胁到服用者的生命安全，所以学会鉴别中药材的品质非常重要。一般来说，鉴别中药材有以下几种方法：

眼观

看表面：不同种类的药材由于用药部位不同，其外形特征会有所差异。比如根类药材多为圆柱形或纺锤形，皮类药材则多为卷筒状。

看颜色：我们可以通过观察药材外表的颜色，分辨出药材的品种、产地和质量的好坏。比如黄连色要黄，丹参色要红，玄参色偏黑等。

看断面：很多药材的断面都具有明显的特征。比如黄芪的折断面纹理呈"菊花心"样，杜仲在折断时有胶状的细丝相连等。

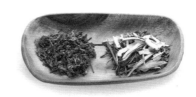

手触

手摸法：用手摸药材，感受药材的软硬、轻重，质地是疏松还是致密，表面是细致还是粗糙，以此鉴别药材的好坏。比如盐附子质软，而黑附子则质地坚硬。

手捏法：用手捏药材，感受药材的干湿、黏度。比如天仙子手捏有黏性。

手掂法：用手拿着药材上下掂动感受药材的轻重。比如荆三棱坚实体重，而泡三棱则体轻。

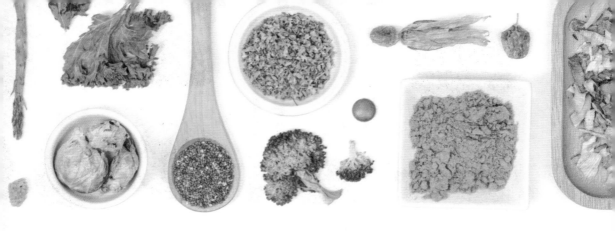

鼻嗅

直接鼻嗅法：将草药靠近鼻子闻其气味。比如薄荷有香气，白鲜皮有羊膻气等。

蒸气鼻嗅法：将草药放入热水中浸泡，闻其所散发的气味。比如犀角香而不腥，而水牛角则略有腥气。

揉搓鼻嗅法：有些草药气味微弱，很难直接嗅到，可以将它揉搓、折断后再闻味。比如鱼腥草有腥味，细辛有清香味等。

水试与火试

水试法是指利用药材在水中或遇水发生沉浮、溶解，或颜色、透明度、膨胀性产生变化等特殊现象进行鉴别的方法。比如秦皮浸水，浸出液在日光下显出碧蓝色的荧光。

火试法是指用火烧药材，能产生闪光或响声，以及特殊的气味、颜色、烟雾等现象进行鉴别的方法。比如降香微有香气，点燃则香气浓烈，有油流出，烧后留有白灰。

口尝

鉴别药材的意义不仅在于味道，还包括"味感"。味分为辛、甘、酸、苦、咸五味，比如山楂的酸、黄连的苦、甘草的甜等。

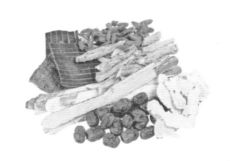

中药的四气与五味

中药品种众多，每一种药物都有一定的适用范围。不同的病症需要选用不同的中药来配伍治疗。所谓"四气五味"，就是指药物的性味，包括药物的药性和滋味两个方面。

寒、热、温、凉 四气作用

中药的"性"又称为"气"，是古代通用、沿袭至今的名词。因此，"四性"也就是"四气"，指的是寒、热、温、凉四种药性，反映了药物对人体阴阳盛衰、寒热变化的作用倾向。寒凉和温热是对立的两种药性；寒与凉之间、热与温之间药性相同，仅仅是程度上的不同，即温次于热，凉次于寒。

我们通常可以根据"疗寒以热药，疗热以寒药"和"热者寒之，寒者热之"的治疗原则针对病情用药。一般来说，寒凉药大多具有清热、泻火、解毒等功效，常用于治疗热性病证；温热药大多具有温中、助阳、散寒等功效，常用于治疗寒性病证。此外，还有一些药物的药性较为平和，称为"平"性。因为平性药没有寒凉药或温热药的作用来得显著，所以实际上虽有寒、热、温、凉、平之气，往往仍称"四气"。

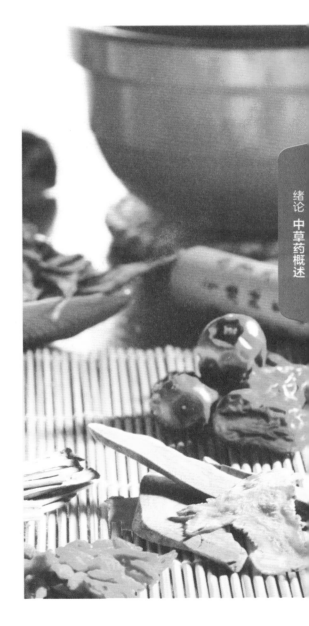

辛、甘、酸、苦、咸，五味疗疾

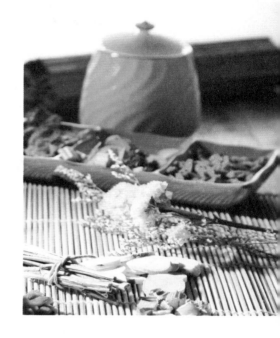

所谓"五味"，是指药物有辛、甘、酸、苦、咸五种不同的味道，因而具有不同的疗效。入口而知味，入腹而知性。"五味"不仅是药物味道的真实反映，而且是对药物作用的高度概括。可以说，"五味"是建立在药物功效的基础上的，已经超出了味觉的范围。根据前人的论述，结合临床实践，"五味"所代表的药物作用和主治病证如下：

辛　能散、能行，即具有发散、行气行血的作用。辛味药多用于表证及气血阻滞之证。

甘　能补、能和、能缓，即具有补益、和中、调和药性和缓急止痛的作用。甘味药多用于正气虚弱、身体诸痛及调和药性、中毒解救等。

酸　能收、能涩，即具有收敛、固涩的作用。酸味药多用于体虚多汗、肺虚久咳、久泻肠滑、遗精滑精、崩带不止等症。

苦　能泄、能燥、能坚，即具有清泻火热、泄降气逆、通泄大便、燥湿、坚阴等作用。苦味药多用于热证、火证、湿证、喘咳、呕吐、便秘等。

咸　能下、能软，即具有泻下通便、软坚散结的作用。咸味药多用于大便燥结、痰核、瘿瘤等症。

在"五味"以外，还有淡味和涩味。

 淡 淡而无味，有渗湿、利尿的作用。渗利水湿、通利小便的药物，大多数是淡味。

涩 有收敛止汗、固精、止泻及止血等作用。

由于淡味没有特殊的味道，故一般将它和甘味并列，称"淡附于甘"；同时，涩味和酸味的作用类似。因此，中药虽然有七种味道，但习惯上仍称"五味"。

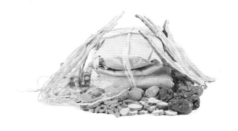

辨识药性，
气与味不可孤立

气和味的关系非常密切，每一种药物既具有一定的气，又具有一定的味。气和味有不同的作用，必须把二者综合起来看待。例如，紫苏性味辛温，辛能发散，温能散寒，可见其主要作用是发散风寒；芦根性味甘寒，甘能生津，寒能清热，可见其主要作用是清热生津。

一般来说，性味相同的药物，其主要作用也大致相同；性味不同的药物，其功效就会有所区别；性同味不同或味同性不同的药物，在功效上也有共同和不同之处。例如，同样是寒性药，若味不相同，或为苦寒或为辛寒，其作用就有所差异，如黄连苦寒能清热燥湿，浮萍辛寒能疏解风热；同样是甘味药，但气有所不同，或为甘温或为甘寒，其作用也不一样，如黄芪甘温能补气，芦根甘寒能清热生津。因此，在辨识药性的时候，不能把药物的气与味孤立起来。

在具体的临床应用当中，一般既用其气又用其味，而在特殊应用的时候，配合其他药物，则或用其气或用其味。

中药配伍的七情

配伍，即按照病情需要和药物性能，有选择地将两种以上的药物合在一起应用。在进行药物配伍时，由于药物与药物之间相互作用的关系，有些药物因协同作用而增进疗效，也有些药物因互相对抗而抵消或削弱原有的功效；有些药物因相互配用而减轻或消除毒性或不良反应，也有些药物因相互作用而使药性减弱或发生对人体不利的作用，等等。古人将这些情况总结归纳出来，称为药性的"七情"。

单行

单行是指单用一味药物来治疗某种病情单一的疾病。例如单用一味马齿苋治疗痢疾；单用一味人参治疗虚脱等。

相须

相须是指将功效类似的药物配合应用，从而增强原有药物的功效。例如石膏、知母都能清热泻火，配合应用功效更强；大黄、芒硝都能泻下通便，配用后功效更明显等。

相使

相使是指用一种药物作为主药，配合其他药物来增强主药的功效。例如治疗脾虚水肿，用黄芪配合茯苓，可增强益气、健脾、利水的作用；治疗胃火牙痛，可用石膏清胃火，再配合牛膝引火下行，使胃火牙痛更快地消除等。

相畏

相畏是指一种药物的毒性或其他有害作用能被另一种药物抑制或消除。例如生半夏有毒性，可以用生姜来消除它的毒性。

相杀

相杀是指一种药物能消除另一种药物的毒性反应。例如防风能解砒霜毒，绿豆能减轻巴豆的毒性等。相畏和相杀在本质上没有区别，是从自身的毒副作用受到对方的抑制和自身能消除对方毒副作用的不同角度提出的配伍方法，也就是同一配伍关系的两种不同提法。

相恶

相恶是指两种药物配合应用后，一种药物可以减弱另一种药物的药效。例如人参大补元气，配合莱菔子同用，就会损失或减弱其补气功效。

相反

相反是指两种药物配合应用后，可能发生剧烈的毒副作用或不良反应。

以上药性"七情"，除了单行以外，都说明了药物配伍应当慎重。相须、相使，是临床用药尽可能考虑的，以便使药物更好地发挥疗效，一般用药"当用相须、相使者良"。相畏、相杀，是临床使用毒性药物或具有不良反应药物时需要注意的，"若有毒宜制，可用相畏、相杀者"。相恶、相反，则是临床用药的禁忌，即"勿用相恶、相反者"。

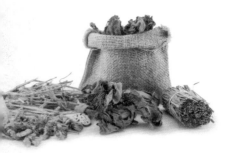

中药配伍的
君、臣、佐、使

中药方剂的组成不是单纯的药物堆积，而是有一定的原则和规律。古人用"君""臣""佐""使"四个字加以概括，用来说明药物配伍的主从关系。

君药

君药是指针对主病或主证起主要治疗作用的药物，一般效力较强，药量较大。在一个方剂中，君药是首要的、不可缺少的药物。

臣药

臣药是指方剂中辅助君药发挥治疗作用的药物，通常是针对兼病或兼证起疗效的药物。

佐药

佐药是指方剂中协助君、臣药加强治疗作用，或直接治疗次要兼证的药物。佐药分为正佐和反佐两种。正佐协助主药治疗兼证；反佐对主药起抑制作用，能减轻或消除主药的不良反应。

使药

使药分为引经药和调和药两种，且配伍意义不同。引经药能将方剂的药力引导至患病部位；调和药具有调和诸药的作用。

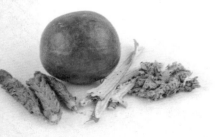

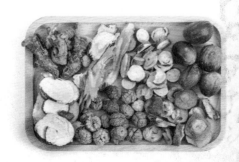

中药汤剂的煎煮方法

汤剂是中医临床上应用最广泛的剂型。煎药的目的，是把药物里的有效成分，经过物理、化学作用，转到汤液中去。一般来说，煎药时需要注意下面两个问题。

抓准药量，保证药效

药量，就是指中药在临床应用时的分量，一般包括质量（若干两、若干钱或换算成克）、数量（如几只、几片）、容量（如若干汤匙、若干毫升）等。

中药的用量，直接影响到它的疗效。如果应该用大剂量来治疗的，反而用小剂量药物，可能因药量太少，药力不够，不能尽早痊愈，以致延误病情；或者应该用小剂量来治疗的，反而用大剂量药物，可能因用药过量，以致克伐人体的正气，对疾病的治疗带来不利的后果。此外，一张通过配伍组成的处方，如果变更其中某些药物的用量，它的功效和适应范围也随之改变。因此，我们在使用药物、确定剂量的时候，应该从以下三个方面来考虑：

药物的性质与剂量的关系

在使用一般药物的时候，对质地较轻或容易煎煮的药物，如花、叶之类，用量不宜过多；质地较重或不易煎煮的药物，如矿物、贝壳之类，用量应较多；新鲜的药物因含有水分，用量可稍多一些，干燥的药物用量应稍少一些。在使用剧毒药物的时候，用量宜少，并以少量开始，视病情变化，再考虑逐渐增加；一旦病势减弱，应逐渐减少或立即停服，以防中毒或产生不良反应。

剂型、配伍与剂量的关系

一般情况下，同样的药物，入汤剂比丸、散剂用量要多一些；复方应用时比单味药用量要少一些。

年龄、体质、病情与剂量的关系

成人和体质较强的病人，剂量可适当多一些；儿童及体弱的患者，剂量宜酌减。病情轻者，不宜用重剂；病情重者，剂量可适当增加。

因药施煎，提高疗效

中药以汤剂居多，其煎药器具以砂锅、搪瓷器皿为好，忌用铁器，以免发生化学反应。煎药时的用水量应根据药物体积而定，通常以水浸过药面为度。另外，煎药时还需要注意下面几点：

冷水浸泡

煎药之前，用冷水将药物浸泡一段时间，使药物充分湿润，以便煎出有效成分。

火候与时间

一般药物均可同煎；煮沸后即改为文火，再煎 15 ～ 20 分钟；煎药时应防止药汁外溢及过快熬干；煎药时不宜频频打开锅盖，以尽量减少易挥发成分的丢失。厚味的滋补药品，如熟地、首乌等，煎煮时间宜稍长，使有效成分更多地被煎出；清热、解表、芳香类药物，煎煮时间宜稍短，以免损失有效成分或改变药性。

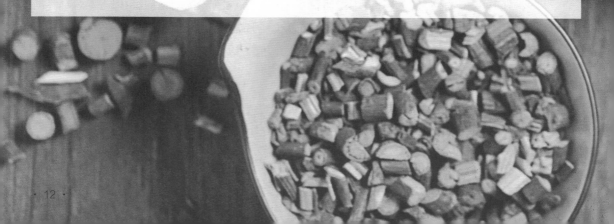

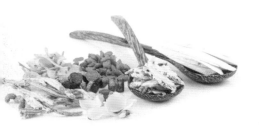

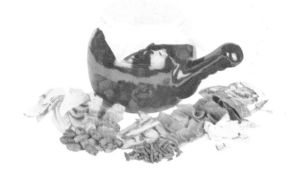

中医小贴士

常见药物的煎法

煎煮方法	适用范围
先煎	贝壳类、矿石类药物，如龟板、鳖甲、代赭石、石决明、生牡蛎、生龙骨、生石膏等，因质坚而难煎出味，应打碎先煎，煮沸 10 ～ 20 分钟后，再下其他药物。芦根、茅根、夏枯草、竹茹等，宜先煎取汁，用其汁代水煎其他药物。
后下	气味芳香的药物，如薄荷、砂仁等，借其挥发油取效的，宜在一般药物即将煎好时下，煎 4 ～ 5 分钟即可，以防其有效成分损失。
包煎	为防止煎后药混浊或减少对消化道、咽喉的不良刺激，某些药物宜用薄布将药包好，再放入锅内煎煮，如赤石脂、滑石、旋复花等。
另炖或另煎	某些贵重药材，为保存其有效成分，可另炖或另煎。例如，人参隔水炖 3 小时；羚羊角切成薄片另煎 2 小时，取汁服，或水磨汁，或研成细末调服。
熔化（烊化）	胶质、黏性大的药物，如阿胶、鹿角胶、蜂蜜、饴糖等，应先单独加温熔化，再加入去渣的药液中微煮或趁热搅拌，使之熔化，以免同煎时粘锅煮焦，影响药效。
冲服	散剂、丹剂、小丸、自然药汁、芳香药物或贵重药材，以冲服为宜，如牛黄、麝香、沉香末、肉桂末、田七、紫雪丹、六神丸等。

绪论 中草药概述

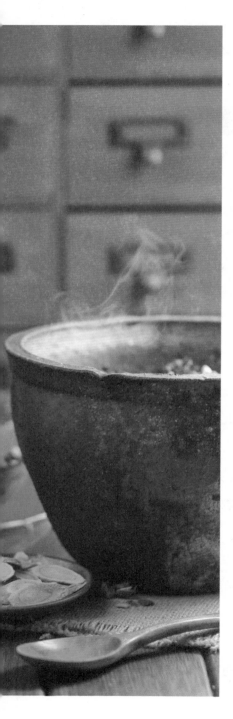

服用中药有讲究

服用中药的方法是否正确，直接影响着药物的治疗效果，因此服用中药应当注意几点：一是按照不同的剂型选择不同的服药时间；二是服药次数要遵循医嘱；三是服药冷热要讲究。

服药药量与次数

服用中药，首先要把握好药量，一般每天服1剂，老年人和儿童可酌情增减；病情严重的，如急性病、发高热等，可以考虑每天服2剂；至于慢性疾病，可1剂分两天服用，或隔一天服1剂。每剂药物一般煎2次，有些补药也可以煎3次。每次煎成药汁250～300毫升，可以分头煎、二煎分服，也可将两次煎的药汁混合后分2～3次服用。

服药时间

一般每天服药2次，上午1次、下午1次，或下午1次、临睡前1次，在饭后2小时左右服用比较好。滋补药宜空腹服用。驱虫药最好在清晨空腹时服用。治疗急性病随时可服，不必拘泥于规定时间，但治疗慢性病应定时服药。

服药温度

一般应在药液温而不凉的时候饮服。但对于寒性病症则需要热服，对于热性病症则需要冷服；真热假寒的病症，用寒性药物而宜温服，真寒假热的病症用温热药物而宜冷服。

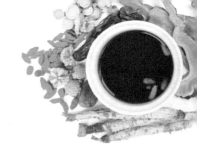

服药期间的饮食禁忌

无论是服用西药还是中药，我们都要注意忌口，不然轻则减轻药效，重则威胁身体健康。下面为大家介绍服用中药期间该如何忌口。

忌浓茶

一般服用中药时不宜喝浓茶，因为茶叶里含有鞣酸，浓茶里含的鞣酸更多，与中药同服会影响人体对中药有效成分的吸收，降低疗效。如果平时有喝茶的习惯，可以少喝一些绿茶，而且最好在服药 2 ~ 3 小时后再喝。

忌生冷

生冷食物性多寒凉，难以消化，还容易刺激胃肠道，影响胃肠对药物的吸收。因此，在治疗寒证时，如服用温经通络、祛寒逐湿药或健脾暖胃药，忌食生冷食物。

忌辛辣

辛辣食物性多温热，耗气动火。在服用清热败毒、养阴增液、凉血滋阴等中药，或治疗痈疡疮毒等热性病期间，忌食辛辣食物。如葱、蒜、胡椒、羊肉等辛辣热性之品，倘若食之，会抵消中药效果，有的还会促发炎症，伤阴动血。

忌油腻

油腻食物性多黏腻，助湿生痰，滑肠滞气，不易消化和吸收，而且油腻食物与药物混合会阻碍胃肠对药物有效成分的吸收，从而降低疗效。服用中药期间，如进食油腻食物，会影响中药的吸收，尤其是痰湿较重、脾胃虚弱、消化不良、高血压、冠心病、高脂血症等患者，必须忌食动物油脂等油腻之物。

忌腥膻

中药通常带有芳香气味，特别是芳香化湿、芳香理气药，含有大量的挥发油，赖以发挥治疗作用，这类芳香物质与腥膻气味最不相容，如鱼、虾等海鲜腥气及牛羊膻味。若服用中药时不避腥膻，往往会影响药效。对于过敏性鼻炎、过敏性哮喘、疮疖、湿疹、荨麻疹等患者，在服用中药期间必须忌食腥膻之物，还应少吃鹅肉、螃蟹等发物。

忌食生白萝卜

因为白萝卜有消食、破气等功效，所以服用中药时不宜吃生白萝卜（服用理气化痰药除外）。特别是服用人参、黄芪等滋补类中药时，吃白萝卜会削弱其补益作用，降低药效。

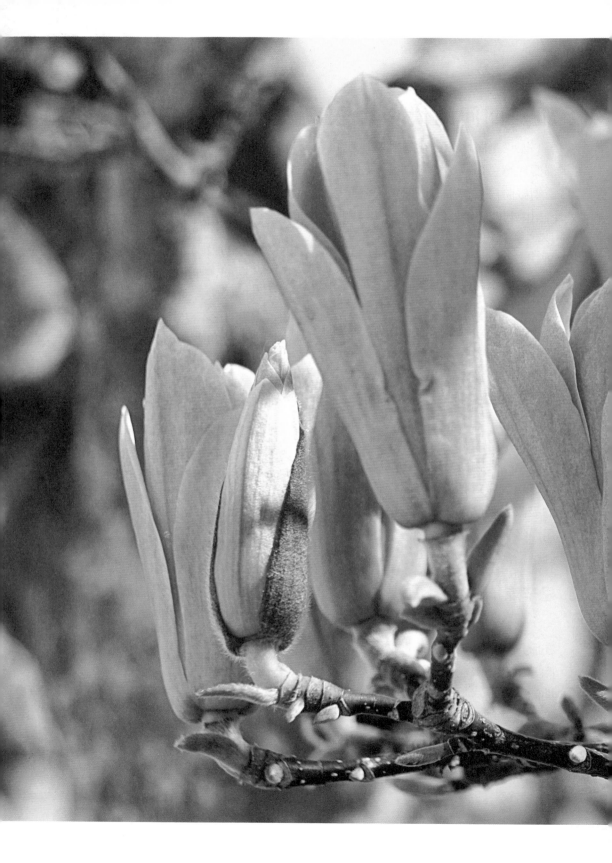

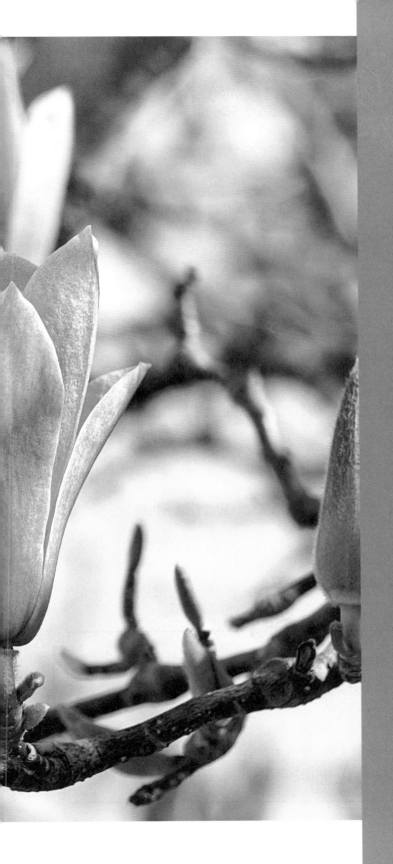

第一章 解表类

发散风寒药

白芷

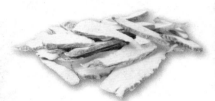

别　名： 川白芷、芳香
拉丁名： Angelicae Dahuricae Radix
来　源： 为伞形科当归属植物杭白芷的干燥根。

【**药材性状**】根呈长圆锥形，长 10 ~ 25 厘米，直径 1.5 ~ 2.5 厘米。表面灰棕色或黄棕色，根头部呈钝四棱形或近圆形，具纵皱纹、支根痕及皮孔样的横向突起，有的排列成四纵行。顶端有凹陷的茎痕。质坚实，断面白色或灰白色，粉性，形成层环棕色，近方形或近圆形，皮部散有多数棕色油点。

【**性味归经**】性温，味辛。归胃、大肠、肺经。

【**功效主治**】祛风、燥湿、消肿、止痛。主治头痛、眉棱骨痛、齿痛等。

【**用法用量**】内服：煎服，4 ~ 10 克；入丸、散。外用：研末或调敷。

【**用药禁忌**】血虚有热及阴虚阳亢头痛者忌服。

验方精选

①**治头痛不可忍及赤眼、牙痛：**香白芷、干姜各 25 克，蒿角子 5 克，研为末，茶调服，每日 2.5 克。以上分量分作 3 次，慢慢吸入鼻内，然后揉动两太阳穴，其痛立止。

②**治鼻炎：**辛夷、防风、白芷各 4 克，苍耳子 6 克，川芎 2.5 克，北细辛 3.5 克，甘草 1.5 克，水煎，连服 4 剂。服用期间忌食牛肉。

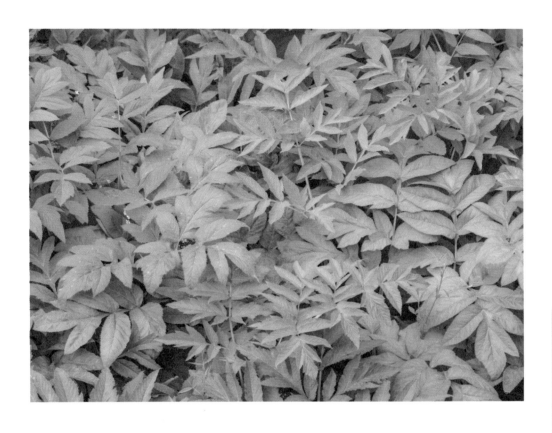

【植物形态】多年生草本,根圆锥形。叶互生,叶柄长,基部扩大呈鞘状,最终裂片呈阔卵形、卵形或长卵形,先端尖,边缘密生尖锐重锯齿。

【生境分布】生长于海拔 200 ~ 1,500 米的地区,一般长在林下、林缘、溪旁、灌丛及山谷地。栽培于四川、浙江、湖南、湖北、江西、江苏、安徽及南方一些省区,为著名常用中药,主产四川、浙江、销全国并出口。各地栽培的川白芷或杭白芷的种子多引自四川或杭州。

【采集加工】春播在当年 10 月中、下旬,秋播于翌年 8 月下旬,当地上部分枯萎后采收。先割去茎叶,然后取出白芷根,抖去泥土,晒干或烘干即可入药。

苍耳子

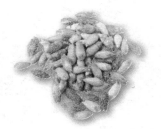

别　名： 苍子、牛虱子、猪耳、菜耳、老苍子

拉丁名： Xanthii Fructus

来　源： 为菊科苍耳属植物苍耳的干燥成熟带总苞的果实。

【药材性状】果实包在总苞内，呈纺锤形，长 1～1.5 厘米，直径 4～7 毫米。表面黄棕色或黄绿色，全体有钩刺，顶端有较粗的刺（称"喙"）2 枚，分离或相连，基部有果柄痕。质硬而韧，横切面可见中间有一纵向隔膜，分成两室，内各有一瘦果。瘦果纺锤形，一面较平坦，顶端具突起的花柱基，果皮薄，灰黑色，具纵纹。种皮膜质，浅灰色，有皱纹；子叶有油性。气微，味微苦。

【性味归经】性温，味辛、苦，有小毒。归肺经。

【功效主治】发汗通窍、散风祛湿、止痛、通鼻窍。主治风寒头痛、鼻渊、齿痛、风寒湿痹、四肢挛痛、疥癞、瘙痒、皮肤痒。

【用法用量】内服：煎服，10～15 克。

【用药禁忌】血虚头痛、痹痛者忌服。过量服用易致中毒。

验方精选

①治诸风眩晕或头脑攻痛：苍耳子、天麻、白菊花各 150 克，研末入丸或散，随病酌用。

②治牙痛：以苍耳子 5 克、水 10 升，煮取 5 升，热含之，疼则吐，吐复含。

③治目暗、耳鸣：苍耳子 0.25 克，捣烂，以水 2 升，绞滤取汁，和粳米 25 克煮粥食之或作散煎服。

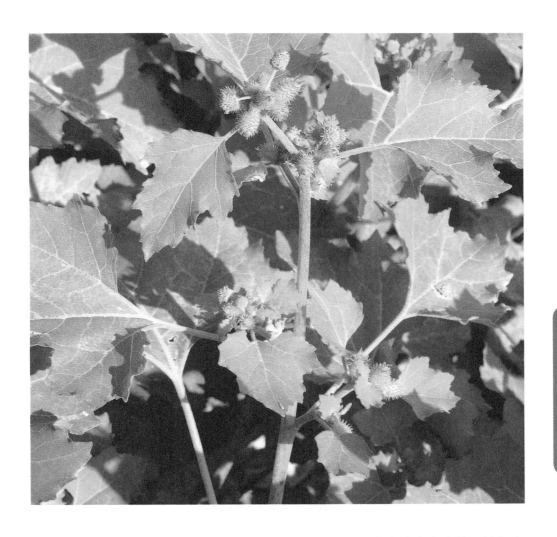

【**植物形态**】一年生草本，高 20 ～ 90 厘米。茎直立不分枝或少有分枝，被灰白
色糙伏毛。叶三角状卵形或心形，近全缘，或有 3 ～ 5 不明显浅裂，
边缘有不规则的粗锯齿。果实为瘦果，倒卵形，包藏在有刺的总苞内，
总苞绿色，淡黄绿色或有时带红褐色，在瘦果成熟时变坚硬，外面有
疏生的具钩状的刺，刺极细而直，基部微增粗或几不增粗。

【**生境分布**】生长于山坡、沟旁、路边、草地以及村旁的草丛或灌木丛中。分布
在东北、华北、华东、华南、西北及西南各地。

【**采集加工**】9 ～ 10 月割取地上部分，打下果实，晒干，去刺，生用或炒用。

防风

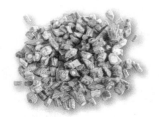

别　名：铜芸、回草、百枝

拉丁名：Saposhnikoviae Radix

来　源：为伞形科防风属植物防风的干燥根。

【药材性状】根呈长圆锥形或长圆柱形，下部渐细，有的略弯曲，长15～30厘米，直径0.5～2厘米。表面灰棕色，粗糙，有纵皱纹、多数横长皮孔样突起及点状突起的细根痕。根头部有明显密集的环纹，有的环纹上残存棕褐色毛状叶基。体轻质松，易折断，断面不平坦，皮部浅棕色，有裂隙，木部浅黄色。

【性味归经】性微温，味辛。归肺、心经。

【功效主治】解表祛风、除湿、止痉。主治感冒头痛、风湿痹痛、风疹瘙痒等。

【用法用量】内服：煎服，7.5～15克；研末入丸、散。外用：研末调敷。

【用药禁忌】阴虚火旺、血虚发痉者慎用。

验方精选

①治年久不愈的偏头痛，湿热上蒸损目及脑痛不止：川芎25克，柴胡35克，黄连（炒）、防风（去芦）、羌活各50克，炙甘草55克，黄芩150克，上述所有药材均研成细末，每次服10克，放入茶杯内，用开水调成膏状，抹在口内，用少许开水送下即可。

②治偏正头风：防风、白芷各200克，研为细末，加蜂蜜和成如子弹大小的丸，偏正头风空腹服1丸，身上麻风食后服1丸。如有牙风毒，则用茶清调为丸，每服1丸，茶汤送下，未愈时可连进3丸。

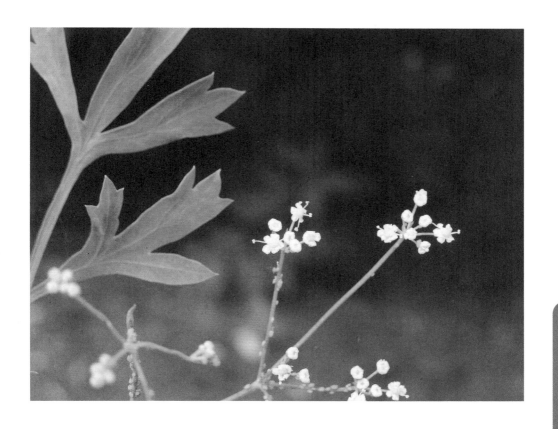

【植物形态】多年生草本，高30～80厘米。根粗壮，细长圆柱形，分歧，淡黄棕色。
茎单生，自基部分枝较多，斜上升，有细棱，基生叶丛生。叶片卵形
或长圆形，二回或近于三回羽状分裂，末回裂片狭楔形。复伞形花序
多数，花瓣倒卵形，白色。双悬果狭圆形或椭圆形。

【生境分布】生长于草原、丘陵、多砾石山坡。分布在华北、东北及山东、陕西、
甘肃、宁夏等地。

【采集加工】一般于栽种2～3年的10月上旬采挖，晒至九成干时，按粗细长短
分别扎成小捆，再晒或炕干。

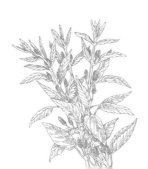

桂枝

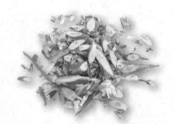

别　名： 柳桂

拉丁名： Cinnamomi Ramulus

来　源： 为樟科樟属植物肉桂的干燥嫩枝。

【**药材性状**】干燥的嫩枝呈圆柱形，长 15 ～ 100 厘米，直径 0.8 ～ 1 厘米。外表棕红色或紫褐色，表面有枝痕、叶痕、芽痕，并有纵棱线、纵纹及横纹。质硬而脆，易折断，断面不平坦，外有棕红色边，中心色较深。粗枝断面呈黄白色。气清香，味甜微辛。以幼嫩、棕红色、气香者为佳。

【**性味归经**】性温，味辛、甘。归心、肺、膀胱经。

【**功效主治**】发汗解肌、温经通脉、通阳化气。主治风寒表证，肩背、肢节酸疼，胸痹痰饮、经闭。

【**用法用量**】内服：煎服，2.5 ～ 10 克，大剂量可用至 15 ～ 30 克；研末入丸、散。

【**用药禁忌**】凡温热病、阴虚阳盛及血热妄行、月经过多者忌服。

验 方 精 选

① 治太阳中风，阳浮而阴弱（阳浮者，热自发，阴弱者，汗自出，啬啬恶寒，渐渐恶风，翕翕发热，鼻鸣干呕）：桂枝 200 克（去皮），附子 3 枚（炮，去皮，破），生姜 150 克（切），大枣 12 枚（擘），甘草 100 克（炙），上五味，以水 6 升，微火煮取 2 升，去滓，适温服，每服 1 升。

② 治肢节疼痛、脚肿如脱、头眩短气、温温欲吐：桂枝、知母、防风各 200 克，芍药 150 克，甘草、麻黄各 100 克，生姜、白术各 250 克，附子 1 枚（炮），上九味，以水 7 升煮取 2 升，温服，每次服 700 毫升，日服 3 次。

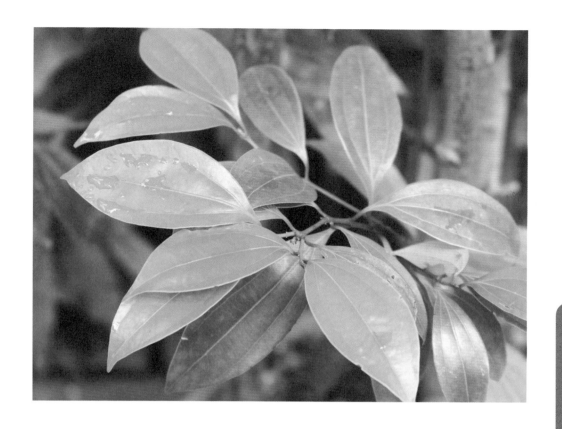

【植物形态】常绿乔木，高 12 ~ 17 米，芳香，树皮灰褐色，枝条被灰黄色短柔毛。
叶互生或近对生，叶片长椭圆形或近披针形。圆锥花序腋生或近顶生，
被黄色茸毛。果实椭圆形，黑紫色，无毛。

【生境分布】生长于热带与南亚热带高温、高湿地区。分布在福建、广东、广西、
海南、云南、台湾等地。

【采集加工】定植 2 年后于 7 ~ 8 月间剪取嫩枝，去叶，截成小段，晒干或阴干，
生用。

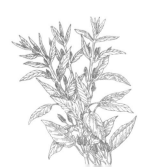

麻黄

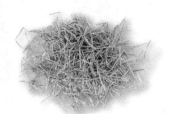

别　名：龙沙、狗骨、卑相、卑盐

拉丁名：Ephedrae Herba

来　源：为麻黄科麻黄属植物木贼麻黄的干燥草质茎。

【药材性状】干燥的草质茎较多分枝，直径 1 ~ 1.5 毫米，无粗糙感。节间长 1.5 ~ 3 厘米。膜质鳞叶长 1 ~ 2 毫米；裂片 2（稀 3），上部为短三角形，灰白色，先端多不反曲，基部棕红色至黑色。

【性味归经】性温，味辛、微苦。归肺、膀胱经。

【功效主治】发汗解表、宣肺平喘、利水消肿。主治风寒表实证、咳嗽气喘、风水水肿、小便不利、风湿瘙痒、阴疽痰核。

【用法用量】内服：煎服，每次 1.5 ~ 10 克；或入丸、散。外用：研末吹入鼻或研末敷。

【用药禁忌】表虚自汗及阴虚盗汗、咳喘（由于肾不纳气的虚喘）者慎用。

验方精选

①治太阳病头痛发热、身疼腰痛、骨节疼痛、恶风无汗而喘：麻黄 150 克（去节），桂枝 100 克（去皮），甘草 50 克（炙），杏仁 70 个（去皮、尖），上四味，以水 9 升，先煮麻黄，减 2 升，去上沫，纳诸药，煮取 2.5 升，去滓，温服八合，覆取微似汗，不须啜粥。

②治太阳病发汗后，不可更行桂枝汤，汗出而喘，无大热：麻黄 200 克（去节），杏仁 50 个（去皮、尖），甘草 100 克（炙），石膏 250 克（碎，绵裹），上四味，以水 7 升，先煮麻黄，减 2 升，去上沫，纳诸药，煮取 2 升，去滓，温服 1 升。

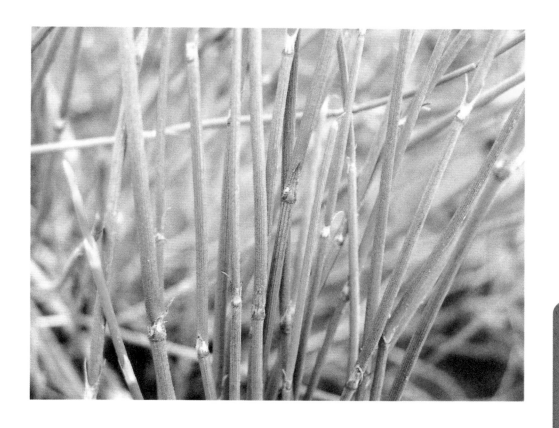

【植物形态】直立小灌木，高 70 ～ 100 厘米。木质茎粗长，直立，基径 1 ～ 1.5
　　　　　厘米；小枝细圆柱形，对生或轮生的分枝较多，节间较短，通常长
　　　　　1.5 ～ 2.5 厘米，直径 1 ～ 1.5 毫米，纵槽纹细浅不明显，被白粉，
　　　　　呈蓝绿色或灰绿色。

【生境分布】生长于山坡、平原、干燥荒地、河床、草原等，常组成大面积的单
　　　　　纯群落。分布在吉林、辽宁、河北、河南等地。

【采集加工】8 ～ 10 月间割取部分绿色茎枝，或连根拔起，放通风处晾干，或晾
　　　　　至六成干时再晒干。晾干或晒干后放置于干燥通风处，防潮防霉。用
　　　　　时切段，生用、蜜炙或捣碎用。

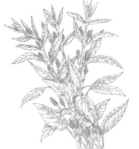

千只眼

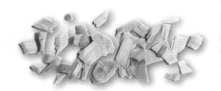

别　名： 九里香、臭漆、透光草

拉丁名： Folium Et Cacumen Murrayae

来　源： 为芸香科九里香属植物四数九里香的干燥叶和根。

【药材性状】干燥根呈细圆形，一般截成3～5厘米的小段，直径最大不超过7毫米；外表灰黄色，有细纵纹，栓皮剥落，露出肉色木质部；横切面中心颜色较淡，质坚硬。干燥叶带革质，卵形或椭圆形，长约2～7厘米，宽约1～3厘米，呈黄绿色，基部楔形，全缘，主脉在背面明显突出，气香。

【性味归经】性微温，味辛。归肝、胃经。

【功效主治】祛风解表、行气活血。主治感冒发热、咳嗽、哮喘、胃痛、风湿痹痛、筋骨疼痛、皮肤瘙痒、湿疹等。

【用法用量】内服：煎服，10～60克。外用：研末调敷。

【用药禁忌】阴虚火亢者忌用。

验方精选

①**治感冒发热、支气管炎、哮喘：** 千只眼叶（干）6～12克，水煎服。

②**治急性结膜炎：** 鲜千只眼煎水外洗，同时用鲜叶60克，煮猪小肠吃。

③**治皮肤瘙痒、湿疹：** 千只眼鲜叶、野茄树叶（洗碗叶）各适量，煎水外洗。

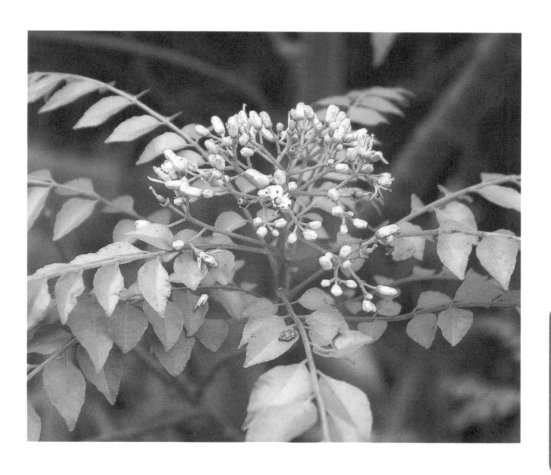

【**植物形态**】小乔木，高 3 ~ 7 米。叶有小叶 5 ~ 11 片，狭长披针形，油点微凸起。伞房状聚伞花序，多花，萼片及花瓣均 4 片，花瓣白色，有油点。果圆球形，淡红色，油点甚多，干后变褐色。

【**生境分布**】生长于山坡阳处或灌木丛中。分布于广西西部（百色、德保等）、云南东南部（砚山、富宁、文山、西畴等地）。

【**采集加工**】7 ~ 10 月采收，根切片晒干；叶鲜用或晒干。

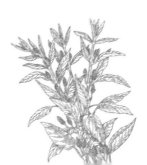

细辛

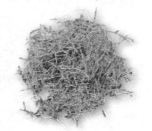

別　　名：华细辛、盆草细辛、绿须姜、独叶草、玉香丝、金盆草

拉丁名：Asari Radix Et Rhizoma

来　　源：为马兜铃科细辛属植物细辛的干燥带根全草。

【药材性状】多数十棵扎成一把，常卷缩成团。根茎长 5 ~ 20 厘米，直径 0.1 ~ 0.2 厘米，节间长 0.2 ~ 1 厘米。根细长，密生节上，表面灰黄色，平滑或具纵皱纹，质脆易折断。

【性味归经】性温，味辛。归心、肺、肾经。

【功效主治】祛风散寒、止痛、开窍。主治风寒感冒、鼻渊、齿痛。

【用法用量】内服：煎服，0.5 ~ 5 克。外用：研末吹入鼻内或煎水含漱。

【用药禁忌】阴虚、血虚、气虚多汗者忌服。

验方精选

①治鼻塞不通：细辛（去苗叶）、瓜蒂各一份，捣敷为散，以少许吹入鼻中。

②治口臭：细辛、甘草、桂心各 50 克，捣细为散，不计时候服用，每次以温水调下 50 克。

③治牙痛：细辛 5 克，黄柏 5 克。煎水漱口，不可嚼下。

④治口舌生疮：用细辛、黄连等分别研为末，搽患处，漱去涎汁。治小儿口疮，可用醋调细辛末贴敷脐上。

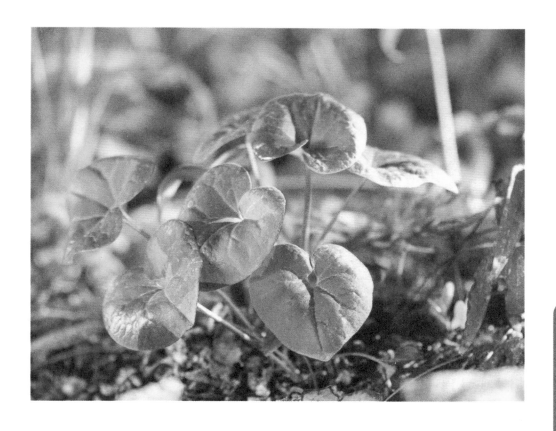

【植物形态】多年生草本，高约 30 厘米。根茎较长，横走，密生须根，节间短，捻之有辛香。叶通常 2 枚，叶片心形或卵状心形，长 4 ～ 11 厘米，宽 4.5 ～ 13.5 厘米。

【生境分布】生长于海拔 1,200 ～ 2,100 米林下的阴湿腐殖土中。分布在山东、山西、河南、黑龙江、甘肃等地。

【采集加工】移栽田 3 ～ 5 年，直播地生长 5 ～ 6 年采收。9 月中旬挖出全部根系，每 1 ～ 2 克捆成一把，置于阴凉处阴干后打包入库。

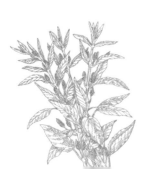

辛夷

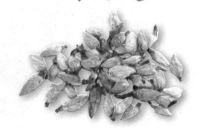

别　名：木兰、紫玉兰、木笔、望春

拉丁名：Magnoliae Flos

来　源：为木兰科木兰属紫玉兰干燥花蕾。

【药材性状】干燥的花蕾呈倒圆锥状，形如毛笔头，基部带有木质短枝。花蕾长 1 ～ 4 厘米，中部直径 0.7 ～ 2 厘米。外裹苞片 2 枚成两层，两层之间尚可见小芽鳞。苞片表面密被黄绿色柔软长毛，毛茸长约 5 毫米，内表面平滑，棕紫色。除去苞片后可见 3 片花萼与 6 ～ 12 片紧密相包的棕紫色花瓣，其内有多数棕黄色雄蕊与 1 枚褐色雌蕊。质脆易破碎。有特殊香气，味辛凉而稍苦。以花蕾未开、身干、色绿、无枝梗者为佳。

【性味归经】性温，味辛。归肺、胃经。

【功效主治】散风寒、通鼻窍。主治头痛、鼻窦炎等。

【用法用量】内服：煎服，5 ～ 15 克；也可入丸、散。入煎宜包煎。外用：研末塞鼻或用水浸液、蒸馏液滴鼻。

【用药禁忌】阴虚火旺者忌服。

验方精选

①治鼻渊：辛夷 25 克，苍耳子 7.5 克，香白芷 50 克，薄荷叶 2.5 克。上并晒干，为细末。每服 10 克，用葱、茶清食后调服。

②治鼻炎、鼻窦炎：辛夷 15 克，鸡蛋 3 个，同煮，吃蛋饮汤。或辛夷四份，鹅不食草一份，用水浸泡 4 ～ 8 小时后蒸馏，取芳香水，滴鼻。

③治鼻漏：辛夷（去毛）、桑白皮（蜜炙）各 200 克，栀子 50 克，枳实、桔梗、白芷各 100 克，共为细末。每服 10 克，淡萝卜汤调服。

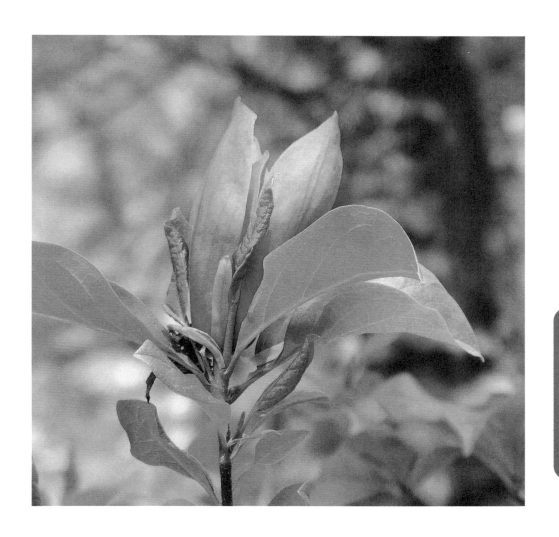

【**植物形态**】落叶大灌木，高达 3 米，树皮灰褐色，小枝绿紫色或淡褐紫色。叶椭圆状倒卵形或倒卵形，长 8 ~ 18 厘米，宽 3 ~ 10 厘米。先花后叶或花叶同放，花呈钟状，外面紫色或紫红色，里面白色，花丝和心皮紫红色。聚合果深紫褐色，变褐色，圆柱形。

【**生境分布**】生长于海拔 300 ~ 1,600 米的地区，一般长在山坡林缘。分布在云南、福建、湖北、四川等地。

【**采集加工**】在早春花蕾未开放时采摘，剪去枝梗，烘干或晒干即可。

心叶荆芥

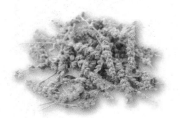

别　名：假荆芥、假苏、山藿香、小荆芥、西藏土荆芥、樟脑草、荆芥

拉丁名：Nepeta fordii

来　源：为唇形科荆芥属植物心叶荆芥的全草。

【药材性状】干燥的全草，茎呈方形，四面有纵沟，上部多分枝，长45～90厘米，直径3～5毫米；表面被有短柔毛。质轻脆，易折断，断面纤维状，黄白色，中心有白色疏松的髓。叶对生，叶片分裂，裂片细长，呈黄色，皱缩卷曲，破碎不全；质脆易脱落。枝顶着生穗状轮伞花序，呈绿色圆柱形，长7～10厘米；花冠多已脱落，只留绿色的萼筒，内有4个棕黑色的小坚果。气芳香，味微涩而辛凉。

【性味归经】性微温，味辛。归肝、肺经。

【功效主治】疏风清热、活血止血。主治外感风热、头痛、咽喉肿痛等。

【用法用量】内服：煎服，25～50克。外用：鲜品适量，捣烂外敷。

【用药禁忌】表虚自汗、阴虚头痛者忌服。

验方精选

①治风热头痛：荆芥穗、石膏等份，研为末，每服10克，茶调下。

②治头目诸疾、血劳、风气头痛、头旋目眩：荆芥穗研为末，调酒服，每次服15克。

③治风热肺壅，咽喉肿痛，语声不出或如有物哽：荆芥穗25克，桔梗100克，甘草（炙）50克，共研为粗末。每次取25克，加适量水，生姜3片，煎后去渣，饭后温服。

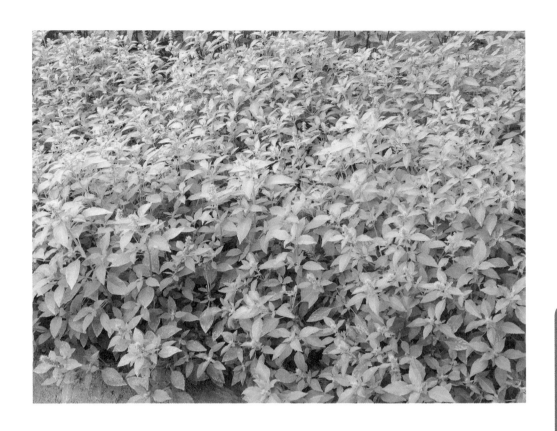

【植物形态】多年生草本，高 30 ~ 60 厘米。茎直立，四棱形，基部木质化，被
　　　　　白色短柔毛。叶对生，叶柄长 0.7 ~ 3 厘米；叶片卵状或三角状心形。

【生境分布】生长于 2,500 米以下的宅旁或灌丛中。分布在西南及河北、山西、
　　　　　山东、河南、湖北、西藏、陕西、甘肃、新疆等地。

【采集加工】7 ~ 9 月割取地上部分，晒干或阴干，切段用。也可鲜用。

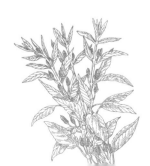

香薷

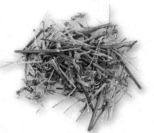

别　名：香茹、香草

拉丁名：Moslae Herba

来　源：为唇形科石荠属植物石香薷的干燥地上部分。

【药材性状】干燥的全草，全体被有白色茸毛。茎挺立或稍呈波状弯曲，长约30～50厘米，直径约1～3毫米；近根部为圆柱形，上部方形，节明显，淡紫色或黄绿色；质脆，易折断。叶对生，皱缩破碎或已脱落；润湿展平后，完整的叶片呈披针形或长卵形，长2.5～3.5厘米，宽3～5毫米，边缘有疏锯齿，暗绿色或灰绿色。茎顶带有穗状花序，呈淡黄色或淡紫色，宿存的花萼钟状，苞片脱落或残存。有浓烈香气，味辛，微麻舌。以质嫩、茎淡紫色、叶绿色、花穗多、香气浓烈者为佳。

【性味归经】性微温，味辛。归肺、胃、脾经。

【功效主治】发汗解暑、行水散湿、温胃调中。主治夏季感寒、脚气等。

【用法用量】内服：煎服，5～15克；研末入丸、散。

【用药禁忌】汗多表虚者忌服。

验方精选

①治脾胃不和、三脘痞滞、内感风冷、外受寒邪、憎寒壮热、身体疼痛、肢节倦怠、霍乱呕吐、脾疼翻胃、中酒不醒、四时伤寒头痛：香薷（去土）100克，甘草（炙）25克，白扁豆（炒）、厚朴（去皮，姜汁炒）、茯神各50克，共研为细末，盐开水调服，每次服10克。

②治霍乱吐利，四肢烦疼，冷汗出，多渴：香薷100克，蓼子50克，上二味，粗捣筛，每次取10克，以适量水煎，去渣温服，日服3次。

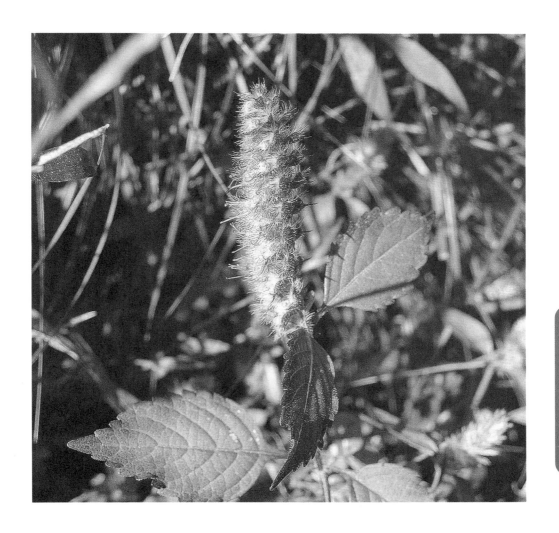

【植物形态】直立草本，高9～35厘米。全株香气甚浓。茎细方柱形，多分枝，
　　　　　　均四棱形，被灰白色卷曲柔毛。叶对生，呈线状长圆形至披针形。

【生境分布】生长于路旁、山坡、荒地、林内、河岸。分布在辽宁、河北、山东、
　　　　　　河南、安徽、江苏、浙江、江西、湖北、四川、贵州、云南、陕西、
　　　　　　甘肃等地。

【采集加工】夏、秋二季茎叶茂盛、果实成熟时割取地上部分，晒干或阴干，切
　　　　　　段生用。

发散风热药

淡豆豉

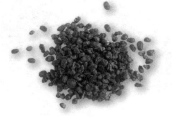

别　名：香豉、淡豉
拉丁名：Sojae Semen Praeparatum
来　源：为豆科大豆属植物大豆黑色的成
　　　　熟种子经蒸、腌、发酵等方法加
　　　　工而成。

【药材性状】呈椭圆形，略扁，长0.5～1厘米，宽3～6毫米。外皮黑色，微有
纵横不整的皱缩，上有黄灰色膜状物，无光泽，一侧有棕色的条状种
脐，球孔不明显。外皮多松泡，有的已脱落，露出棕色种仁。子叶2
片，肥厚。质脆，易破碎，断面棕黑色。气香，味微甘。

【性味归经】性凉，味甘、辛。归肺、胃经。

【功效主治】解表、除烦、发郁热。主治感冒、寒热头痛、烦躁胸闷、虚烦不眠。

【用法用量】内服：煎服，5～15克；研末入丸、剂。

【用药禁忌】胃寒易泛恶者慎服。

验方精选

①治伤寒暴痢腹痛：淡豆豉500克，薤白一把，水1,500毫升，先煮薤白，
沸一会儿后再加入淡豆豉，煮至豆豉变黑时停火，去渣留汁。分2次服完，
未痊愈可再服。

②治断奶乳胀：淡豆豉250克，水煎，每次服一小碗，余下洗乳房。

③治小儿丹毒：淡豆豉焦炒至无烟，为末，油调敷之。

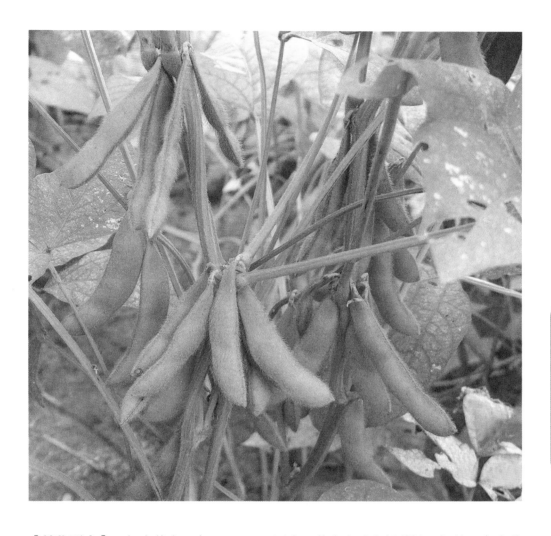

【**植物形态**】一年生草本，高60～180厘米。茎直立或上部蔓性，粗壮，密生黄色长硬毛。三出复叶，叶柄长，密生黄色长硬毛；托叶小，披针形；顶生小叶3片，卵形、广卵形或狭卵形。两侧的小叶为斜卵形，种子卵圆形或近于球形，种皮黄色、绿色或黑色。

【**生境分布**】全国各地均有栽培。全国各地均产。

【**采集加工**】8～10月果实成熟后采收，晒干，碾碎果壳，拣取黑色种子经蒸、腌、发酵等方法加工制成。

浮萍

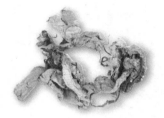

别　名：青萍、田萍、浮萍草、水浮萍、水萍草

拉丁名：Spirodelae Herba

来　源：为浮萍科浮萍属植物浮萍的干燥全草。

【药材性状】为扁平叶状体，呈卵形或卵圆形，长径2～5毫米。单个散生或2～5片集生，上表面淡绿色至灰绿色，偏侧有1小凹陷，边缘整齐或微卷曲。下表面紫绿色至紫棕色，着生数条须根。体轻，质松软，易碎。气微，味淡。

【性味归经】性寒，味辛。归肺、膀胱经。

【功效主治】发汗解表、利水消肿。主治风热表证、麻疹不透、瘾疹瘙痒等。

【用法用量】内服：煎服，3～9克，鲜品15～30克；捣汁或研末入丸、散。外用：煎水熏洗患处。

【用药禁忌】表虚自汗者忌服。

验方精选

①治时行热病：浮萍草50克，麻黄（去节、根）、桂心、附子（炮裂，去脐、皮）各25克，四物共捣细过筛，每剂取用10克，加适量水，放入0.25克生姜，煎汁，不计时候，和滓热服。

②治皮肤风热，遍身生瘾疹：牛蒡子、浮萍等份，以薄荷汤调下，每次10克，日服2次。

③治身上虚痒：浮萍末、黄芩各5克，同四物汤煎汤服下。

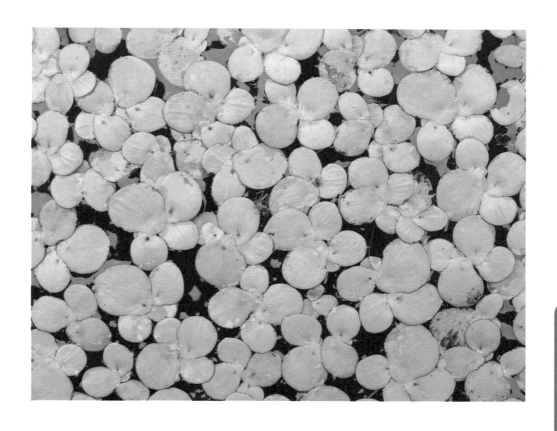

【植物形态】浮水小草本。根1条，长3～4厘米，纤细，根鞘无翅，根冠钝圆或截切状。叶状体对称，倒卵形、椭圆形、长圆形。

【生境分布】生长于湖沼、池塘或水田中。全国各地均有分布。

【采集加工】5～7月捞取，晒干。

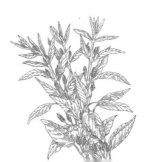

葛根

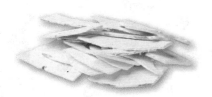

别　名：葛条、甘葛、葛藤

拉丁名：Puerariae Lobatae Radix

来　源：为豆科葛属植物葛的干燥根。

【药材性状】干燥根呈纵切的长方形厚片或小方块，长 5 ～ 35 厘米，厚 0.5 ～ 1
厘米。外皮淡棕色，有纵皱纹，粗糙。切面黄白色，纹理不明显。质韧，
纤维性强。无臭，味微甜。

【性味归经】性凉，味辛。归脾、胃经。

【功效主治】升阳解肌、透疹止泻、除烦止渴。主治伤寒、温热头痛、烦热消渴、
泄泻、痢疾、斑疹不透。

【用法用量】内服：煎服，10 ～ 15 克。

【用药禁忌】表虚多汗与虚阳上亢者慎用。

验方精选

①治感冒：葛根 15 克，薄荷 10 克，水煎服，对风热感冒汗出、烧不退而又
口渴者最为适宜。

②治颈椎病（颈项强痛、有头晕、目眩等症）：葛根 30 克，川芎 10 克，白
芍 15 克，水煎服。

③治脑动脉硬化、慢性脑供血不足：葛根 30 克，当归 10 克，生山楂 15 克，
煎水常服。

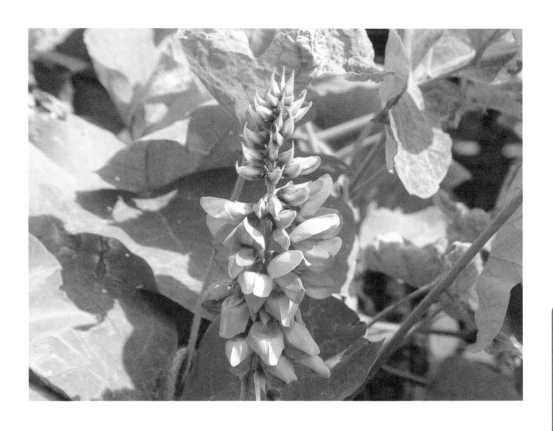

【植物形态】多年生落叶藤本，全株被黄褐色的粗毛。块根肥厚，呈圆柱状。叶
　　　　　　互生，菱状圆形。总状花序腋生。种子卵圆形。

【生境分布】生长于向阳湿润的荒坡、林边。分布在辽宁、河北、河南、山东、
　　　　　　安徽、江苏、浙江、福建、台湾、广东等地。

【采集加工】秋、冬两季采挖，洗净，除去外皮，切片，晒干或烘干，生用或煨用。
　　　　　　广东、福建等地切片后，用盐水、白矾水或淘米水浸泡，再用硫黄熏
　　　　　　后晒干，色较白净。

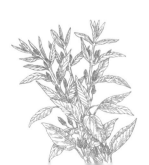

菊花

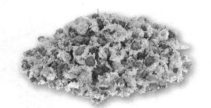

别　名: 寿客、金英、黄华、秋菊

拉丁名: Chrysanthemi Flos

来　源: 为菊科菊属植物菊花的干燥头状花序。

【**药材性状**】干燥头状花序,外层为数层舌状花,呈扁平花瓣状,中心由多数管状花聚合而成,基部有总苞,系由 3 ~ 4 层苞片组成。气清香,味淡微苦。以花朵完整、颜色鲜艳、气清香、无杂质者为佳。

【**性味归经**】性微寒,味甘、苦。归肝、肺经。

【**功效主治**】发散风热、清肝明目、平抑肝阳、清热解毒。主治头痛、眩晕、目赤、心胸烦热、疔疮、肿毒、诸风头眩、酒毒疔肿。

【**用法用量**】内服:煎服,10 ~ 15 克;泡茶或研末入丸、散。外用:煎水洗或捣烂敷。

【**用药禁忌**】气虚胃寒、食少泄泻者宜少用之。

验 方 精 选

①治风热头痛:菊花、石膏、川芎各 15 克,共研为末,每次服 7 克,用茶调下。

②治太阴风温(症见咳嗽,身不甚热,微渴):杏仁、桑叶、苦桔梗、苇根各 10 克,连翘 7 克,薄荷、甘草各 4 克,菊花 5 克,水两杯煎取一杯,每日服 3 次。

③治热毒风上攻、目赤头旋、眼花面肿:菊花(焙)、排风子(焙)、甘草(炮)各 50 克,上三味共捣为散,晚上睡觉时用温水调下 15 毫升。

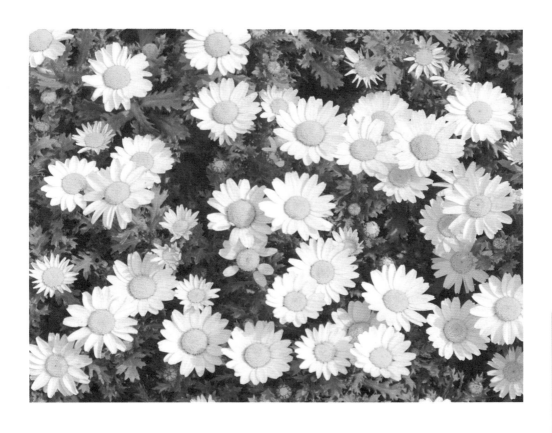

【**植物形态**】多年生草本，高 60 ～ 150 厘米，茎直立，全体密被白色茸毛。头状花序顶生成腋生，大小不一，直径 2.5 ～ 5 厘米，单个或数个集生于茎枝顶端；总苞多层，外层绿色，条形，边缘膜质透明，外面被柔毛；舌状花白色、红色、紫色或黄色。

【**生境分布**】生长于中国各城镇与农村，以地势高、土层深厚、富含腐殖质、疏松肥沃、排水良好的壤土栽培为宜。主产于浙江、安徽、山东、四川等地。

【**采集加工**】10 月下旬至 11 月上旬待花瓣平展时，分批采收。

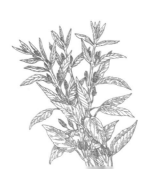

蔓荆子

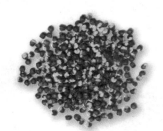

别　名：蔓荆实、荆子、万荆子、蔓青子、蔓荆、白背风

拉丁名：Viticis Fructus

来　源：为马鞭草科牡荆属植物蔓荆的干燥成熟果实。

【药材性状】干燥果实呈圆球形，直径 4 ~ 6 毫米，表面灰黑色或黑褐色，被灰白色粉霜，有 4 条纵沟；用放大镜观察，密布淡黄色小点。底部有薄膜状宿萼及小果柄，宿萼包被果实的 1/3 ~ 2/3，边缘 5 齿裂，常深裂成两瓣，灰白色，密生细柔毛。体轻，质坚韧，不易破碎，横断面果皮灰黄色，有棕褐色油点，内分四室，每室有种子 1 枚，种仁白色，有油性。气特异而芳香，味淡微辛。

【性味归经】性微寒，味辛、苦。归胃、膀胱、肝经。

【功效主治】疏散风热、清利头目。主治风热感冒头痛、齿龈肿痛等。

【用法用量】内服：煎服，5 ~ 15 克；浸酒或研末入丸、散。外用：捣敷。

【用药禁忌】血虚有火之头痛目眩及胃虚者，需慎服。

验方精选

①治头风：蔓荆子 2000 克（末），酒 10 升，蔓荆子末用布袋装上，放入酒中泡 7 天，每次温服 45 毫升，日服 3 次。

②治风寒侵目、目肿痛出泪、涩胀畏光：蔓荆子 15 克，荆芥、白蒺藜各 10 克，柴胡、防风各 5 克，甘草 2.5 克，水煎服。

③治劳役饮食不节、内障眼病：黄芪、人参各 50 克，炙甘草 4 克，蔓荆子 10 克，黄柏（酒拌炒四遍）、白芍药各 15 克，水煎服。

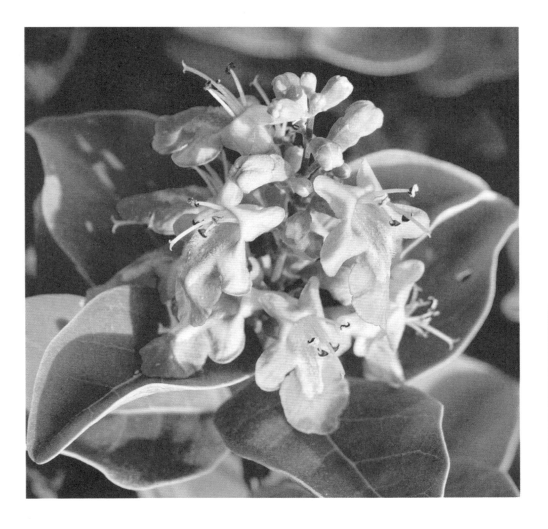

【**植物形态**】落叶灌木，植株高 1.5 ～ 5 米。具香味。幼枝四棱形，密生细柔毛。
通常三出复叶。增加：圆锥花序顶生，花冠淡紫色或蓝紫色。核果近
圆形，成熟时黑色。偶有单叶；小叶片卵形。

【**生境分布**】生长于海边、河湖沙滩上。分布在山东、江西、浙江、福建等地。

【**采集加工**】夏、秋季果实成熟时采收，应边成熟边采摘，先在室内堆放 3 ～ 4 天，
然后摊开晒干或烘干，去净杂质，贮藏于干燥处，防止潮湿霉烂。生
用或炒用。

升麻

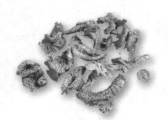

别　名：龙眼根、窟窿牙根

拉丁名：Cimicifugae Rhizoma

来　源：为毛茛科升麻属植物升麻的干燥根茎。

【**药材性状**】呈不规则的长形块状，多分枝，为结节状，长 10 ～ 20 厘米，直径 2 ～ 4 厘米。表面黑褐色或棕褐色，粗糙不平，有坚硬的细须根残留，上面有数个圆形空洞的茎基痕，洞内壁显网状沟纹；下面凹凸不平，具须根痕。体轻，质坚硬，不易折断，断面不平坦，有裂隙，黄绿色或淡黄白色。气微，味微苦而涩。

【**性味归经**】性微寒，味微甘、辛。归肺、脾、胃、大肠经。

【**功效主治**】发表透疹、清热解毒。主治风热头痛、咽喉肿痛、子宫脱垂。

【**用法用量**】内服：煎服，3 ～ 10 克；入丸、散。外用：煎水含漱或淋洗。

【**用药禁忌**】麻疹已透、阴虚火旺、肝阳上亢、上盛下虚者忌服。

验方精选

①治伤寒、温病、风热壮热、头痛、肢体痛：干葛（锉细）、升麻、芍药、甘草（锉，炙）各等份，共研为粗末，加水适量煎，每次服 20 克，温服，无时。

②治小儿痘、瘆疹不明、发热头痛、伤风咳嗽、乳蛾痄腮：升麻、甘葛、桔梗、薄荷各 2.5 克，前胡、栀子各 4 克，黄芩、川芎、炒牛蒡子各 5 克，甘草 1.5 克，引用灯心草，加适量水煎服。

③治头面疙瘩肿痛、憎寒壮热：升麻、苍术各 25 克，荷叶 1 张，煎服。

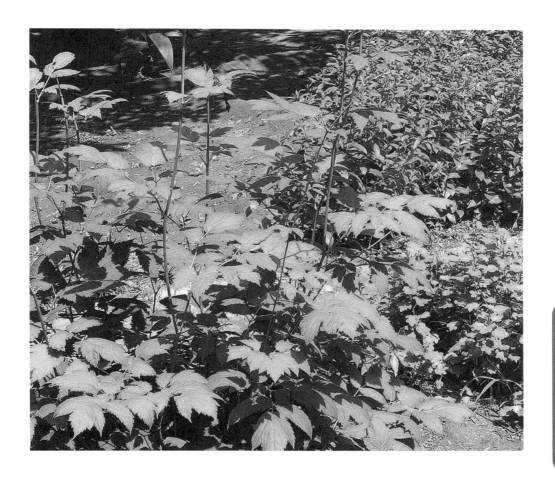

【植物形态】多年生草本。根茎粗壮、坚实，表面黑色，有许多内陷的圆洞状茎痕，须根多而长。茎直立，上部有分枝，被疏柔毛。叶为二至三回三出状羽状复叶。花序具分枝 3 ～ 20 条，花萼白色或绿白色。蓇葖果长圆形。

【生境分布】生长于林下、山坡草丛中。分布在云南、贵州、四川、湖北、青海、甘肃、陕西、河南、山西、河北、内蒙古、江苏等地。

【采集加工】春季栽培 4 年后采收，秋季地上部分枯萎后，挖出根茎，除去地上茎苗和泥土，晒至八成干时，用火燎去须根，再晒至全干，撞去表皮及残存须根。

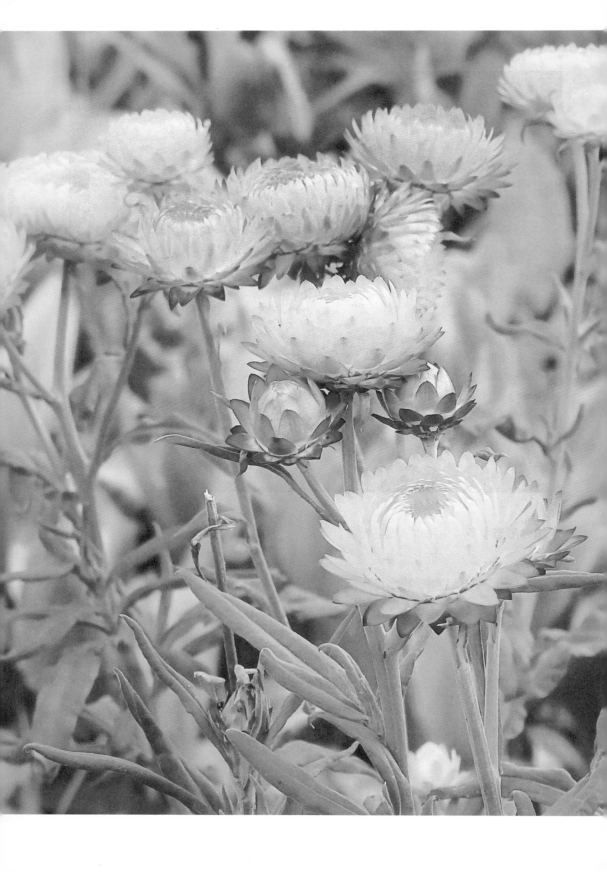

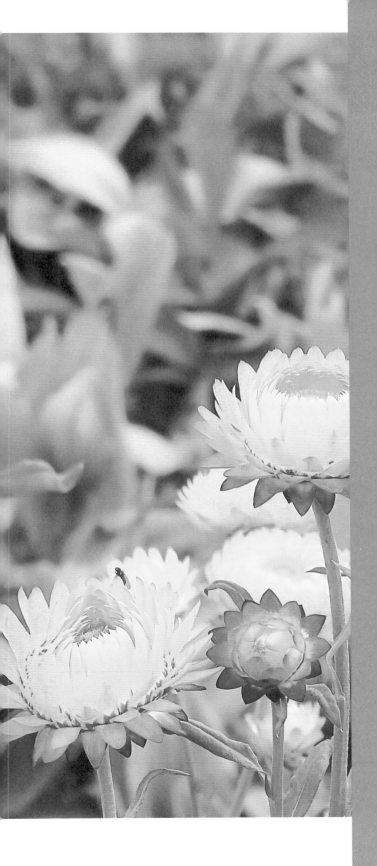
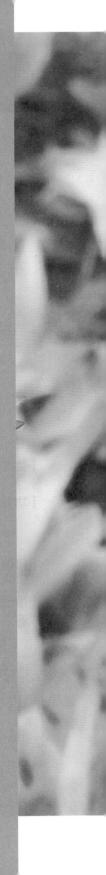

第二章 清热类

清热泻火药

决明子

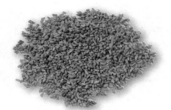

别　名： 马蹄决明、钝叶决明、假绿豆、草决明

拉丁名： Cassiae Semen

来　源： 为豆科决明属植物决明的干燥成熟种子。

【**药材性状**】种子棱方形或短圆柱形，两端平行倾斜，长 3 ~ 7 毫米，宽 2 ~ 4 毫米。表面绿棕色或暗棕色，平滑有光泽。一端较平坦，另端斜尖，背腹面各有 1 条突起的棱线，棱线两侧各有 1 条斜向对称而色较浅的线形凹纹。质坚硬，不易破碎。种皮薄，子叶 2 片，黄色，呈"S"形折曲并重叠。味微苦。

【**性味归经**】性微寒，味甘、苦。归肝、大肠、肾经。

【**功效主治**】清热明目、散风热、清泄肝胆郁，善解肝经之郁热。主治目赤涩痛、畏光多泪、大便燥结、习惯性便秘、青盲内障、肠燥便结。

【**用法用量**】内服：煎服，15 ~ 25 克。

【**用药禁忌**】本品性寒降滑利，泄泻者勿用。

验方精选

①**治目赤肿痛：** 决明子炒研，茶调，敷两太阳穴，干则易之。亦治头风热痛。

②**治雀目：** 决明子 100 克，地肤子 50 克，捣细为散，每餐饭后以清粥饮调下 5 克。

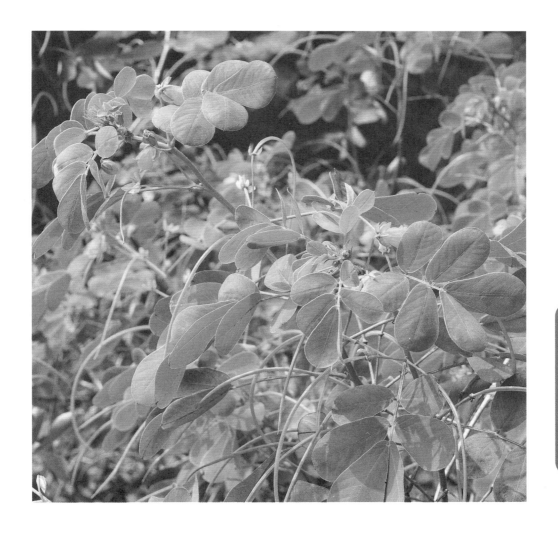

【**植物形态**】一年生灌木状草本，株高40～120厘米。茎多分枝，近无毛。叶互生，偶数羽状复叶，小叶2～4对，几无柄，叶片倒卵形或卵状长椭圆形，长2～5厘米，宽1～2.5厘米，全缘，背面被柔毛，第一、二对小叶间存有腺体，托叶线形，早落。花腋生，通常2朵聚生，花瓣黄色。荚果纤细，近四棱形。种子多数，菱形，光亮，熟时呈褐色。

【**生境分布**】野生于山坡、河边，或栽培。全国大部分地区均有分布。

【**采集加工**】秋季果实成熟后采收，将全株割下或摘下果荚，晒干，打出种子，扬净荚壳及杂质，再晒干。

苦丁茶

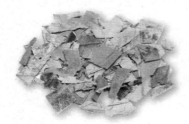

别　名：茶丁、富丁茶、皋卢茶

拉丁名：Folium Ilicis Latifoliae

来　源：为冬青科冬青属植物大叶冬青的干燥嫩叶。

【**药材性状**】叶呈卵状长圆形或长椭圆形，有的破碎或纵向微卷曲，长 8 ～ 17 厘米，宽 4.5 ～ 7.5 厘米；先端锐尖或稍圆，基部钝，边缘具疏齿；上面黄绿色或灰绿色，有光泽，下表面黄绿色；叶柄粗短，长 15 ～ 20 厘米；革质而厚；气微，味微苦。

【**性味归经**】性寒，味甘、苦。归肝、肺、胃经。

【**功效主治**】散风热、清头目、除烦渴。主治头痛、齿痛、目赤、热病烦渴、痢疾。

【**用法用量**】内服：煎服，3 ～ 9 克；研末入丸剂。外用：煎水熏洗或涂擦。

【**用药禁忌**】孕妇慎服。

验方精选

①**治口腔炎**：苦丁茶 30 克，水煎咽下。

②**治烫伤**：苦丁茶适量，水煎外洗，并用叶研粉，茶油调涂。

③**治外伤出血**：鲜苦丁茶捣烂绞汁涂搽；干叶研细末，麻油调搽。

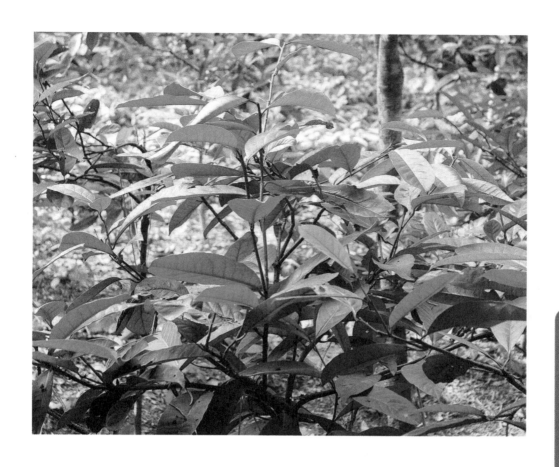

【**植物形态**】常绿乔木，因其汁清香可口、回味甘甜而得名。根据其叶形大小可分为长叶种、卵叶种、小叶种。生于阴湿的山谷杂木林中或溪边，高可达数米，树皮赭黑色或灰黑色，枝条粗大，平滑，新枝有角棱。叶厚革质，螺旋状互生，边缘疏生锐齿牙，两面均无毛，叶柄粗。

【**生境分布**】生长于山坡、竹林、灌木丛中。分布在长江下游各省及福建等地。

【**采集加工**】全年可采收，除去杂质，干燥。

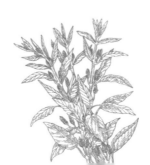

莲子心

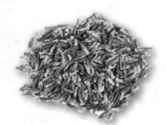

別　名：莲子、苦薏、莲心
拉丁名：Nelumbinis Plumula
来　源：为睡莲科莲属植物莲的成熟种子
　　　　中的干燥幼叶及胚根。

【药材性状】略呈细棒状，长 1 ~ 1.4 厘米，直径约 0.2 厘米。幼叶绿色，一长一
　　　　　短，卷成箭形，先端向下反折，两幼叶见可见细小胚芽。胚根圆柱形，
　　　　　长约 3 毫米，黄白色。质脆，易折断，断面有数个小孔。气微，味苦。

【性味归经】性平，味甘、涩。归心、脾、肾经。

【功效主治】静心安神、涩精止血。主治热入心包、神昏谵语、心肾不交、失眠遗精、
　　　　　血热吐血。

【用法用量】内服：煎服，1.5 ~ 3 克；入散剂。

【用药禁忌】脾胃虚寒者慎用。

验方精选

①治太阴温病，发汗过多，神昏谵语：玄参心 15 克，莲子心 2.5 克，竹叶卷
　心 10 克，连翘心 10 克，犀角尖 10 克（磨，冲），麦冬 15 克，水煎服。

②治劳心吐血：莲子心、糯米各适量，共研为细末，酒调服。

③治遗精：莲子心一撮，研为末，八层砂 0.5 克，和匀，每次服 5 克，白开水
　调下，日服 2 次。

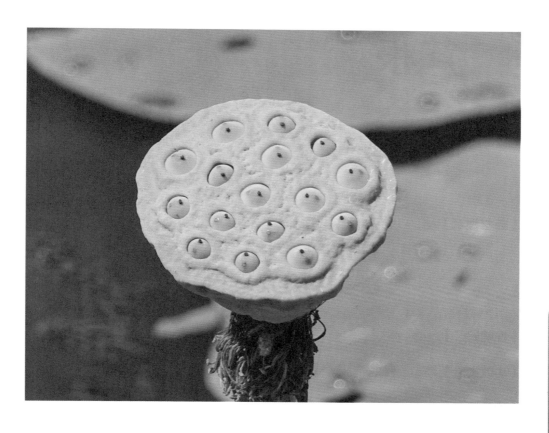

【**植物形态**】多年生水生草本。坚果椭圆形或卵形；种子卵形或椭圆形，种皮红色或白色。

【**生境分布**】生长在池沼中。主产于湖南、湖北、福建、江苏、浙江等地。

【**采集加工**】秋季采收莲子时，从莲子中剥取绿色胚（莲心），晒干。

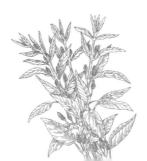

芦根

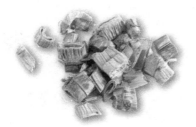

别　名：芦茅根、苇根、芦头、芦柴根
拉丁名：Phragmitis Rhizoma
来　源：为禾本科芦苇属植物芦苇的根茎。

【**药材性状**】根茎表面黄白色，有光泽，先端尖形似竹笋，绿色或黄绿色。全体有节，节间长10～17厘米，节上有残留的须根及芽痕。质轻而韧，不易折断。横切面黄白色，中空，周壁厚约1.5毫米，可见排列成环的细孔，外皮疏松，可以剥离。气无，味甘。

【**性味归经**】性寒，味甘。归肺、胃经。

【**功效主治**】清热生津。主治肺热咳嗽、胃热呕吐、热病高热口渴、肺痈咳吐脓血。

【**用法用量**】内服：煎服，15～30克，鲜品60～120克，捣汁。外用：煎服洗。

【**用药禁忌**】脾胃虚寒者慎服。

验方精选

①治太阴温病：梨汁、荸荠汁、鲜芦根汁、麦冬汁、藕汁（或用蔗浆）各适量，和匀凉服，不甚喜凉者可炖温服。

②治五噎心膈气滞、烦闷吐逆、不下食：芦根25克，锉细，以水3升煮取2升，去滓，不计时温服。

③治呕哕不止、厥逆：芦根1,500克，切碎，水煮浓汁，频饮。

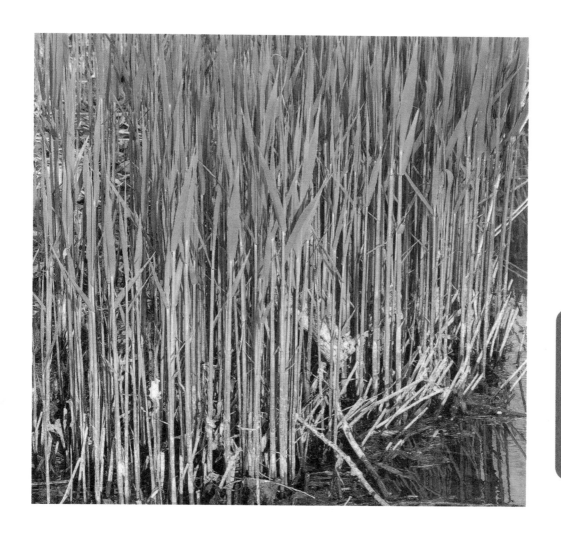

【植物形态】多年生高大草本。匍匐状地下茎，粗壮，横走，节间中空，每节
　　　　　　上具芽。叶二列式排列，较宽，线状披针形，粗糙，先端渐尖。
　　　　　　圆锥花序大形，顶生。颖果，椭圆形至长圆形。

【生境分布】生长于河流、池沼岸边浅水中。全国各地均有分布。

【采集加工】春、秋两季采挖其地下茎，洗净，除去须根，切去残节，切成 3 ~ 4
　　　　　　厘米小段，晒干或鲜用。

无花果

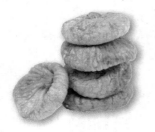

别　名： 阿驵、阿驿、映日果、优昙钵、蜜果、文仙果、奶浆果、品仙果

拉丁名： Fructus Fici

来　源： 为桑科无花果属植物无花果的聚花果。

【**药材性状**】干燥的花托呈倒圆锥形或类球形，长约2厘米，直径约1.5～2.5厘米；表面淡黄棕色至暗棕色、青黑色，有波状弯曲的纵棱线；顶端稍平截，中央有圆形凸起，基部较狭，带有果柄及残存的苞片。质坚硬，横切面黄白色，内壁着生众多细小瘦果，有时上部尚见枯萎的雄花。瘦果卵形或三棱状卵形，长约1～2毫米，淡黄色，外有宿萼包被。气微，味甜。

【**性味归经**】性平，味甘。归心、脾经。

【**功效主治**】清热生津、健胃清肠、解毒消肿。主治肠炎、痢疾、便秘、喉痛、痈疮疥癣等。

【**用法用量**】内服：煎服，9～15克，大剂量可用至30～60克；生食1～2枚。外用：煎水洗、研末调敷或吹喉。

【**用药禁忌**】中寒者忌食。

验方精选

①治咽喉刺痛：干无花果适量，研末，吹喉。

②治肺热声嘶：干无花果25克，水煎，调冰糖服。

③治痔疮、脱肛、大便秘结：鲜无花果生吃。或用干果10枚、猪大肠一段，水煎服。

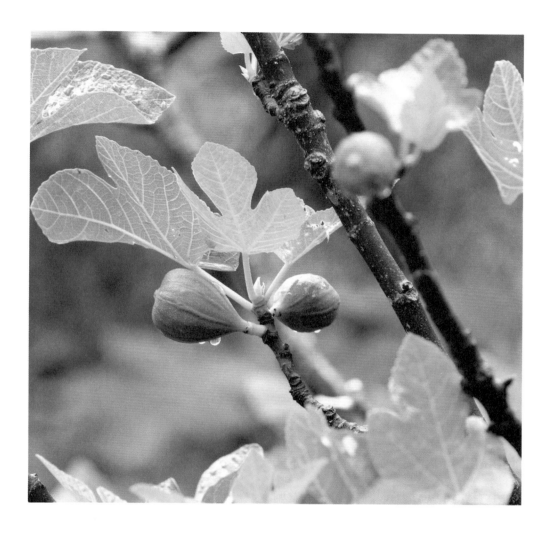

【植物形态】落叶灌木或小乔木。叶互生，倒卵形或近圆形。瘦果三棱状卵形，
　　　　　　胚乳丰富，胚弯曲。

【生境分布】以向阳、土层深厚、疏松肥沃、排水良好的砂质壤土或黏质壤土栽
　　　　　　培为宜。全国各地均有栽培，新疆南部尤多。

【采集加工】7～10月果实呈绿色时，分批采摘；或拾取落地的未成熟果实，鲜
　　　　　　果用开水烫后，晒干或烘干。

知母

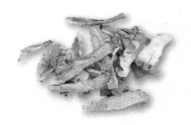

别　名： 蚳母、连母、野蓼、地参

拉丁名： Anemarrhenae Rhizoma

来　源： 为百合科知母属植物知母的干燥根茎。

【药材性状】 呈长条状，微弯曲，略扁，偶有分枝，长3～15厘米，直径0.8～1.5厘米，一端有浅黄色的茎叶残痕。表面黄棕色至棕色，上面有一凹沟，具紧密排列的环状节，节上密生黄棕色的残存叶基，由两侧向根茎上方生长；下面隆起而略皱缩，并有凹陷或凸起的点状根痕。质硬，易折断，断面黄白色。气微，味微甜、略苦，嚼之带黏性。

【性味归经】 性寒，味苦。归肺、胃、肾经。

【功效主治】 清热泻火、生津润燥。主治热病烦渴、肺热燥咳、骨蒸潮热、内热消渴、肠燥便秘。

【用法用量】 内服：煎服，6～12克；研末入丸、散。

【用药禁忌】 脾胃虚寒、大便溏泄者忌服。

验方精选

①治伤寒邪热内盛、齿牙干燥、烦渴引饮、目眛唇焦：知母25克，石膏15克，麦门冬10克，甘草5克，人参40克，水煎服。

②治温疟壮热，不能食：知母、鳖甲（炙）、地骨皮各150克，常山100克，竹叶（切）1,000克，石膏200克（碎），上六味切碎，以水7升煮取2升，去滓，分3次服。

③治火冲眩晕、暴发倒仆、昏迷不醒、遗尿不觉：知母、黄柏、黄芪、当归各等份，水煎服。

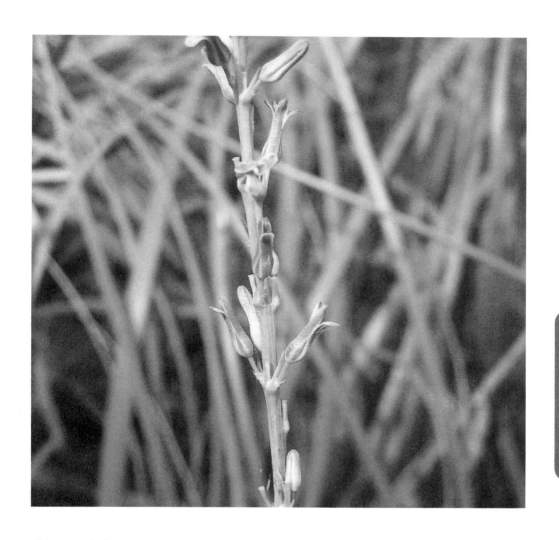

【植物形态】多年生草本。根茎横走，下部生有多数肉质须根。叶基生，线形，
　　　　　　基部常扩大成鞘状，具多条平行脉。花葶直立，总状花序通常较长，
　　　　　　可达 20 ～ 50 厘米，花粉红色、淡紫色至白色。蒴果狭椭圆形。

【生境分布】生长于向阳干燥的丘陵地及固定的沙丘上。分布在黑龙江、吉林、
　　　　　　辽宁、内蒙古、河北、河南、山东、陕西、甘肃等地。

【采集加工】春、秋二季均可采挖，以秋季采者较佳。除去枯叶和须根，晒干或
　　　　　　烘干为"毛知母"。趁鲜剥去外皮，晒干为"知母肉"。

栀子

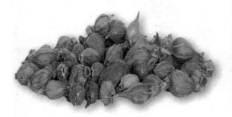

别　名： 黄果子、山黄枝、黄栀、山栀子、水栀子、越桃、木丹、山黄栀

拉丁名： Gardeniae Fructus

来　源： 为茜草科栀子属植物栀子的干燥成熟果实。

【药材性状】呈长卵圆形或椭圆形，长 1.5 ～ 3.5 厘米，直径 1 ～ 1.5 厘米。表面红黄色或棕红色，具 6 条翅状纵棱，棱间常有 1 条明显的纵脉纹，并有分枝。顶端残存萼片，基部稍尖，有残留果梗。果皮薄而脆，略有光泽，具 2 ～ 3 条隆起的假隔膜。种子多数，扁卵圆形，集结成团，深红色或红黄色，表面密具细小疣状凸起。气微，味微酸而苦。

【性味归经】性寒，味苦。归心、肺、胃、三焦经。

【功效主治】泻火除烦、清热利尿。主治热病心烦、尿赤、血淋涩痛等。

【用法用量】内服：煎服，3 ～ 10 克；研末入丸、散。外用：研末或调敷。

【用药禁忌】脾虚便溏、胃寒作痛者忌服。

验方精选

①**虚烦失眠：** 栀子 10 克，淡豆豉 15 克，生姜 3 片，竹茹 12 克，半夏 10 克，水煎服。

②**湿热黄疸：** 栀子 12 克，鸡骨草、田基黄各 15 克，水煎，分 3 次服。

③**泌尿系统结石：** 栀子 10 克，金钱草 25 克，金银花 10 克，茯苓 10 克，滑石 12 克，牡丹皮 10 克，甘草 3 克，万毒虎 10 克，水煎服。

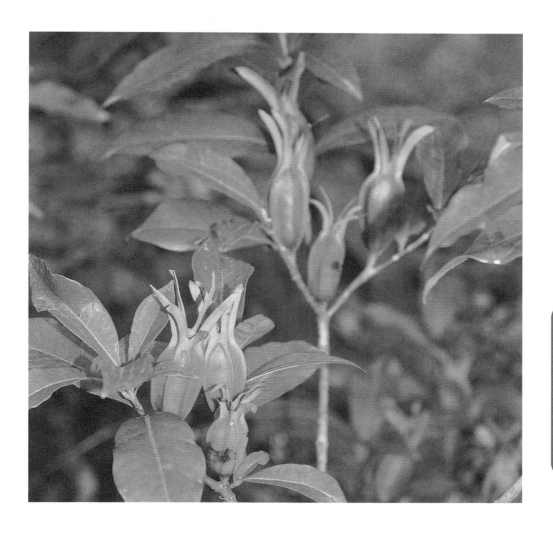

【植物形态】常绿灌木。叶长椭圆形或倒卵状披针形。果实椭圆形或长卵圆形，
　　　　　　果皮薄而脆。种子多扁长圆形。

【生境分布】生长于低山温暖的疏林中或荒坡、沟旁、路边。分布在江苏、浙江、
　　　　　　湖南、江西、广东、广西、云南等地。

【采集加工】10 月间果实成熟果皮呈黄色时采摘，除去果柄及杂质，晒干或烘干。
　　　　　　亦可将果实放入明矾水中微煮，或放入蒸笼内蒸半小时，取出，晒干。

清热解毒药

白蔹

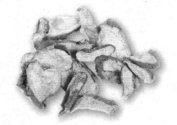

别　名： 山地瓜、野红薯、山葡萄秧、白根、五爪藤、菟核

拉丁名： Ampelopsis Radix

来　源： 为葡萄科蛇葡萄属植物白蔹的干燥块根。

【**药材性状**】纵瓣呈长圆形或近纺锤形，长4～10厘米，直径1～2厘米。切面周边常向内卷曲，中部有1凸起的棱线。外皮红棕色或红褐色，有纵皱纹、细横纹及横长皮孔，易层层脱落，脱落处呈淡红棕色。斜片呈卵圆形，长2.5～5厘米，宽2～3厘米。切面类白色或浅红棕色，可见放射状纹理，周边较厚，微翘起或略弯曲。体轻，质硬脆，易折断，折断时，有粉尘飞出。气微，味甘。

【**性味归经**】性寒，味苦。归心、胃经。

【**功效主治**】清热解毒、散结止痛、生肌敛疮。主治疮疡肿毒、颈淋巴结结核。

【**用法用量**】内服：煎服，3～10克。外用：研末撒或调涂；或捣敷。

【**用药禁忌**】脾胃虚寒者忌服。

验方精选

①治痈肿：白蔹、大黄、黄芩各等份，捣筛，和鸡子白，涂布痈上，干了就换。

②治疮口不敛：白蔹、白及、络石藤各25克，均用干品，研为细末，干撒于疮上。

③治冻耳成疮，或痒或痛：黄柏、白蔹各25克，研为末，先以汤洗疮，后用香油调涂。

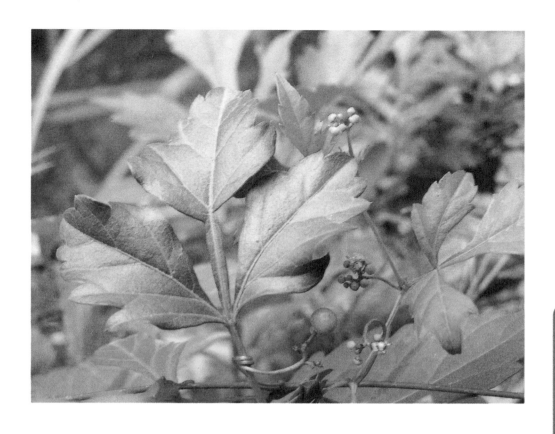

【植物形态】落叶攀缘木质藤本，长约 1 米。块根粗壮，呈长圆形或长纺锤形，深棕褐色，数个相聚。茎多分枝，幼枝带淡紫色，光滑。

【生境分布】生长于山地、荒坡及灌木丛中，也有栽培。分布在华北、东北、华东、中南及陕西、宁夏、四川等地。

【采集加工】春、秋二季采挖，除去茎及细须根，多纵切成两瓣、四瓣或斜片，晒干。

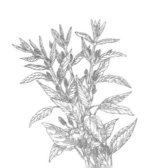

白头翁

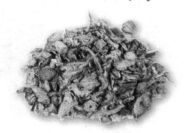

别　名： 野丈人、胡王使者、白头公

拉丁名： Pulsatillae Radix

来　源： 为毛茛科白头翁属植物白头翁的干燥根。

【**药材性状**】根呈类圆柱形或圆锥形，稍扭曲，长6～20厘米，直径0.5～2厘米。表面黄棕色或棕褐色，具不规则纵皱纹或纵沟，皮部易脱落，露出黄色的木部，有的有网状裂纹或裂隙，近根头处常有朽状凹洞。根头部稍膨大，有白色绒毛，有的可见鞘状叶柄残基。质硬而脆，断面皮部黄白色或淡黄棕色，木部淡黄色。气微，味微苦涩。

【**性味归经**】性寒，味苦。归胃、大肠经。

【**功效主治**】清热凉血、解毒。主治热毒血痢、温疟寒热、鼻出血、血痔。

【**用法用量**】内服：煎服，15～30克；研末入丸、散。外用：煎水洗，捣敷，研末敷。

【**用药禁忌**】虚寒泻痢患者慎服。

验方精选

①治热痢下重：白头翁100克，黄连、黄柏、秦皮各150克，上四味，以水7升煮取2升，去滓，温服1升，不愈再服。

②治冷劳泻痢、产后带下：白头翁（去芦头）25克，艾叶（微炒）100克，均研为末，以醋1升，先放一半药，熬成膏，再放入剩余的药熬好，做成如梧桐子大小的丸，每次服30丸，空腹时用米汤送下。

③治男子疝气或偏坠：白头翁、荔枝核各100克，先用酒浸泡1小时，炒干，研为末，每天早晨空腹服15克，白开水调下。

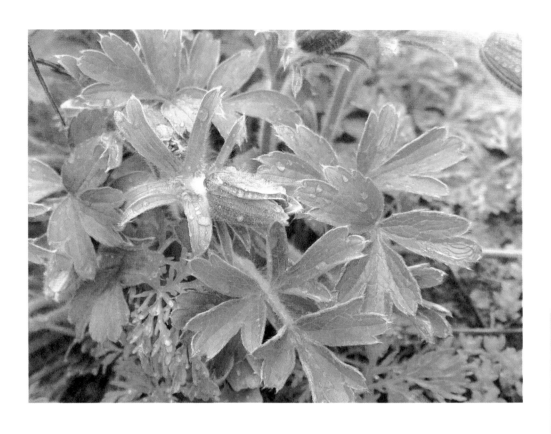

【**植物形态**】多年生草本。主根粗壮，圆锥形。基生叶，开花时长出地面，叶片
轮廓宽卵形。花两性，单朵，直立。瘦果，顶部有羽毛状宿存花柱。

【**生境分布**】生长于平原或低山坡草地，林缘或干旱多石的坡地。分布在东北、
华北及陕西、甘肃、山东、江苏、安徽、河南、湖北、四川等地。

【**采集加工**】种植第三、第四年的 3～4 月或 9～10 月采根，一般以早春 3～4
月采挖的品质较好。采挖出的根，剪去地上部分，保留根头部白色茸
毛，洗去泥土，晒干。

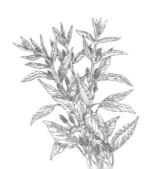

败酱草

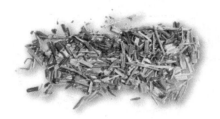

别　名： 苏败酱、遏蓝菜

拉丁名： Herba Patriniae

来　源： 为败酱科败酱属植物白花败酱的干燥全草。

【药材性状】 根茎短，长约至 10 厘米，有的具细长的匍匐茎，断面无棕色"木心"；茎光滑，直径可达 1.1 厘米；完整叶卵形或长椭圆形，不裂或基部具 1 对小裂片；花白色；苞片膜质，多具两条主脉。

【性味归经】 性微寒，味辛、苦。归胃、大肠、肝经。

【功效主治】 清热解毒、排脓破瘀。主治肠痈、下痢、赤白带下、产后瘀滞腹痛、目赤肿痛、痈肿疥癣。

【用法用量】 内服：煎服，15 ～ 25 克，鲜品 100 ～ 200 克。外用：捣敷。

【用药禁忌】 久病、脾胃虚弱、患泄泻不食之症、一切虚寒下脱之疾者均忌之。

验方精选

①治产后恶露不止：败酱草、当归各 3 克，续断、芍药各 4 克，川芎、竹茹各 2 克，生地黄（炒）5 克，水 2 升，煮取 1 升，空腹服。

②治产后腰痛，乃气血流入腰腿，痛不可转：败酱草、当归各 4 克，川芎、芍药、桂心各 3 克，水 2 升，煮，分 2 次服。忌葱。

③治产后腹痛如锥刺：败酱草 250 克，水 4 升，煮至 2 升，每日服 3 次。

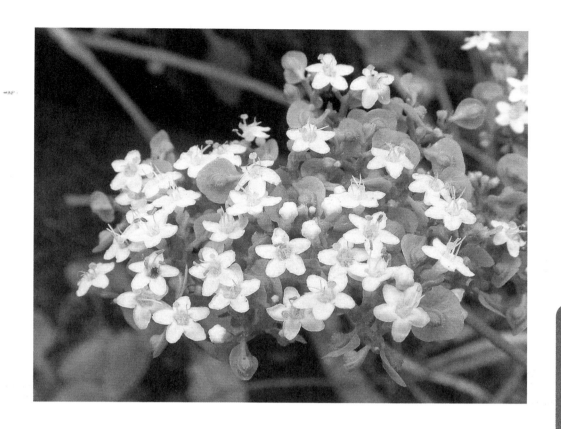

【**植物形态**】多年生草本，高达 100 厘米。地下茎细长，地上茎直立，密被白色
倒生粗毛或仅两侧有 1 列倒生粗毛。基生叶簇生，卵圆形，边缘有
粗齿，叶柄长；茎生叶对生，卵形或长卵形，长 4 ~ 10 厘米，宽 2 ~ 5
厘米，先端渐尖，基部楔形，1 ~ 2 对羽状分裂，基部裂片小，上
部不裂，边缘有粗齿，两面有粗毛。

【**生境分布**】生长于山坡、草地。除西北地区外，全国均有分布，主产于江苏、
浙江、湖北、安徽。

【**采集加工**】一般多在夏季开花前采收，将全株拔起，除去泥沙后晒至半干，扎
成束，再阴干。

板蓝根

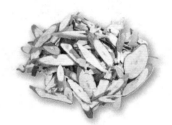

别　名：靛青根、蓝靛根、大青根

拉丁名：Isatidis Radix

来　源：为十字花科菘蓝属植物菘蓝的干燥根。

【药材性状】呈细长圆柱形，长约 10 ~ 20 厘米，直径 0.5 ~ 1 毫米。表面浅灰黄色或淡棕黄色，粗糙，有纵皱纹及横斑痕，并有支根痕。根头部略膨大，顶端有一凹窝，周边有暗绿色的叶柄残基，较粗的根，并有密集的疣状凸起及轮状排列的灰棕色叶柄痕。质略软，断面皮部黄白色至浅棕色，木质部黄色。气微弱，味微甘。

【性味归经】性寒，味苦。归心、胃经。

【功效主治】清热解毒、凉血利咽。主治温病、发斑、喉痹、丹毒、痈肿等。

【用法用量】内服：煎服，15 ~ 30 克；或入丸、散。外用：适量，煎服熏洗。

【用药禁忌】体虚而无实火热毒者忌服。

验方精选

①治流行性感冒：板蓝根 50 克，羌活 25 克，煎汤，一日 2 次，连服 2 ~ 3 日。

②预防流行性腮腺炎：板蓝根、山慈菇各 50 克，连翘 40 克，甘草 30 克，青黛 5 克（冲服），上五味先用水浸泡半小时，放入大砂锅内，放清水 1,000 毫升，煎成 500 毫升，分为 10 份，装入小瓶。4 岁以上儿童每天服 1 次，每次 15 毫升；1 ~ 3 岁每次服 10 毫升，每天 1 次，温服。

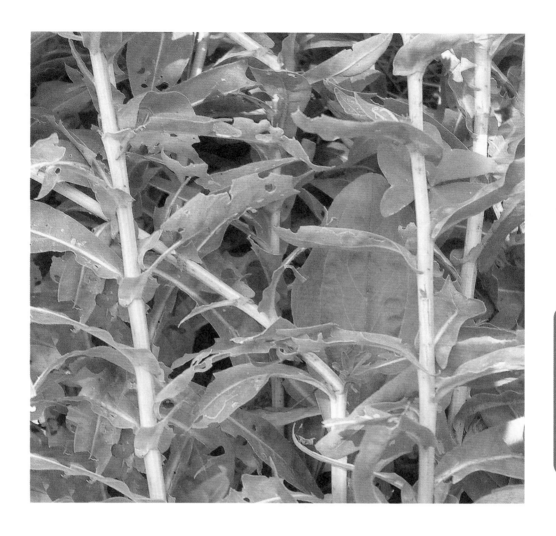

【植物形态】二年生草本。茎直立。根肥厚，近圆锥形，土黄色，具短横纹及少数须根。叶片长圆形至宽倒披针形。复总状花序生于枝端。短角果矩圆形，扁平无毛。种子椭圆形。

【生境分布】生长于山地林缘较潮湿的地方。分布在河北、北京、黑龙江、河南、江苏、甘肃等地。

【采集加工】10 ~ 11月经霜后采挖，带泥晒至半干扎把，去泥，理直后晒干。

半边莲

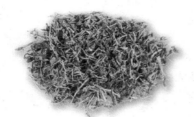

别　名： 瓜仁草、急解索、细米草

拉丁名： Lobeliae Chinensis Herba

来　源： 为桔梗科半边莲属植物半边莲的干燥全草。

【药材性状】 常缠绕成团，根茎直径 1 ～ 2 毫米，表面淡棕黄色，平滑或有细纵纹。根细小，黄色，侧生纤细须根。茎细长，有分枝，灰绿色，节明显，有的可见附生的细根。气微特异，味微甘而辛。

【性味归经】 性寒，味甘。归心、小肠、肺经。

【功效主治】 利水消肿、清热解毒。主治黄疸、水肿、鼓胀、泄泻、痢疾、蛇伤、疔疮、肿毒、湿疹、癣疾、跌打扭伤肿痛。

【用法用量】 内服：煎服，25 ～ 50 克；捣汁服。外用：捣敷或捣汁调涂。

【用药禁忌】 虚证水肿忌用。

验方精选

①治寒齁气喘及疟疾寒热：半边莲、雄黄各 10 克，捣泥，放碗内，待变成青色，加入饭做成如桐子大小的丸，每次服 9 丸，空腹用盐开水调下。

②治毒蛇咬伤：鲜半边莲 100 克，捣烂绞汁，加甜酒 50 毫升调服，服后盖被入睡，以便出微汗，一天服 2 次，并用捣烂的鲜半边莲敷伤口周围。

③治疔疮及一切阳性肿毒：鲜半边莲适量，加食盐数粒同捣烂，敷患处，有黄水渗出则渐愈。

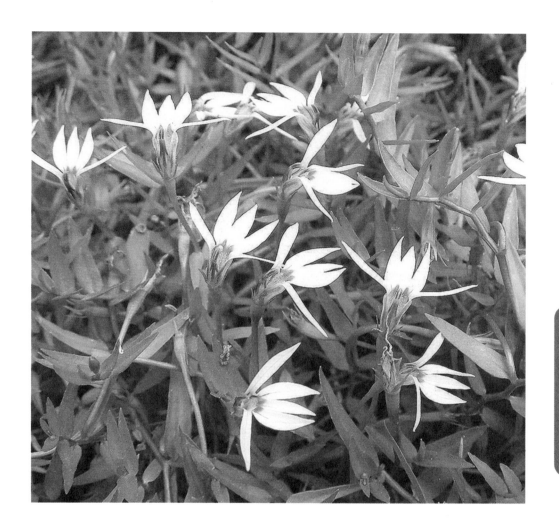

【植物形态】多年生小草本，高达 20 厘米。茎细长，折断时有黏性乳汁渗出，直
　　　　　立或匍匐，绿色，无毛，多节，节上有互生的叶或枝。叶绿色，无柄，
　　　　　多数呈披针形，少数长卵圆形，长 1 ~ 2 厘米，平滑无毛，叶缘具
　　　　　疏锯齿。蒴果圆锥形，基部锐尖。

【生境分布】生长于稻田边、河岸畔、沟边或阴湿的荒地。分布在江苏、浙江、
　　　　　安徽、四川、湖南、湖北、江西等地。

【采集加工】多于夏季采收，带根拔起，洗净，晒干或阴干。

大青叶

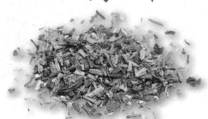

别　名： 蓝叶、蓝菜

拉丁名： Isatidis Folium

来　源： 为十字花科菘蓝属植物菘蓝的干燥叶。

【药材性状】 多皱缩卷曲，有的破碎。完整叶片展平后呈长椭圆形至长圆状倒披针形；上表面暗灰绿色，有的可见色较深稍凸起的小点；先端钝，全缘或微波状，基部狭窄下延至叶柄呈翼状；叶柄长 4 ~ 10 厘米，淡棕黄色。质脆。气微，味微酸、苦、涩。

【性味归经】 性寒，味苦。归心、胃、肺经。

【功效主治】 清热解毒、凉血消斑。主治温邪入侵、高热神昏、发斑、发疹、黄疸、热痢、痄腮、喉痹、丹毒、痈肿。

【用法用量】 内服：煎服，15 ~ 25 克，鲜品 30 ~ 60 克；捣汁用。外用：捣敷或煎水洗。

【用药禁忌】 苦寒败胃、脾胃虚寒者忌服。

验方精选

①**预防乙脑、流脑：** 大青叶 25 克，黄豆 50 克，水煎服，每日 1 剂，连服 7 天。

②**治感冒发热、腮腺炎：** 大青叶、海金砂根各 50 克，水煎服，每日 2 剂。

③**治壮热头痛、发疮如豌豆遍身：** 大青叶 150 克，栀子 14 枚（擘），犀角（屑）50 克，豆豉 75 克，以上四味切碎，以水 5 升，煮取 2 升，分 3 次服用，服之无所忌。

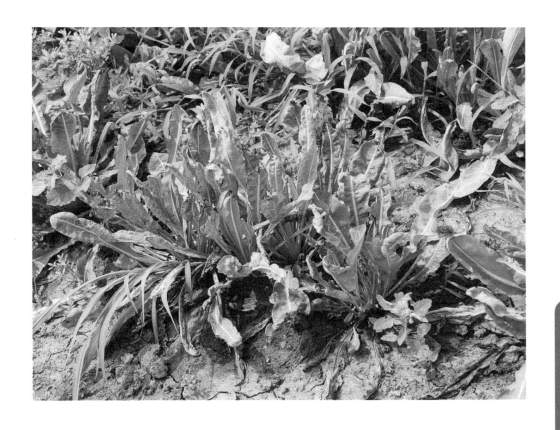

【植物形态】二年生草本，株高50～100厘米，无毛或稍有柔毛。茎直立，上部多分枝，稍带粉霜。根肥厚，近圆锥形，直径2～3厘米，长20～30厘米，表面土黄色，具短横纹及少数须根。基生叶莲座状，叶片长圆形至宽倒披针形，长5～15厘米，宽1～4厘米，先端钝尖，基部箭形，半抱茎，全缘或有不明显锯齿。复总状花序生于枝端。

【生境分布】生长于山坡、路旁、草丛、林边等较潮湿的地方。分布在河北、陕西、江苏、安徽等地。

【采集加工】7～9月采收叶片，晒干。

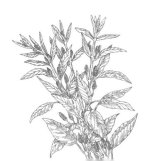

地锦草

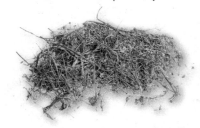

别　名： 奶浆草、铺地锦、铺地红、血见愁、红丝草、奶疳草

拉丁名： Euphorbiae Humifusae Herba

来　源： 为大戟科大戟属植物地锦或斑地锦的干燥全草。

【药材性状】常皱缩卷曲，根细小。茎细，呈叉状分枝，表面带紫红色，光滑无毛或疏生白色细柔毛；质脆，易折断，断面黄白色，中空。单叶对生，具淡红色短柄或几无柄；叶片多皱缩或已脱落，展平后呈长椭圆形。蒴果三棱状球形，表面光滑。种子细小，卵形，褐色。无臭，味微涩。

【性味归经】性平，味辛、苦。归肝、胃、大肠经。

【功效主治】清热解毒、凉血止血。主治细菌性痢疾、肠炎、吐血、便血、外伤出血、湿热黄疸、乳汁不通、痈肿疔疮、跌打肿痛。

【用法用量】内服：煎服，5～10克，鲜品25～50克；研末入散剂。外用：捣敷或研末撒。

【用药禁忌】血虚无瘀及脾胃虚弱者慎用。

验方精选

①治脏毒赤白：地锦草采得后洗净，暴晒干，研为末，每次用米汤饮服5克。

②治细菌性痢疾：地锦草、铁苋菜、凤尾草各50克，水煎服。

③治血痢不止：地锦草晒干，研末，每次服10克，空腹用米汤调下。

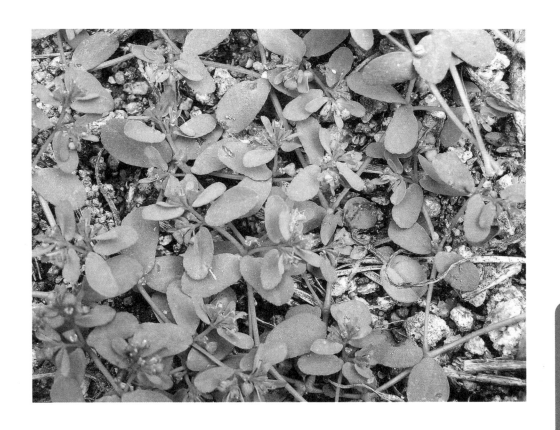

【植物形态】一年生匍匐草本，有白色乳汁。茎纤细，通常从根际成二歧分生为数枝，平卧地面，呈紫红色，无毛。叶对生，椭圆形，长5～10毫米，宽4～6毫米，先端钝圆，基部不等形，边缘有细锯齿，上面绿色，下面绿白色；叶柄极短；托叶线形，通常3深裂。花序单生于叶腋，雄花数枚，雌花1枚。

【生境分布】生长于田野路旁及庭院间。全国各地均有分布。

【采集加工】夏、秋二季采收，去根，晒干。

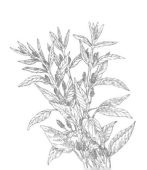

金荞麦

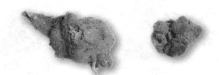

别　名： 苦荞麦、野荞麦、荞麦当归、荞麦三七、金锁银开

拉丁名： Fagopyri Dibotryis Rhizoma

来　源： 为蓼科荞麦属植物金荞麦的干燥根茎及块根。

【药材性状】 根茎呈不规则团块状，常具瘤状分枝，长短不一。表面深灰褐色，有环节及纵皱纹，并密布点状皮孔。质坚硬，不易折断，断面淡黄白色至黄棕色，有放射状纹理，中央有髓。气微，味微涩。

【性味归经】 性微寒，味涩、苦。归肺、脾、胃经。

【功效主治】 清热解毒、排脓祛瘀。主治肺脓肿、麻疹、肺炎、扁桃体周围脓肿。

【用法用量】 内服：煎服，15 ~ 30 克。外用：适量，捣烂敷患处。

【用药禁忌】 经期慎用。

验方精选

① 治肺痈、咯吐浓痰：金荞麦、鱼腥草各 30 克，甘草 6 克，水煎服。

② 治肺脓疡：金荞麦 250 克，切碎，装入瓦罐中，加水或黄酒 1,250 毫升，罐口密封，隔水小火蒸煮 3 小时，煎成约 1,000 毫升，每次 20 ~ 40 毫升，每日服 3 次。

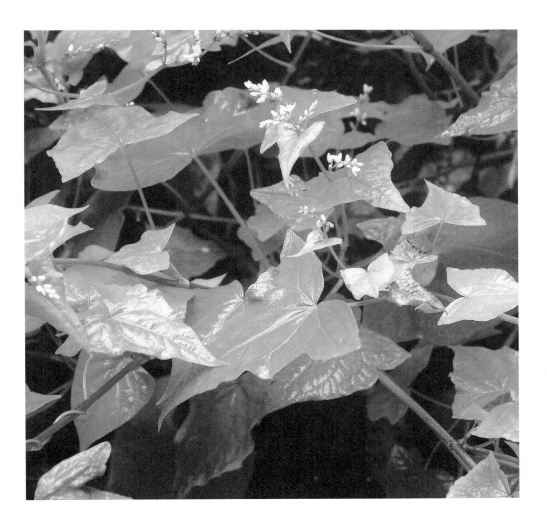

【**植物形态**】多年生草本。根茎粗大，呈结节状，红棕色。茎直立，有棱槽。叶互生，戟状三角形，先端凸尖，基部心状戟形，边缘波状。花小，集成顶生或腋生的聚伞花序。瘦果卵形，红棕色。

【**生境分布**】生长于山坡、旷野、路边及溪沟较阴湿处。分布在江苏、浙江等地。

【**采集加工**】夏、秋二季采挖根茎，洗净，晒干。

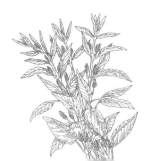

连翘

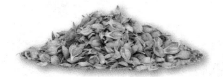

别　名： 黄花条、连壳、青翘、落翘、黄奇丹

拉丁名： Forsythiae Fructus

来　源： 为木樨科连翘属植物连翘的干燥果实。

【**药材性状**】呈长卵形至卵形，稍扁，长 1.5～2.5 厘米，直径 0.5～1.3 厘米。表面有不规则的纵皱纹及多数凸起的小斑点，两面各有 1 条明显的纵沟。顶端锐尖，基部有小果梗或已脱落。青翘多不开裂，表面绿褐色，凸起的灰白色小斑点较少；质硬；种子多数，黄绿色，细长，一侧有翅。老翘自顶端开裂或裂成两瓣，表面黄棕色或红棕色，内表面多为浅黄棕色，平滑，具一纵隔；质脆；种子棕色，多已脱落。气微香，味苦。

【**性味归经**】性微寒，味苦。归肺、心、胆经。

【**功效主治**】清热解毒、散结消肿。主治温热、丹毒、斑疹、痈疡肿毒等。

【**用法用量**】内服：煎服，6～15 克；研末入丸、散。外用：煎水洗。

【**用药禁忌**】脾胃虚弱、气虚发热者忌服。

验方精选

①治疖肿：连翘、鲜忍冬藤各 20 克，生甘草 50 克，水煎服。

②治太阴风温、温热、温病、冬温，初起但热不恶寒而渴：连翘、金银花各 50 克，苦桔梗、薄荷、牛蒡子各 30 克，竹叶、芥穗各 20 克，生甘草、淡豆豉各 25 克，上杵为散，每次服 30 克，鲜苇根汤煎，香气大出时即取服，勿过煮。病重者约 2 小时服 1 次，日服 3 次，夜服 1 次；轻者 3 小时服 1 次，日服 3 次，夜服 1 次。

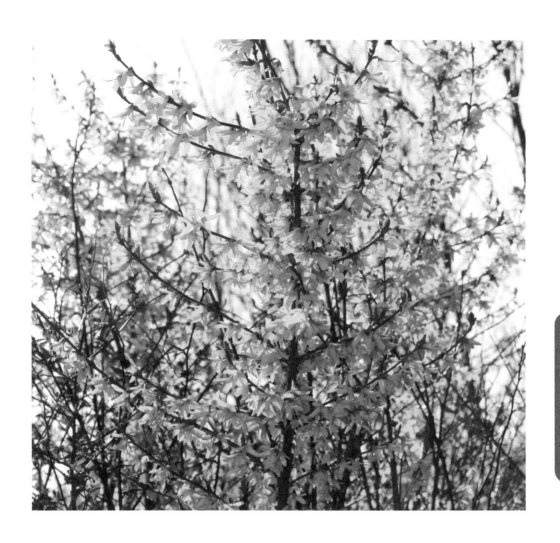

【植物形态】 落叶灌木，高 2 ~ 4 米。枝开展或伸长，常着地生根，小枝梢呈四
棱形。单叶对生，或成为 3 小叶。果实长卵形至卵形，稍扁，两面
各有 1 条纵沟。

【生境分布】 多丛生于山野荒坡间。分布在辽宁、河北、河南、山东、江苏、湖北、
江西、云南、山西、陕西、甘肃等地。

【采集加工】 果实初熟或熟透时采收。初熟的果实采下后，蒸熟，晒干，尚带绿色，
称为青翘；熟透的果实采下后晒干，除去种子及杂质，称为老翘。筛
去种子作翘心用。晒干，生用。

马鞭草

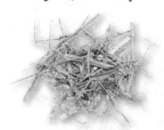

别　名：铁马鞭、紫顶龙芽草、野荆芥

拉丁名：Verbenae Herba

来　源：为马鞭草科马鞭草属植物马鞭草的干燥全草。

【**药材性状**】茎呈方柱形，多分枝，四面有纵沟，长0.5～1厘米；表面绿褐色，粗糙；质硬而脆，断面有髓或中空。叶对生，多皱缩破碎，绿褐色，具毛，完整者展平后叶片3深裂，边缘有锯齿。穗状花序细长，小花排列紧密。无臭，味苦。

【**性味归经**】性凉，味苦。归肝、脾经。

【**功效主治**】清热解毒、活血散瘀、利水消肿。主治外感发热、湿热黄疸。

【**用法用量**】内服：煎服，25～50克；鲜品捣汁50～100克；研末入丸、散。

【**用药禁忌**】孕妇慎服。

验方精选

①**治伤风感冒、流感：**鲜马鞭草75克，羌活25克，青蒿50克，上药煎汤两小碗，一日2次分服，连服2～3天。咽喉痛加鲜桔梗25克。

②**治鼓胀烦渴、身干黑瘦：**马鞭草细锉，曝干，勿见火，以酒或水同煮，至味出，去滓，温服。

③**治痢疾：**马鞭草100克，土牛膝25克，将两药洗净，水煎服。每天1剂，一般服2～5剂。

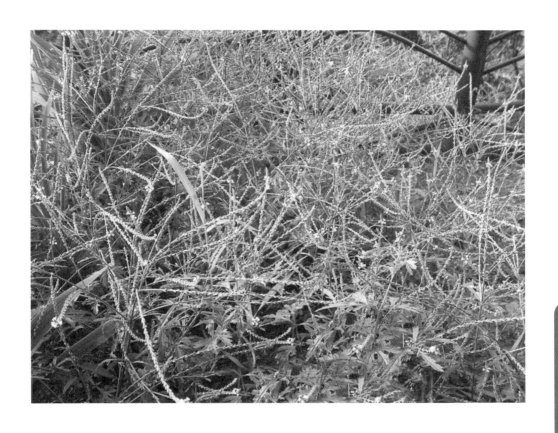

【植物形态】多年生草本，高达 1 米以上。茎四方形，节及枝上有硬毛。叶对生，叶片卵圆形、倒卵形至长圆状披针形，基生叶的边缘通常有粗锯齿及缺刻，茎生叶多为 3 深裂。

【生境分布】生长于山坡、路边、溪旁或林边。分布在山西、江苏、浙江、安徽、福建、江西、陕西、甘肃、新疆等地。

【采集加工】7 ～ 10 月花开放时采收，晒干。

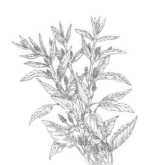

木鳖子

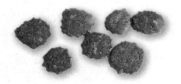

别　名： 木蟹、土木鳖、壳木鳖、漏苓子、
地桐子、藤桐子、木鳖瓜

拉丁名： Momordicae Semen

来　源： 为葫芦科苦瓜属植物木鳖子的干
燥成熟种子。

【药材性状】种子呈扁平圆板状，中间稍隆起或微凹下，直径2～4厘米，厚约5
毫米。表面灰棕色至棕褐色，有凹陷的网状花纹，在边缘较大的一个
齿状凸起上有浅黄色种脐。外种皮质硬而脆，内种皮甚薄，灰绿色，
绒毛样。子叶2片，黄白色，富油性。有特殊的油腻气，味苦。

【性味归经】性凉，味苦。归肝、脾经。

【功效主治】消肿散结、攻毒疗疮。主治痈肿、疔疮、无名肿毒等。

【用法用量】内服：煎服，0.6～1.2克；多入丸、散。外用：研末调醋敷。

【用药禁忌】孕妇及体虚者忌服。

验方精选

①**治两耳卒肿、热痛：** 木鳖子仁50克，研如膏，赤小豆末、川大黄末25克，
将所有药同研均匀，以水、生油旋调涂之。

②**治小儿丹瘤：** 鲜木鳖子（去壳）适量，研如泥，以淡醋调敷之，一日
3～5次。

③**治肠风泻血：** 木鳖子不拘多少，桑柴烧过，微存性，用瓷器收之，候冷碾为
末，每次服5克，用煨葱白酒调下，空腹服。

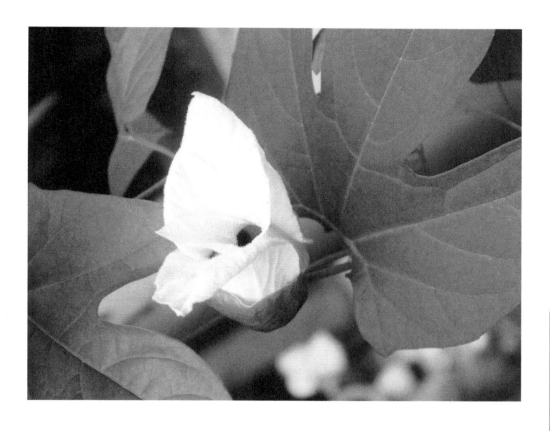

【**植物形态**】多年生草质藤本，具膨大的块状根。茎有纵棱；卷须粗壮，与叶对生，不分枝。叶互生，三角形，通常3浅裂或深裂，裂片略呈卵形。

【**生境分布**】生长于海拔450～1,100米的山沟、林缘和路旁。分布在浙江、安徽、福建、江西、湖南、广西、广东、四川、贵州、云南、西藏和台湾。

【**采集加工**】9～11月采集果实，沤烂果肉，洗净种子，晒干备用。

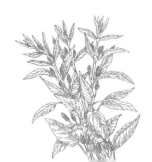

胖大海

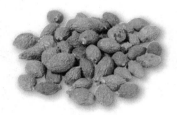

别　名： 安南子、大洞果、大海、大海榄

拉丁名： Sterculiae Lychnophorae Semen

来　源： 为梧桐科苹婆属植物胖大海的干燥
成熟种子。

【**药材性状**】干燥种子呈椭圆形，状似橄榄，先端钝圆，基部略尖。表面棕色至
暗棕色，微有光泽，具细密的不规则皱纹，基部具浅色的圆形种脐。
外种皮质轻而疏松，易剥落，遇水膨大成海绵状块。内种皮红棕色至
棕黑色，先端有一黄白色的圆斑。剥去内种皮后，胚乳肥厚，成 2 片，
暗棕色或灰棕色。子叶 2 片，紧贴于胚乳，菲薄而大。气微，味淡，
久嚼有黏性。

【**性味归经**】性寒，味甘。归肺、大肠经。

【**功效主治**】清热润肺、利咽解毒。主治干咳无痰、喉痛、音哑、骨蒸内热等。

【**用法用量**】内服：煎服，7.5 ~ 15 克；泡茶。

【**用药禁忌**】脾胃虚寒泄泻者慎服。

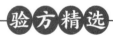

①治干咳失音、咽喉燥痛、牙龈肿痛：胖大海 5 枚，甘草 5 克，炖茶饮服，
老幼者可加入冰糖少许。

②治大便出血：胖大海数枚，开水泡发，去核，加冰糖调服。

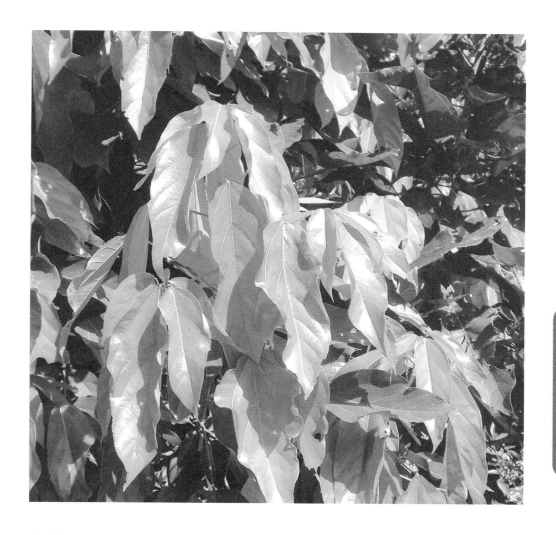

【植物形态】落叶乔木。单叶互生，叶片革质，卵形或椭圆状披针形，通常3裂，
　　　　　　全缘。蓇葖果着生于果梗，呈船形。种子棱形或倒卵形，深褐色。

【生境分布】生长于热带地区。海南、广西有引种。

【采集加工】4～6月，由开裂的果实上采取成熟的种子，晒干。

山豆根

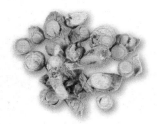

別　名：广豆根、苦豆根、山大豆根

拉丁名：Sophorae Tonkinensis Radix Et Rhizoma

来　源：为豆科槐树属植物越南槐的干燥根及根茎。

【药材性状】根茎呈不规则的结节状，顶端常残茎基，其下着生根数条。根呈长圆柱形，常有分枝，长短不等；表面棕色至棕褐色，有不规则的纵皱纹及突起的横向皮孔。质坚硬，难折断，断面皮部浅棕色，木部淡黄色。微有豆腥气，味极苦。

【性味归经】性寒，味苦。归肺、胃经。

【功效主治】清热解毒、消肿利咽。主治火毒蕴结、咽喉肿痛、齿龈肿痛。

【用法用量】内服：煎服，15～25克；磨汁用。外用：煎水含漱或捣敷。

【用药禁忌】过量服用易致呕吐、腹泻、胸闷等，需注意用量。

验方精选

①治小儿口疮：山豆根、大黄各50克，人中白、青黛、儿茶各30克，朱砂10克，冰片3克，共研为细末，储瓶内高压消毒，用时以3%硼酸溶液清洁口腔，取2%甲紫溶液调上药呈糊状，每日3～5次擦患处。

②治疗热毒肿痛、积热咽肿：山豆根9克，射干、眼花、板蓝根各6克，水煎服。亦可单用山豆根煎服并含漱。

③治白血病合并出血：黄芪、生山药、白花蛇舌草、旱莲草各30克，麦冬、天冬、山豆根、地榆、藕节、元参各15克，女贞子12克，水煎服，每日1剂，分2次服。

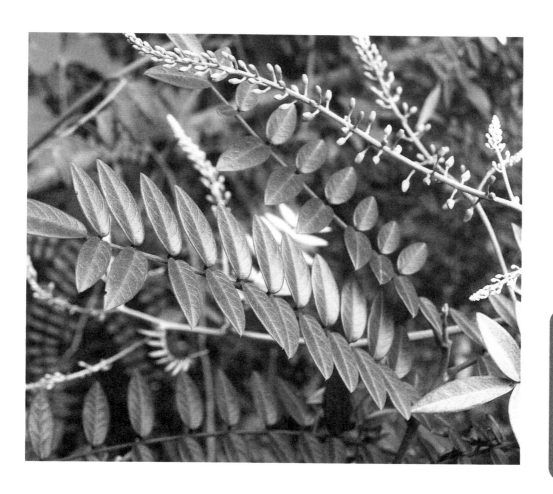

【植物形态】小灌木。老茎秃净，新枝密被短柔软毛。奇数羽状复叶互生。总
　　　　　状花序，花冠蝶形，黄白色。子房圆柱形。荚果串珠状不开裂。

【生境分布】生长于石山脚下或岩缝中。分布在广西、江西、湖北、甘肃、河南等地。

【采集加工】秋季采挖，除去杂质，晒干。

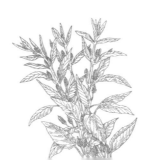

山芝麻

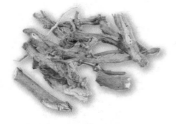

别　名： 岗油麻、岗脂麻、山油麻、田油麻、仙桃草、野芝麻、狗屎树

拉丁名： Radix Helicteris

来　源： 为梧桐科山芝麻属植物山芝麻的干燥根或全株。

【**药材性状**】根呈圆柱形，略扭曲，头部常带有结节状的茎枝残基。表面灰黄色至灰褐色，间有坚韧的侧根或侧根痕，栓皮粗糙，有纵斜裂纹，老根栓皮易片状剥落。质坚硬，断面皮部较厚，暗棕色或灰黄色，强纤维性，易与木部剥离并撕裂；木部黄白色，具微密放射状纹理。气微香，味苦、微涩。

【**性味归经**】性寒，味苦、微甘，有小毒。归胃经。

【**功效主治**】解表清热、消肿解毒。主治感冒、咳嗽、肺痨、咽喉肿痛等。

【**用法用量**】内服：煎服，9 ~ 15 克，鲜品 30 ~ 60 克。外用：鲜品捣敷。

【**用药禁忌**】孕妇及体弱者忌服。

验方精选

①治外感痧气、阳黄疸、热疟：山芝麻、古羊藤根、两面针等量，共磨粉，每次服 5 克，开水送下，日服 3 次。

②治痢疾：鲜山芝麻 50 克，酌加水煎，日服 2 次。

③治风湿痛：山芝麻根 50 克，黄酒 200 毫升，酌加水煎服。

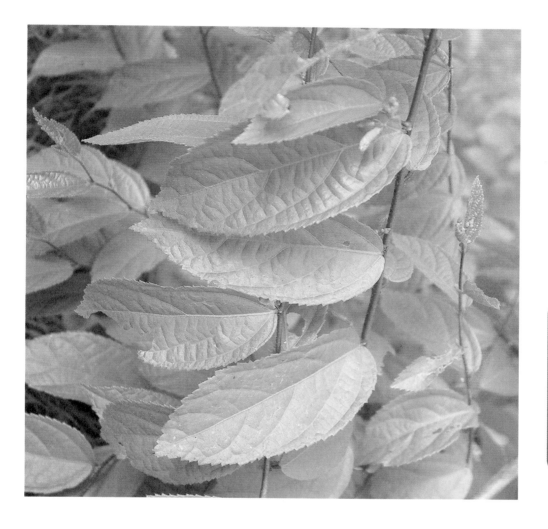

【植物形态】灌木，高达1米。小枝被灰绿色短柔毛。叶互生，叶柄长5～7毫米，被星状短柔毛；叶片狭长圆形或条状披针形，长3.5～5厘米。

【生境分布】生长于山坡、路旁及丘陵地。分布在福建、江西、湖南、广东、广西、海南、云南、台湾等地。

【采集加工】9～10月采收，切段，晒干。

土牛膝

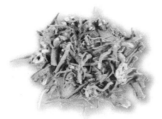

别　名： 杜牛膝

拉丁名： Radix Et Rhizoma Achyranthis Asperae

来　源： 为苋科牛膝属植物土牛膝的干燥根和根茎。

【**药材性状**】根茎呈圆柱状，长 1 ~ 3 厘米，直径 5 ~ 10 毫米，灰棕色，上端有茎基残留，周围着生多数粗细不一的根。根长圆柱形，略弯曲，长约 15 厘米以下，直径可达 4 毫米，表面淡灰棕色，有细密的纵皱纹。质稍柔软，干透后易折断，断面黄棕色，可见成圈状散列的维管束。气微，味微甜。

【**性味归经**】性寒，味甘、微苦、微酸。归肝、肺经。

【**功效主治**】活血祛瘀、泻火解毒、利尿通淋。主治闭经、跌打损伤、风湿性关节炎、痢疾、白喉、咽喉肿痛、疮痈、淋证、水肿。

【**用法用量**】内服：煎服，9 ~ 15 克，鲜品 30 ~ 60 克。外用：捣敷，捣汁滴耳或研末吹喉。

【**用药禁忌**】孕妇勿服，易破血坠胎。

验方精选

①治男妇诸淋、小便不通：土牛膝连叶，以酒煎，连服数次，治血淋效果特别好。

②治血滞经闭：鲜土牛膝 100 克，马鞭草鲜全草 50 克，水煎，调酒服。

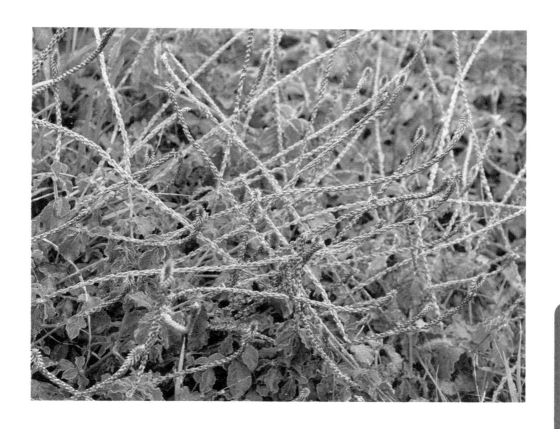

【植物形态】多年生草本。根圆柱形。茎直立，四方形，具棱。叶对生，叶片披针形或狭披针形，先端及基部均渐尖。穗状花序腋生或顶生，花多数；花被绿色。胞果长卵形，黄褐色，光滑。种子长圆形，黄褐色。

【生境分布】生长于海拔 200 ～ 1,750 米的山坡、林下、平原、丘陵、路边、田埂、宅旁。我国除东北与内蒙古外，其他地区均有分布。

【采集加工】冬、春两季间或秋季采挖，除去茎叶及须根，洗净，晒干或用硫黄熏后晒干。

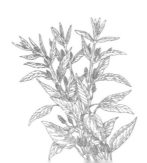

野菊花

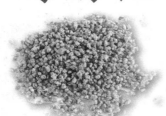

别　名： 黄菊花、山菊花、苦薏

拉丁名： Chrysanthemi Indici Flos

来　源： 为菊科菊属植物野菊的干燥头状花序。

【**药材性状**】干燥的头状花序呈扁球形，直径0.5～1厘米，外层为15～20个舌状花，雌性，淡黄色，皱缩卷曲；中央为管状花，两性，长3～4毫米，黄色，顶端5裂，子房棕黄色，不具冠毛；底部有总苞，由20～25枚苞片组成，作覆瓦状排列成4层，苞片卵形或披针形，枯黄色，边缘膜质。各花均着生于半球状的花托上。体轻，气芳香。味苦，继之有清凉感。

【**性味归经**】性微寒，味苦。归肝、肺经。

【**功效主治**】疏风清热、消肿解毒。主治风热感冒、肺炎、白喉、湿疹等。

【**用法用量**】内服：煎服，10～20克，鲜品30～60克。外用：捣敷，煎水漱口或淋洗。

【**用药禁忌**】脾胃虚寒者慎服。

验方精选

①治疔疮：野菊花和黄糖捣烂贴患处，如生于发际，则加梅片、生地龙同敷。

②治一切痈疽脓疡，耳鼻咽喉口腔诸阳证脓肿：野菊花、蒲公英各80克，紫花地丁、连翘、石斛各50克，水煎，一日3次。

③治夏令热疖及皮肤湿疮溃烂：用野菊花或野菊花茎叶煎浓汤洗涤，并以药棉或纱布浸药汤掩敷，一日数回。

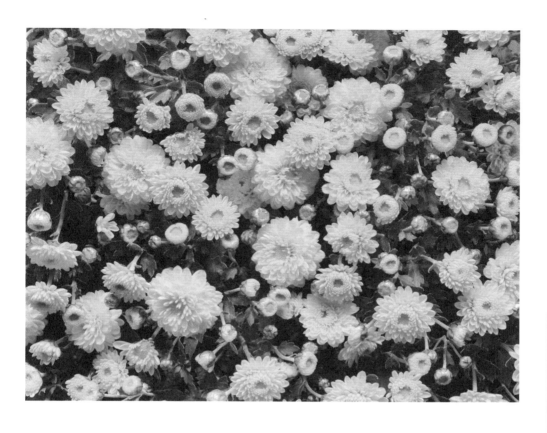

【**植物形态**】多年生草本，头状花序小，多数，在茎顶排成伞房状，总苞片约5层，
边缘白色或褐色膜质，外围是黄色舌状花。瘦果。

【**生境分布**】生长于山坡草地、灌丛、河边水湿地、滨海盐渍地、田边及路旁。
全国大部分地区均有分布。

【**采集加工**】秋季花盛开时采收，晒干或烘干。

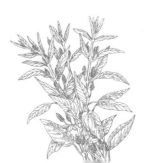

鱼腥草

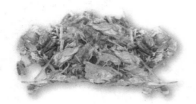

别　名： 臭菜、侧耳根、臭根草、臭灵丹
拉丁名： Houttuyniae Herba
来　源： 为三白草科蕺菜属植物蕺菜的干燥地上部分。

【药材性状】茎呈扁圆柱形，扭曲，长 20 ~ 35 厘米，直径 0.2 ~ 0.3 厘米，表面棕黄色，具纵棱数条，节明显；下部节上有残存须根；质脆，易折断。叶互生，叶片卷折皱缩，展平后呈心形；先端渐尖，全缘；上表面暗黄绿色至暗棕色，下表面灰绿色或灰棕色；叶柄细长，基部与托叶合生成鞘状。穗状花序顶生，黄棕色。搓碎有鱼腥味，味微涩。

【性味归经】性微寒，味辛。归肺经。

【功效主治】清热解毒、消痈排脓、利尿通淋。主治肺炎、肺脓肿、热痢、疟疾、水肿、淋证、白带异常、痈肿、痔疮、脱肛、湿疹等。

【用法用量】内服：煎服，15 ~ 25 克，鲜品 50 ~ 100 克；捣汁调服。外用：煎水熏洗或捣敷。

【用药禁忌】虚寒证及阴性外病者忌服。鱼腥草不宜久煎。

验方精选

①治肺痈，症见吐脓、吐血：鱼腥草、天花粉、侧柏叶各等份，煎汤服之。

②治病毒性肺炎、支气管炎、感冒：鱼腥草、厚朴、连翘各 15 克，研末；桑枝 50 克，煎水冲服药末。

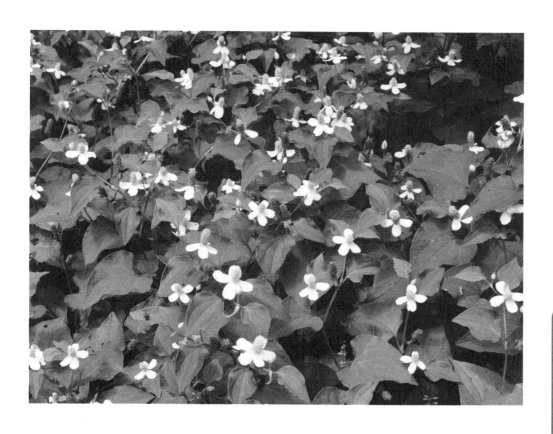

【植物形态】多年生草本，高 15 ~ 50 厘米，有腥臭气。茎下部伏地，节上生根，
　　　　　　无毛或被疏毛；上部直立。叶互生，心形或宽卵形，长 3 ~ 8 厘米，
　　　　　　宽 4 ~ 6 厘米，先端渐尖，基部心形，全缘，有细腺点；下面紫红色，
　　　　　　两面脉上被柔毛；叶柄长 1 ~ 4 厘米，被疏毛；托叶膜质，条形，
　　　　　　长约 2.5 厘米，基部抱茎。

【生境分布】生长于阴湿地或水边。分布在西北、华北、华中及长江以南各地。

【采集加工】夏季茎叶茂盛、花穗多时采收，将全草连根拔起，洗净晒干。

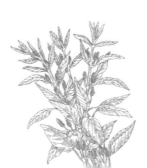

蚤休

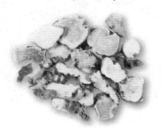

别　名：重台根、重台草、灯台七

拉丁名：Rhizoma Paridis

来　源：为百合科重楼属植物七叶一枝花的干燥根茎。

【药材性状】根茎类圆柱形，多平直，直径 1 ~ 2.5 厘米。

【性味归经】性微寒，味苦，有小毒。归肝经。

【功效主治】清热解毒、消肿止痛、息风定惊。主治痈肿、疔疮、喉痹、慢性气管炎、淋巴结结核、小儿惊风抽搐、蛇虫咬伤。

【用法用量】内服：煎服，5 ~ 15 克；磨汁、捣汁或入散剂。外用：捣敷或研末调涂。

【用药禁忌】有小毒，用量不宜过大。孕妇忌服。

验方精选

①治风毒暴肿：蚤休、木鳖子（去壳）、半夏各 50 克，所有药捣细为散，以酽醋调涂之。

②治妇人奶结、乳汁不通，小儿吹乳：蚤休 15 克，水煎，点水酒服。

③治耳内生疮、热痛：蚤休适量，醋磨涂患处。

④治喉痹：蚤休根茎 1 克，研粉吞服。

⑤治小儿抽风、手足搐搦：蚤休适量，研为末，每次服 2.5 克，冷开水调下。

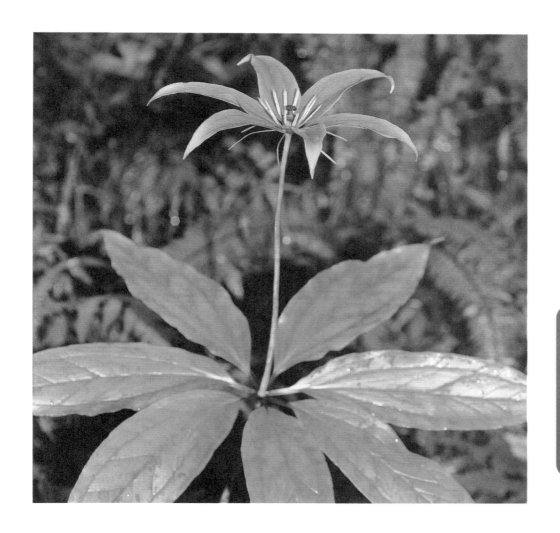

【植物形态】多年生草本，高 35 ～ 100 厘米，无毛；根状茎粗厚，外面棕褐色，密生多数环节和许多须根。茎通常带紫红色。叶 7 ～ 10 枚，矩圆形、椭圆形或倒卵状披针形，轮生茎顶。花梗从茎顶抽出，顶端着生 1 花，花被 2 轮，外轮被片 4 ～ 6 枚，绿色；内轮花被与外轮花被同数，黄绿色。蒴果球形，紫色。

【生境分布】生长于林下。分布在四川、贵州、云南等地。

【采集加工】移栽 3 ～ 5 年后，在 9 ～ 10 月倒苗时挖起根茎，晒或炕干后撞去粗皮、须根。

紫花地丁

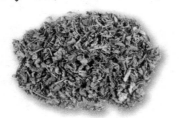

别　　名：地丁、紫地丁、兔耳草、宝刷草

拉丁名：Violae Herba

来　　源：为堇菜科堇菜属植物紫花地丁的干燥全草。

【药材性状】多皱缩成团。主根长圆锥形，直径 1 ~ 3 毫米；淡黄棕色，有细纵皱纹。叶丛生，灰绿色，展平后叶片呈披针形或卵状披针形。花茎纤细；花瓣 5 片，紫堇色或淡棕色；花距细管状。蒴果椭圆形或三裂，种子多数，淡棕色。气微，味微苦而稍黏。

【性味归经】性寒，味苦、辛。归心、肝经。

【功效主治】清热解毒、凉血消肿、消痈散结。主治疔疮肿毒、痈疽发背等。

【用法用量】内服：煎服，15 ~ 30 克。外用：鲜品适量，捣烂敷患处。

【用药禁忌】体质虚寒者忌服。

验方精选

①治黄疸内热：紫花地丁研末，每次服 15 克，酒送下。

②治痈疽恶疮：紫花地丁（连根）、苍耳叶各等份，捣烂，加酒一杯，搅汁服下。

③治痈疽发背：将三伏天收取的紫花地丁捣碎，和白面，放醋中泡一夜，贴疮上，极有效。

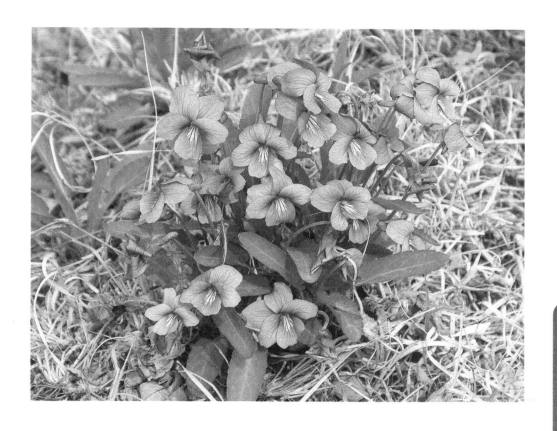

【**植物形态**】多年生草本，高 7 ~ 14 厘米，无地上茎，根状茎短，垂直，淡褐色，
节密生。主根较粗，有数条细根。叶多数，基生，莲座状；叶片下部
通常较小。花中等大，紫堇色或淡紫色，花梗中部附近有 2 枚线形
小苞片；距细管状，长 4 ~ 8 毫米，末端圆。蒴果长圆形。

【**生境分布**】生长于路边、林缘、草地。分布在辽宁、河北、河南、山东、陕西、
山西、江苏、安徽、浙江、江西、湖北、湖南、福建等地。

【**采集加工**】春、秋二季采收，除去杂质，晒干。

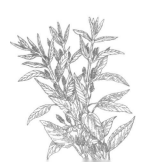

清热燥湿药

白鲜皮

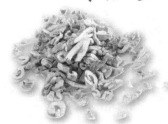

别　名： 白藓皮、八股牛、山牡丹

拉丁名： Dictamni Cortex

来　源： 为芸香科白鲜属植物白鲜的干燥根皮。

【**药材性状**】根皮呈卷筒状，长5 ~ 15厘米，直径1 ~ 2厘米，厚0.2 ~ 0.5厘米。外表面灰白色或淡灰黄色，具细纵皱纹及细根痕，常有凸起的颗粒状小点；内表面类白色，有细纵纹。质脆，折断时有粉尘飞扬，断面不平坦，略呈层片状，剥去外层，迎光可见闪烁的小亮点。有羊膻气，味微苦。

【**性味归经**】性寒，味苦、咸。归脾、胃经。

【**功效主治**】清热燥湿、祛风止痒、解毒。主治风热湿毒所致的风疹、湿疹、疥癣、黄疸等。

【**用法用量**】内服：煎服，6 ~ 15克；入丸、散。外用：煎水洗；研末敷或捣敷。

【**用药禁忌**】脾胃虚寒证忌服。

验方精选

①**治肺藏风热，毒气攻皮肤瘙痒，胸膈不利，时发烦躁：** 白鲜皮、防风（去叉）、人参、知母（焙）、沙参各50克，黄芩（去黑心）1.5克，以上六味捣为散，每次服10克，以水煎，温服，饭后和晚睡前服。

②**治病黄：** 白鲜皮、茵陈蒿各等份，加适量水，煎服，每日服2次。

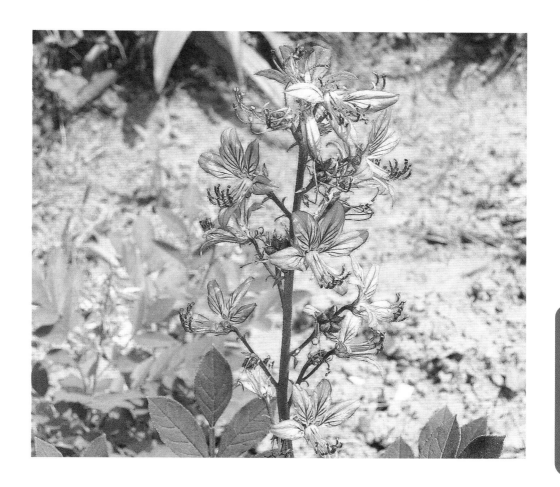

【植物形态】 多年生草本，基部木质，高达1米。全株有特异的香味。根肉质，
多侧根，外皮黄白至黄褐色。奇数羽状复叶互生；叶轴有狭翼，无
叶柄；小叶9～13枚，叶片卵形至椭圆形，长3.5～9厘米，宽2～4
厘米，先端锐尖，基部楔形，边缘具细锯齿。总状花序长可达30厘米，
花瓣白带淡紫红色或粉红带深紫红色脉纹，倒披针形。萼片及花瓣
均密生透明油点。成熟蓇葖果沿腹缝线开裂为5个分果瓣。

【生境分布】 生长于土坡及灌木丛中。分布在黑龙江、吉林、辽宁、内蒙古、河北、
山东、河南、江苏等地。

【采集加工】 春、秋二季采挖。南方于立夏后采挖，去除须根及粗皮，趁鲜时纵
向剖开，抽去木心，晒干。

黄芩

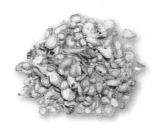

别　名： 山茶根、土金茶根

拉丁名： Scutellariae Radix

来　源： 为唇形科黄芩属植物黄芩的干燥根。

【药材性状】 呈圆锥形，扭曲，长 8 ~ 25 厘米，直径 1 ~ 3 厘米。表面棕黄色或深黄色，有稀疏的疣状细根痕，上部较粗糙，有扭曲的纵皱纹或不规则的网纹，下部有顺纹和细皱。质硬而脆，易折断，断面黄色，中间红棕色；老根中间呈暗棕色或棕黑色，枯朽状或已成空洞。气微，味苦。

【性味归经】 性寒，味苦。归肺、胆、胃、大肠经。

【功效主治】 泻实火、除湿热、止血、安胎。主治壮热烦渴、肺热咳嗽、湿热泻痢、黄疸、热淋、目赤肿痛等。

【用法用量】 内服：煎服，5 ~ 15 克；入丸、散。外用：煎水洗或研末撒。

【用药禁忌】 脾肺虚热者忌用。恶葱。

验方精选

①泻肺火，降膈上热痰：黄芩片炒干，研为末，调成糊，蒸饼，做成如梧桐子大小的丸，每次服 50 丸。

②治少阳头痛及太阳头痛，不拘偏正：黄芩片适量，酒浸透，晒干研为末，每次服 5 克，以茶或酒调下。

③治太阳与少阳合病：黄芩 150 克，芍药 100 克，甘草 100 克（炙），大枣 12 枚（擘），上四味加适量水，煮后去滓。白天温服 1 升，夜里再服 1 升。

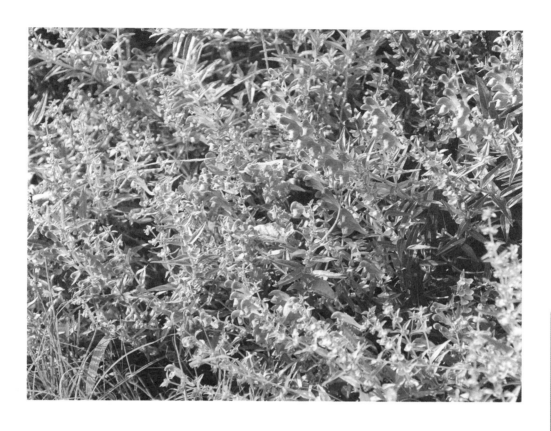

【**植物形态**】多年生草本，主根粗壮，基部多分枝。叶对生披针形。总状花序顶生，花冠蓝紫色或紫红色。小坚果卵球形，黑褐色，具瘤。

【**生境分布**】生长于向阳草地、山坡及荒地。分布在黑龙江、吉林、辽宁、河北、河南、山东、四川、云南、山西、陕西、甘肃、内蒙古等地。

【**采集加工**】春、秋二季采挖，将根挖出后除去茎苗、须根及泥土，晒至半干时撞去栓皮，再晒至全干。生用、酒炒或炒炭用。

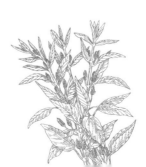

苦参

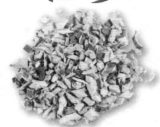

別　名：地槐、好汉枝、山槐子、野槐
拉丁名：Sophorae Flavescentis Radix
来　源：为豆科槐属植物苦参的干燥根。

【药材性状】根呈长圆柱形，下部常分枝，长 10 ～ 30 厘米，直径 1 ～ 2.5 厘米。表面棕黄色至灰棕色，具纵皱纹及横生皮孔。栓皮薄，常破裂反卷，易剥落，露出黄色内皮。质硬，不易折断，折断面纤维性；切片厚 3 ～ 6 毫米，切面黄白色，具放射状纹理及裂隙，有的可见同心性环纹。气微，味极苦。

【性味归经】性寒，味苦。归心、肝、胃、大肠、膀胱经。

【功效主治】清热燥湿、祛风杀虫。主治湿热泻痢、肠风便血、黄疸、小便不利、水肿、带下、阴痒、皮肤瘙痒等。

【用法用量】内服：煎服，3 ～ 10 克；入丸、散。外用：煎水熏洗；研末敷。

【用药禁忌】脾胃虚寒者忌服。反藜芦。

验方精选

①治血痢不止：苦参炒焦研为末，和水做成如梧桐子大小的丸，每次服 15 丸，以米汤送下。

②治痔漏出血、肠风下血、酒毒下血：苦参 500 克（切片，酒浸湿，蒸晒九次为度，炒黄研为末，净），地黄 200 克（酒浸一宿，蒸熟，捣烂），加蜂蜜和为丸，每次服 10 克，白开水或酒送下，每日服 2 次。

③治赤白带下：苦参 100 克，牡蛎 75 克，研为末，以猪肚 1 个、水 3 碗煮烂，捣泥和成如梧桐子大小的丸，每次服 10 丸，温酒送下。

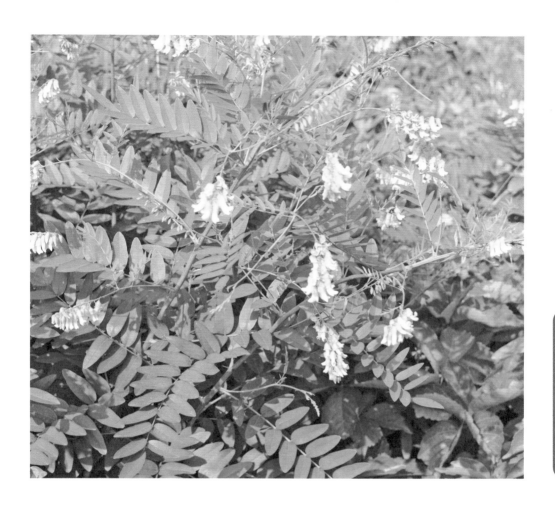

【**植物形态**】落叶半灌木。根圆柱状，外皮黄白色。奇数羽状复叶，叶片披针形
　　　　　　　至线状披针形，托叶线形。总状花序顶生。荚果线形。种子近球形，
　　　　　　　黑色。

【**生境分布**】生长于沙地或向阳山坡草丛及溪沟。全国各地均有分布。

【**采集加工**】9 ~ 10 月挖取全株，用刀分割成单根，晒干或烘干。

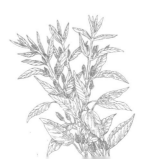

龙胆

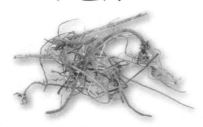

别　名： 胆草、水龙胆、山龙胆草

拉丁名： Gentianae Radix Et Rhizoma

来　源： 为龙胆科龙胆属植物龙胆的干燥根和根茎。

【**药材性状**】根茎呈不规则的块状，长 1 ~ 3 厘米，直径 0.3 ~ 1 厘米；表面暗灰棕色或深棕色，上端有茎痕或残留茎基，周围和下端着生多数细长的根。根圆柱形，略扭曲，长 10 ~ 20 厘米，直径 0.2 ~ 0.5 厘米；表面淡黄色或黄棕色，上部多有显著的横皱纹，下部较细，有纵皱纹及支根痕。质脆，易折断，断面略平坦，皮部黄白色或淡黄棕色，木部色较浅，呈点状环列。气微，味甚苦。

【**性味归经**】性寒，味苦。归肝、胆、膀胱经。

【**功效主治**】清肝胆实火、泻下焦湿热。主治头胀头痛、目赤肿痛、湿热黄疸、小便淋痛、阴肿、阴痒、带下等。

【**用法用量**】内服：煎服，3 ~ 6 克；入丸、散。外用：煎水洗或研末调擦。

【**用药禁忌**】脾胃虚弱及无湿热实火者忌服。

验方精选

①**治伤寒发狂：** 龙胆研为末，加入鸡子清、白蜜，化凉水服，每次服 10 克。

②**治肝胆经实火湿热，胁痛耳聋，胆溢口苦：** 龙胆草（酒炒）、黄芩（炒）、栀子（酒炒）、泽泻、木通、车前子、当归（酒洗）、生地黄（酒炒）、柴胡、甘草（生用）各等份，水煎服。

③**治雀盲，夜不见物：** 龙胆草、黄连各 50 克，二味均研为细末，饭后用热羊肝蘸药末服。

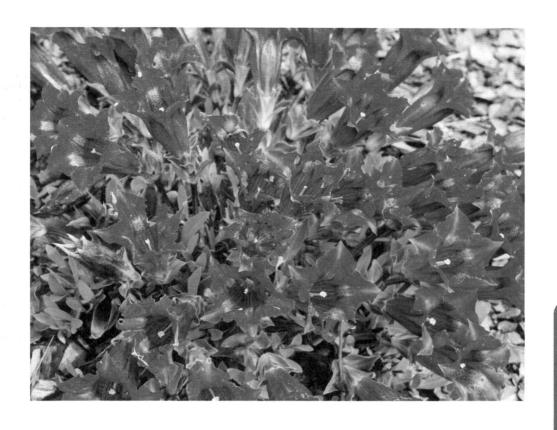

【植物形态】多年生草本，高 30 ~ 60 厘米。根茎短。花枝单生，直立，黄绿
　　　　　色或紫红色，中空，近圆形，具条棱。枝下部叶膜质，淡紫红色，
　　　　　鳞片形，中、上部叶近革质，无柄，卵形或卵状披针形至线状披针形。
　　　　　花多数，簇生枝顶和叶腋，花冠蓝紫色，蒴果宽椭圆形，种子边
　　　　　缘有翅。

【生境分布】生长于海拔 200 ~ 1,700 米的山坡草地、路边、河滩灌木丛中以及
　　　　　林下草甸。分布在东北、华东、中南及河北、内蒙古、陕西、新疆等地。

【采集加工】9 ~ 10 月采收，切段，晒干。

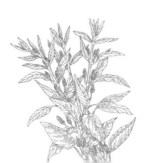

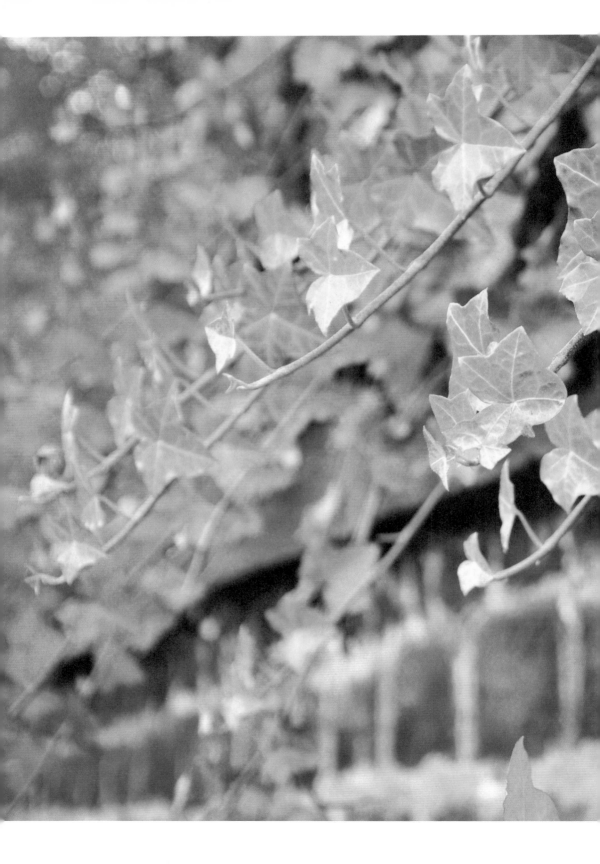

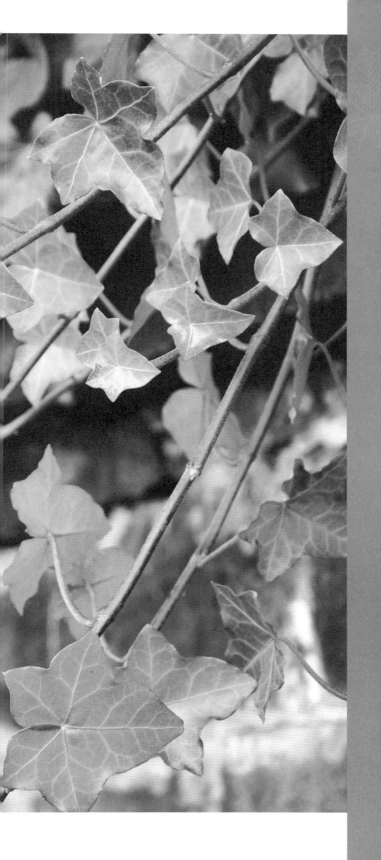

第三章

祛风湿类

祛风湿散寒药

川乌头

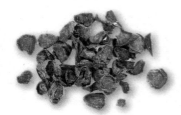

别　名：川乌、乌喙、奚毒、即子、鸡毒、毒公、耿子、乌头

拉丁名：Aconiti Radix

来　源：为毛茛科乌头属植物乌头（栽培品）的干燥母根。

【**药材性状**】母根为不规则圆锥形，稍弯曲，顶端常有残茎，中部多向一侧膨大，长 2 ~ 7.5 厘米，直径 1.2 ~ 2.5 厘米。表面棕褐色或灰棕色，皱缩，有小瘤状侧根及子根痕。质坚实，断面类白色或浅灰黄色，形成层环呈多角形。气微，味辛辣、麻舌。

【**性味归经**】性热，味辛、苦，有大毒。归心、肝、脾、肾经。

【**功效主治**】祛风除湿、温经、散寒止痛。主治风寒湿痹、肢体麻木、半身不遂、头风头痛、心腹冷痛等。

【**用法用量**】内服：煎服，3 ~ 9 克；或研末，1 ~ 2 克。

【**用药禁忌**】阴虚阳盛、热证疼痛及孕妇忌服。

验方精选

①**治偏正头痛：**川乌、天南星各等份，研为末，葱白连须捣烂调末，贴于痛处。

②**治风寒湿痹、麻木不仁：**生川乌头，去皮、尖，研为末。取香熟白米半碗、川乌头药末 20 克，用慢火熬熟，稀薄不稠，下少许姜汁、3 大匙蜂蜜，搅匀，空腹饮之，温时服最佳。如是中湿，则再加薏苡仁末 10 克，米加至一中碗。

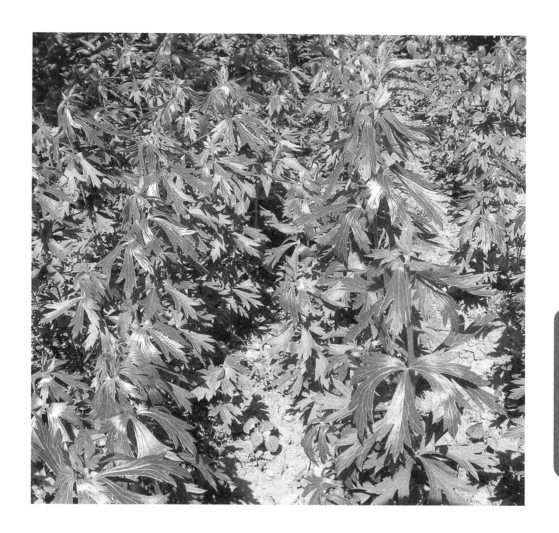

【植物形态】多年生草本。块根倒圆锥形。茎直立。叶互生，叶片薄革质或纸质，五角形，基部浅心形三裂近基部，中央全裂片宽菱形，近羽状分裂，二回裂片约2对，斜三角形，侧全裂片不等二深裂。总状花序顶生，萼片蓝紫色，外面被短柔毛，花瓣无毛。种子三棱形。

【生境分布】生长于山地草坡或灌木丛。分布在四川、陕西等地。

【采集加工】6月下旬至8月上旬采挖，除去地上部分茎叶，摘下子根（附子），取母根（川乌头），晒干。

海桐皮

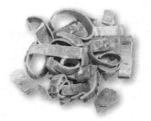

别　名：钉桐皮、鼓桐皮、丁皮、刺桐皮、
　　　　刺通、接骨药

拉丁名：Cortex Erythrinae Seu
　　　　Kalopanacis

来　源：为豆科刺桐属植物刺桐的树皮或
　　　　根皮。

【药材性状】呈半筒状或板片状，长约 30 ～ 60 厘米，厚约 1 ～ 2 毫米，外表灰棕色或灰黑色，有稀疏纵裂纹及较密的黄色皮孔，边缘不整齐，微突起或平钝；皮上有大形钉刺，刺尖有时被磨去，可以剥落；基部圆形或长圆形而纵向延长；内表面黄棕色或红棕色，平滑，有细纵纹。质硬而韧，易纵裂，不易横断。断面黄白色或淡黄色，富纤维性。气微香，味苦。以皮张大、钉刺多者为佳。

【性味归经】性平，味苦。归肝经。

【功效主治】祛风湿、通经络、杀虫。主治风湿痹痛、痢疾、牙痛、疥癣。

【用法用量】内服：煎服，10 ～ 20 克。外用：煎水洗；浸酒擦；研末调敷。

【用药禁忌】血虚者不宜服，腰痛非风湿者不宜用。

验方精选

①**治风湿，两腿肿满疼重，百节拘挛痛：**海桐皮、防风、羌活、筒桂（去皮）、赤茯苓（去皮）、熟地黄、槟榔各 50 克，羚羊角屑、薏米各 100 克，上药均研为散，每次取 15 克，加适量水和 5 片生姜，同煎，去滓，温服。

②**治腰膝痛不可忍：**海桐皮、薏米各 100 克，牛膝、川芎、羌活、地骨皮、五加皮各 50 克，甘草 25 克，以上药均洗净，焙干，细锉；生地黄 500 克，切开，用药袋包裹；将全部药物放入无灰酒中浸泡，冬天浸 27 日，夏天浸 17 日，然后煮熟。空腹时饮一盏，每日早、午、晚各 1 次。

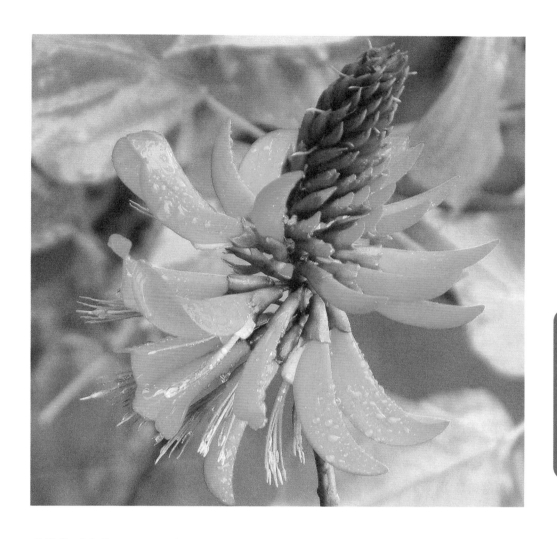

【**植物形态**】大乔木，高可达 20 米。树皮灰棕色，枝淡黄色至土黄色，密被灰色茸毛，具黑色圆锥状刺，二三年后即脱落。叶互生或簇生于枝顶。

【**生境分布**】生长于森林、灌丛或林缘路边。分布在广西、云南、福建、湖北等地。

【**采集加工**】栽后 8 年左右，即可剥取树皮，通常于 7 ~ 10 月进行。有剥取干皮、砍枝剥皮和挖根剥皮 3 种方法。剥后，刮去灰垢，晒干。

九里香

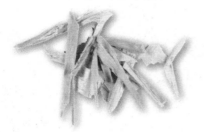

别　名： 石辣椒、九秋香、九树香、七里香、
千里香、万里香、过山香

拉丁名： Murrayae Folium Et Cacumen

来　源： 为芸香科九里香属植物九里香的
干燥叶和带叶嫩枝。

【药材性状】嫩枝呈圆柱形，直径1～5毫米。表面灰褐色，具纵皱纹。质坚韧，
不易折断，断面不平坦。羽状复叶有小叶3～9片，多已脱落；小
叶片呈倒卵形或近菱形，最宽部在中部以上，长约3厘米，宽约1.5
厘米；先端钝，急尖或凹入，基部略偏斜，全缘；黄绿色，薄革质，
上表面有透明腺点，小叶柄短或近无柄，下部有时被柔毛。气香，
味苦、辛，有麻舌感。

【性味归经】性温，味咸。归肝、脾、肾经。

【功效主治】行气活血、祛风除湿，并有麻醉镇痛作用。主治脘腹气痛、胃痛、
风湿痹痛、肿毒、疥疮、皮肤瘙痒、跌打肿痛、牙痛、虫蛇咬伤。

【用法用量】内服：煎服，6～12克；入散剂；泡酒饮。外用：捣敷或煎水洗。

【用药禁忌】阴虚火亢者忌用。

验方精选

①**治胃痛：** 九里香叶9克，煅瓦楞子30克，共研末，每次服3克，每日3次，
白开水调服。

②**治骨折、痈肿：** 九里香鲜叶或根捣烂，加鸡蛋清调敷患处。

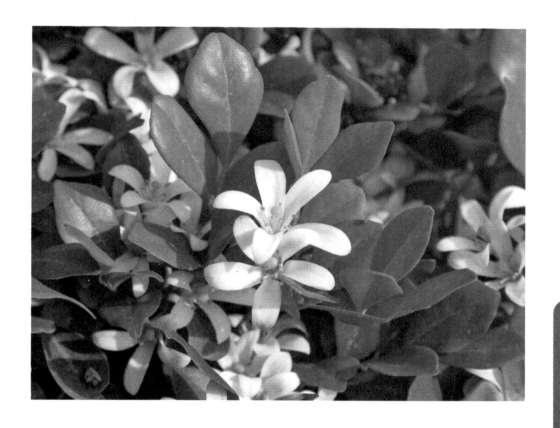

【植物形态】常绿灌木或小乔木，高可过 8 米。枝白灰或淡黄灰色，但当年生枝
　　　　　　绿色。奇数羽状复叶，小叶 3 ~ 7 片，倒卵形或倒卵状椭圆形，两
　　　　　　侧常不对称，长 1 ~ 6 厘米，宽 0.5 ~ 3 厘米，先端圆或钝，有时
　　　　　　微凹，基部短尖，一侧略偏斜，全缘。

【生境分布】生长于平地、缓坡、小丘的灌木丛中。分布在福建、广东、广西、
　　　　　　云南、台湾等地。

【采集加工】生长旺盛期结合摘心、整形修剪采叶，成林植株每年采收枝叶 1 ~ 2
　　　　　　次，晒干。

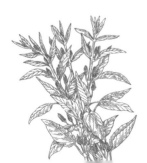

两面针

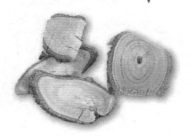

别 名：	上山虎、下山虎、金椒、两边针、鸟不踏、入地金牛
拉丁名：	Zanthoxyli Radix
来 源：	为芸香科花椒属植物两面针的干燥根。

【**药材性状**】为不规则块片或短段，长 2 ~ 20 厘米，厚 0.5 ~ 6（10）厘米。表面淡棕黄色或淡黄色，有鲜黄色或黄褐色类圆形皮孔样斑痕。切断面较光滑，皮部淡棕色，木部淡黄色，可见同心性环纹及密集的小孔。质坚硬。气微香，味辛辣麻舌而苦。

【**性味归经**】性平，味苦、辛，有小毒。归肝、胃经。

【**功效主治**】行气止痛、活血化瘀、祛风活络。主治风湿骨痛、喉痹、颈淋巴结结核、胃痛、牙痛、跌打损伤及汤火烫伤。

【**用法用量**】内服：煎服，5 ~ 10 克；研末或泡酒饮。外用：煎水洗；捣敷、酒磨涂或研末撒。

【**用药禁忌**】本品有小毒，不能服用过量，忌与酸味食物同服。孕妇忌服。

验方精选

①**治毒攻手足、疼痛顽麻**：两面针根 1,000 克（细锉），加水 10 升，煮沸 5 ~ 7 次，去滓、避风淋蘸。

②**治风湿骨痛**：两面针根皮 15 克，鸡蛋 1 只，水煎服。

③**治牙痛**：两面针干根 25 克，水煎服；或将根研成粉，每次取 2.5 克，水冲服。

④**治跌打损伤、风湿骨痛**：两面针根 50 克，泡酒 500 毫升，7 天后可服，每次服 5 ~ 10 毫升，一日 3 次。

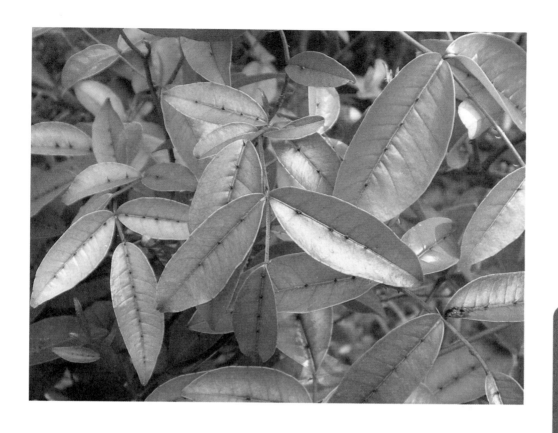

【**植物形态**】常绿木质藤本。茎枝、叶轴背面和小叶两面中脉上都有钩状皮刺。根黄色，味辛辣。羽状复叶互生，小叶对生，革质，卵形至卵状长圆形。伞房状圆锥花序腋生，花小，单性。果紫红色，干时硬而皱，有粗大腺点。种子近球形，黑色光亮。

【**生境分布**】野生于较干燥的山坡灌木丛中或疏林中、路旁。分布在广东、广西、云南、海南、湖南等地。

【**采集加工**】全年均可采挖，洗净，润透，切片或段，晒干。

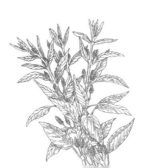

路路通

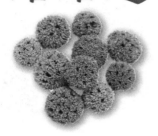

別　名：枫香果、九孔子、狼目

拉丁名：Liquidambaris Fructus

来　源：为金缕梅科枫香属植物枫香树的干燥成熟果实。

【药材性状】聚花果由多数小蒴果集合而成，呈球形，直径 2 ~ 3 厘米。基部有总果梗。表面灰棕色或棕褐色，有多数尖刺及喙状小钝刺，长 0.5 ~ 1 毫米，常折断，小蒴果顶部开裂，呈蜂窝状小孔。体轻，质硬，不易破开。气微，味淡。

【性味归经】性平，味苦。归肝、胃、膀胱经。

【功效主治】祛风通络、利水除湿。主治肢体痹痛、手足拘挛等。

【用法用量】内服：煎服，5 ~ 10 克。外用：煅存性研末调敷或烧烟闻嗅。

【用药禁忌】凡经水过多者及孕妇忌用。

验方精选

①治风湿肢节痛：路路通、秦艽、桑枝、海风藤、橘络、薏米各适量，水煎服。

②治脏毒：路路通 1 个，煅存性，研末以酒煎服。

③治癣：路路通 10 个（烧存性），白矾 0.25 克，研成末，用香油调擦。

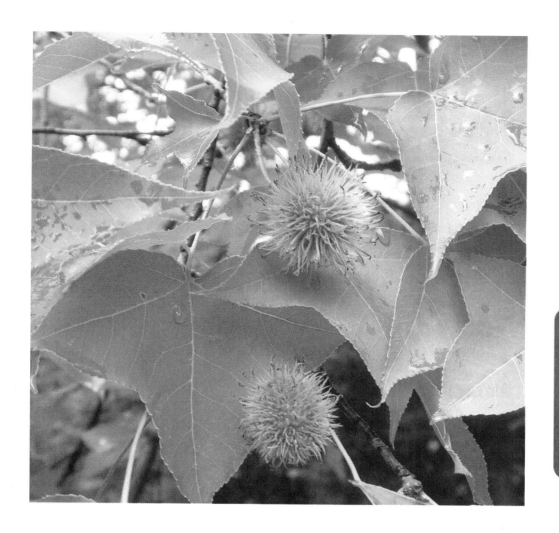

【植物形态】落叶乔木，高 20 ～ 40 米。树皮幼时灰白，平滑；老时褐色、粗糙。叶互生，叶柄长 3 ～ 7 厘米；托叶线形，早落；叶片心形，常 3 裂。复果圆球形，下垂，表面有刺。

【生境分布】生长于平原及丘陵地带。分布在陕西、河南、湖北、安徽、江苏、浙江、福建、台湾等地。

【采集加工】冬季果实成熟后采收，除去杂质，干燥。

闹羊花

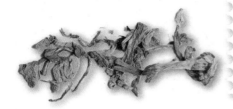

别　名： 黄杜鹃、玉枝、羊不吃草、羊踯躅、惊羊花

拉丁名： Rhododendri Mollis Flos

来　源： 为杜鹃花科杜鹃花属植物羊踯躅的干燥花。

【**药材性状**】数朵花簇生于一总柄上，多脱落为单朵，灰黄色至黄褐色，皱缩。花萼5裂，裂片半圆形至三角形，边缘有较长的细毛；花冠钟状，筒部较长，约至2.5厘米，顶端卷折，5裂，花瓣宽卵形，先端钝或微凹；雄蕊5根，花丝卷曲，等长或略长于花冠，中部以下有茸毛，花药红棕色，顶孔裂；雌蕊1根，柱头头状；花梗长1～2.8厘米，棕褐色，有短茸毛。气微，味微麻。

【**性味归经**】性温，味辛，有毒。归肝经。

【**功效主治**】祛风除湿、镇痛、杀虫。主治风湿痹痛、偏正头痛等。

【**用法用量**】内服：研末，0.3～0.6克；煎服，0.3～0.6克；入丸、散；泡酒饮。外用：研末调敷或用鲜品捣敷。

【**用药禁忌**】本品有毒，不宜久服。孕妇及气血虚弱者忌服。

验 方 精 选

①治风湿痹，身体手足收摄不遂，肢节疼痛，言语謇涩：闹羊花不限多少，酒拌，上笼蒸约一餐饭的时间，取出晒干，捣罗为末。每次用牛乳0.1升，加热，调下5克。

②治妇人血风走注，随所留止疼痛：闹羊花、干蝎（全者，炒）、乌头（炮炙，去皮脐）各25克，地龙（阴干）20条，上四味均捣为末，加蜂蜜做成如小豆大小的丸，每次服5～7丸，煎荆芥酒调下，每日2次。

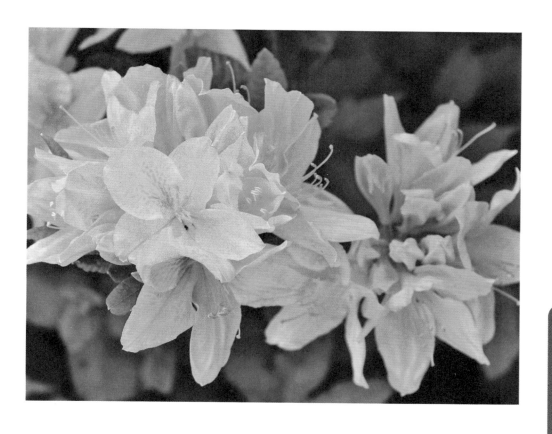

【植物形态】落叶灌木，高 0.5 ～ 2 米；枝条直立。叶纸质，长圆形至长圆状披针形。总状伞形花序顶生，花多达 13 朵，先花后叶或与叶同时开放；花冠阔漏斗形，黄色或金黄色。蒴果圆锥状长圆形，具 5 条纵肋。

【生境分布】生长于山坡、石缝、灌木丛中。分布在江苏、浙江、江西、福建、湖南、湖北、河南、四川、贵州等地。

【采集加工】4 ～ 5 月间花开放时选择晴天采收。采下后立即晒干。

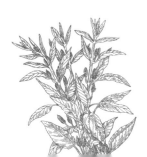

松节

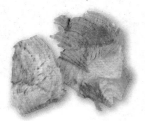

别　名： 黄松木节、油松节、松郎头

拉丁名： Nodus Pini Tabulaeformis Seu Massonianae

来　源： 为松科松属植物油松、马尾松、赤松等枝干的结节。

【**药材性状**】呈不规则的块状或片状，大小粗细不等，一般长 5 ~ 10 厘米，厚 1 ~ 3 厘米。表面黄棕色至红棕色，纵断面纹理直或斜，较均匀。横切面较粗糙，中心为淡棕色，边缘为深棕色而油润。质坚硬，不易折断，断面呈刺状。有松节油气，味微苦。

【**性味归经**】性温，味苦。归肝、肾经。

【**功效主治**】祛风、燥湿、舒筋、通络、止痛。主治历节风痛、转筋挛急、脚气痿软、鹤膝风、跌损瘀血。

【**用法用量**】内服：煎服，15 ~ 25 克；或浸酒、醋等。外用：适量，浸酒涂擦；或炒研末调敷。

【**用药禁忌**】阴虚血燥者慎服。

验方精选

①治百节风虚、脚痹疼痛：松节 5 千克，捶碎，以水 100 升煮取汁 50 升，去滓；糯米酒 50 升，煮熟；细曲 2.5 千克，捣碎。上三味拌和匀，入瓮密封 21 日，开瓮取酒。每次可温饮一盏，每日 3 次。

②治大骨节病：松节 7.5 千克，蘑菇 0.75 千克，红花 0.5 千克，加水 50 升，煮沸至 25 升，滤过加白酒 5 升。每次服 20 毫升，每日 2 次。

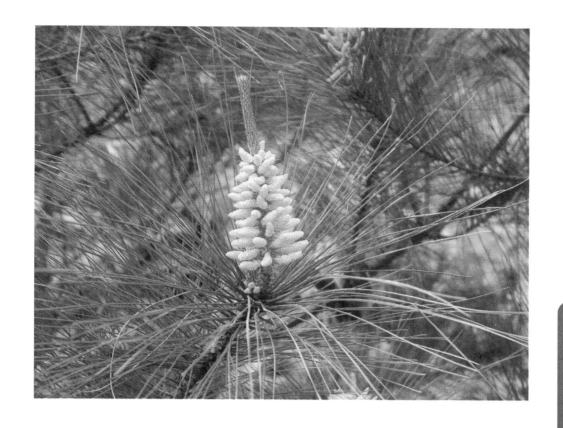

【植物形态】马尾松：乔木，高达 45 米，胸径达 1.5 米；树皮红褐色，下部灰褐色，
裂成不规则的鳞状块片；枝平展或斜展，树冠宽塔形或伞形，枝条
淡黄褐色。针叶 2 针一束，稀 3 针一束，细柔，微扭曲。雄球花淡
红褐色，圆柱形；雌球花单生或 2-4 个聚生于新枝近顶端，淡紫红
色，球果卵圆形或圆锥状卵圆形，熟时栗褐色，陆续脱落；鳞盾菱形，
鳞脐微凹，无刺。

【生境分布】马尾松：生于海拔 1500 以下山地，分布于陕西、江苏、安徽、浙江、
江西、福建、台湾、河南、湖北、湖南、广东、广西、四川、贵州、
云南等地。

【采集加工】多于采伐时或木器厂加工时锯取之，经过选择整修，晒干或阴干。

威灵仙

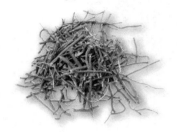

别　名： 老虎须、黑灵仙、黑须公

拉丁名： Clematidis Radix Et Rhizoma

来　源： 为毛茛科铁线莲属植物威灵仙的干燥根及根茎。

【**药材性状**】根茎横长，呈圆柱状，长 1.5 ～ 10 厘米，直径 0.3 ～ 1.5 厘米，两侧及下方着生多数细根；表面淡棕黄色至棕褐色，皮部常脱裂而呈纤维状，节隆起，顶端常残留木质茎基；质较坚韧，断面纤维性。根呈细长圆柱形，稍扭曲，长 7 ～ 15 厘米，直径 0.1 ～ 0.3 厘米；表面棕褐色或黑褐色，有细纵纹，有时皮部脱落，露出淡黄色木部；质硬脆，易折断，断面皮部较宽，木部淡黄色，略呈方形，皮部与木部间常有裂隙。气微，味微苦。

【**性味归经**】性温，味辛、咸、微苦。归膀胱经。

【**功效主治**】祛风湿、通经络、消痰涎、散癖积。主治痛风、顽痹、腰膝冷痛、脚气、疟疾、癥瘕积聚、扁桃体炎。

【**用法用量**】内服：煎服，6 ～ 9 克；入丸、散；泡酒饮。外用：捣敷；煎水熏洗。

【**用药禁忌**】气虚血弱、无风寒湿邪者忌服。

验方精选

①**治手足麻痹，时发疼痛：** 威灵仙（炒）250 克，生川乌头、五灵脂各 200 克，均研为末，和醋做成梧桐子大小的丸，每次服 7 丸，用盐开水调下。

②**治中风、腰膝疼痛、伤寒头痛、鼻流清涕、皮肤风痒、瘰疬、痔疮、妇人经闭：** 威灵仙适量，洗焙研为末，以好酒和令微湿，入竹筒内，塞牢口，九蒸九曝，如干，则添酒重洒之，加白蜜做成如梧桐子大小的丸。每次服 30 丸，以酒调下。

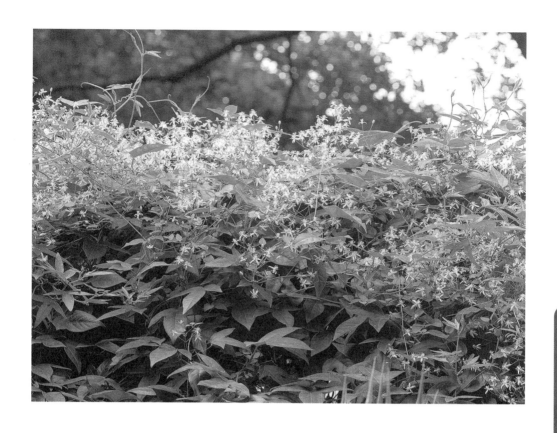

【植物形态】木质藤本。干后全株变黑色。茎近无毛。叶对生；小叶片纸质，窄卵形、卵形或卵状披针形，先端锐尖或渐尖，基部圆形、宽楔形或浅心形。圆锥状聚伞花序，多花，腋生或顶生；花瓣无。瘦果扁、卵形，疏生紧贴的柔毛，宿存花柱羽毛状。

【生境分布】野生于山谷、山坡林边或灌木丛中。分布在西南、华东、中南及陕西等地。

【采集加工】栽后2年于秋、冬两季挖取根部，除去茎叶，洗净泥土，切段后晒干。

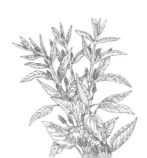

徐长卿

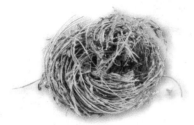

别　名： 石下长卿、别仙踪、料刁竹、逍遥竹、一枝箭、英雄草

拉丁名： Cynanchi Paniculati Radix Et Rhizoma

来　源： 为萝藦科白前属植物徐长卿的干燥根及根茎或带根全草。

【药材性状】根茎呈不规则柱状，有盘节，长 0.5 ~ 3.5 厘米，直径 2 ~ 4 毫米。有的顶端附圆柱形残茎，长 1 ~ 2 厘米，断面中空；根簇生于根茎节处，圆柱形，细长而弯曲，长 10 ~ 16 厘米，直径 1 ~ 1.5 毫米。表面淡黄棕色至淡棕色，具微细的纵皱纹，并有纤细须根。质脆，易折断，断面粉性，皮部类白色或黄白色，形成层环淡棕色，木部细小。气香，味微辛、凉。全草带有根部，茎单一或少有分枝，长 20 ~ 60 厘米，直径 1 ~ 2 毫米；表面淡黄绿色，基部略带淡紫色，具细纵纹，或被毛；质稍脆，折断面纤维性。叶对生，叶片扭曲，易破碎，完整者长披针形，表面淡黄绿色，具短柄或几无柄。

【性味归经】性温，味辛。归肝、胃经。

【功效主治】祛风除湿、行气活血。主治风湿痹痛、腰痛、脘腹疼痛等。

【用法用量】内服：煎服，2 ~ 15 克；入丸剂或浸酒。外用：捣敷或煎水洗。

【用药禁忌】孕妇慎服。

验方精选

① 治风湿痛：徐长卿根 24 ~ 30 克，猪瘦肉 120 克，老酒 60 克，酌加水煎成半碗，饭前服，每日 2 次。

② 治慢性腰痛：徐长卿、虎杖各 9 克，红四块瓦 5 克，均研为末，每次取 0.6 ~ 1 克，以温开水吞服，每日 2 ~ 3 次。

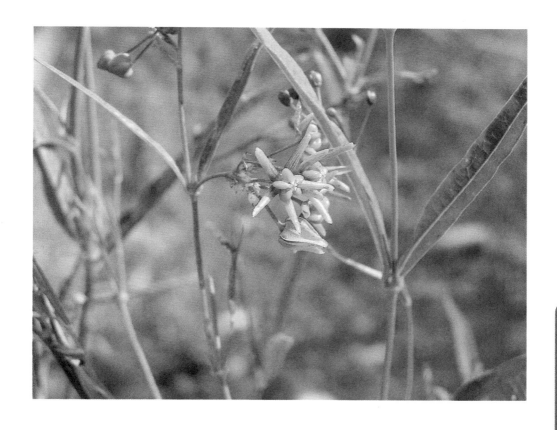

【**植物形态**】多年生直立草本，高达1米。根细呈须状，多至50余条，形如马尾，具特殊香气。茎细而刚直，不分枝，无毛或被微毛。叶对生，纸质，披针形至线形，两端锐尖。圆锥状聚伞花序生于顶端的叶腋内，着花10余朵；花冠黄绿色。蓇葖单生，披针形。种子长圆形。

【**生境分布**】野生于山坡或路旁。分布在江苏、河北、湖南、安徽、贵州、广西及东北等地。

【**采集加工**】7～10月采挖根及根茎，洗净晒干；全草晒至半干，扎把阴干。

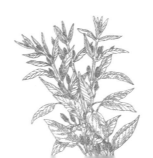

寻骨风

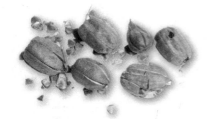

别　名： 清骨风、猫耳朵、穿地节、地丁香、黄木香、白面风、兔子耳

拉丁名： Herba Aristolochiae Mollissimae

来　源： 为马兜铃科马兜铃属植物寻骨风的地上部分。

【**药材性状**】干燥的根茎呈细圆柱形，长 40 ~ 50 厘米，直径约 2 毫米，外表淡棕红色至黄赭色，有纵皱纹，节处有须根或残留的圆点状根痕。断面纤维性，类白色、淡棕色，纤维层和导管群极为显明。干燥全草的茎细长，外被白绵毛；叶通常皱折或破裂，淡绿色，两面均密被白绵毛。气微香，味微苦。以根茎红棕色者为佳。

【**性味归经**】性平，味苦。归肝经。

【**功效主治**】祛风除湿、通络止痛。主治风湿性关节炎、腹痛、疟疾、痈肿。

【**用法用量**】内服：煎服，0.6 ~ 10 克；泡酒饮。

【**用药禁忌**】阴虚内热者及孕妇忌服。

验方精选

①治风湿关节痛：寻骨风全草 25 克，五加根 50 克，地榆 25 克，酒、水各半，煎浓汁服。

②治疟疾：寻骨风根长约 15 厘米，剪细，放碗内，加少量水，放饭上蒸出汁，分 3 次连渣服，每隔 4 小时服一次，最后一次在疟发前 2 小时服下。

③治痈肿：寻骨风、车前草各 50 克，苍耳草 10 克，水煎服，一日 1 剂，分 2 次服。

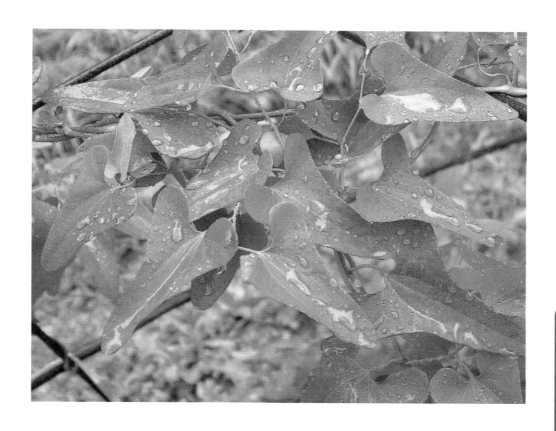

【**植物形态**】多年生草质藤本。根茎细长，圆柱形。嫩枝密被灰白色长绵毛。叶互生；叶柄长 2 ~ 5 厘米，密被白色长绵毛。叶片卵形、卵状心形。

【**生境分布**】生长于山坡草丛及路旁、田边。分布在河南、江苏、浙江、湖北、江西、陕西等地。

【**采集加工**】5 月开花前连根挖出，切段，晒干。

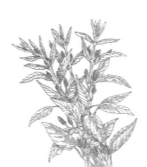

祛风湿清热药

常春藤

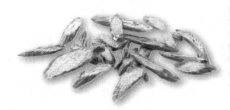

别　名： 土鼓藤、钻天风、三角风、散骨风、枫荷梨藤

拉丁名： Caulis Hederae Sinensis

来　源： 为五加科常春藤属植物常春藤的茎藤。

【**药材性状**】茎呈圆柱形，长短不一，直径 1 ~ 1.5 厘米，表面灰绿色或灰棕色，有横长皮孔，嫩枝有鳞片状柔毛；质坚硬，不易折断，断面裂片状，黄白色。气微，味涩。

【**性味归经**】性平，味辛、苦。归脾、肝经。

【**功效主治**】祛风利湿、和血解毒。主治风湿痹痛、跌打损伤、咽喉肿痛等。

【**用法用量**】内服：煎服，6 ~ 15 克；研末入丸、散。外用：捣敷或煎汤洗。

【**用药禁忌**】脾虚便溏泄泻者慎服。

验方精选

①治肝炎：常春藤、败酱草各适量，煎水服。

②治关节风痛及腰部酸痛：常春藤茎及根 20 克，以黄酒、水各半煎服，并用煎汁洗患处。

③治产后感风头痛：常春藤 15 克，以黄酒炒，加红枣 7 枚，水煎，饭后服。

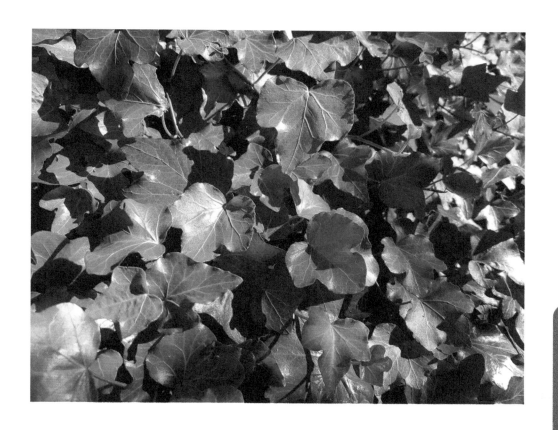

【植物形态】多年生常绿攀缘藤本，长 3 ~ 20 厘米。茎灰棕色或黑棕色，有气
　　　　　　生根，幼枝被鳞片状柔毛。叶片革质，边缘全缘或 3 裂，在不育
　　　　　　枝上通常为三角状卵形或三角状长圆形，花枝上的叶片通常为椭
　　　　　　圆状卵形至椭圆状披针形。伞形花序单个顶生，或 2 ~ 7 个总状
　　　　　　排列或伞房状排列成圆锥花序，有花 5 ~ 40 朵；花淡黄白色或淡
　　　　　　绿白色，芳香。

【生境分布】常攀缘于林缘树下、林下路旁、岩石和房屋墙壁上。分布在西南、
　　　　　　江苏、浙江、福建、江西、山东、河南、湖北、湖南、广东、广西、
　　　　　　西藏、陕西、甘肃等地。

【采集加工】9 ~ 11 月采收，晒干。

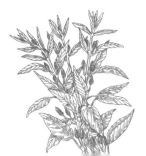

臭梧桐

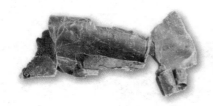

别　名： 臭桐、臭芙蓉、地梧桐、八角梧桐

拉丁名： Folium Et Ramulus Clerodendri Trichotomi

来　源： 为马鞭草科大青属植物臭梧桐的嫩枝及叶。

【**药材性状**】小枝类圆形或略带方形，直径约3毫米，黄绿色，有纵向细皱纹，具黄色点状皮孔，密被短茸毛，稍老者茸毛脱落；质脆，易折断，断面木部淡黄色，髓部白色。叶对生，多皱缩卷曲，或破碎，完整者展平后呈广卵形或椭圆形，长7～15厘米，宽5～9厘米，先端渐尖，基部阔楔形或截形，全缘或具波状齿，上面灰绿色，下面黄绿色，两面均有短柔毛；叶柄长2～8厘米，密被短柔毛。气异臭，味苦、涩。

【**性味归经**】性凉，味辛、苦。归肝经。

【**功效主治**】祛风除湿、平肝降压、解毒杀虫。主治风湿痹痛、半身不遂、高血压、偏头痛、疟疾、痢疾、痈疽疮毒、湿疹、疥癣。

【**用法用量**】内服：煎服，10～15克，鲜品30～60克；泡酒饮；研末入丸、散。外用：煎水洗；捣敷；研末掺或调敷。

【**用药禁忌**】臭梧桐经高热煎煮后，降压作用减弱。

验方精选

①**治高血压病：**臭梧桐叶、荠菜各15克，夏枯草9克，水煎服。

②**治风湿痛、骨节酸痛及高血压病：**臭梧桐9～30克，煎服；研粉，每次服3克，每日3次。也可与豨莶草配合应用。

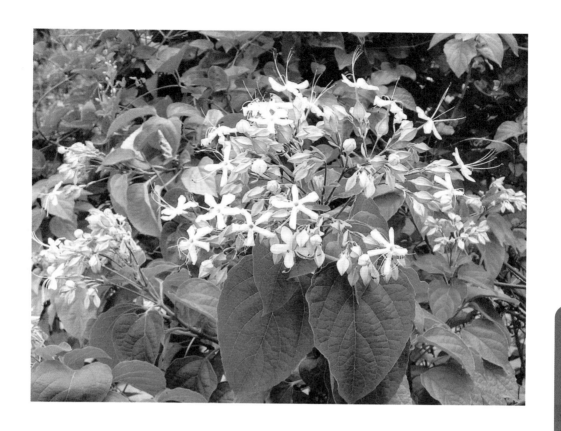

【植物形态】落叶灌木或小乔木，高约3米或3米以上。茎直立，表面灰白色，皮孔细小而多，棕褐色；幼枝带四方形，表面有褐色短柔毛。叶对生，广卵形以至椭圆形，先端渐尖，基部阔楔形以至截形，全缘或有波状齿；上面绿色，叶脉羽状，幼时两面均被白色短柔毛。

【生境分布】生长于山坡灌丛林中。分布在华北、华东、中南、西南等地。

【采集加工】8～10月开花后采，或在6～7月开花前采，割取花枝及叶，捆扎成束，晒干。

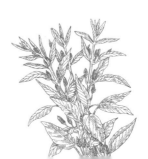

防己

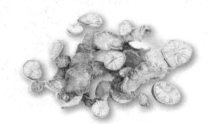

别　　名：木防己、瓜防己、汉防己

拉丁名：Stephaniae Tetrandrae Radix

来　　源：为防己科千金藤属植物粉防己的干燥块根。

【药材性状】块根呈不规则圆柱形、半圆形或块状，多弯曲，长 5 ~ 10 厘米，直径 1 ~ 5 厘米。表面淡灰黄色，在弯曲处常有深陷横沟而成结节状的瘤块样。体重，质坚实，断面平坦，灰白色，富粉性，有排列较稀疏的放射状纹理。气微，味苦。

【性味归经】性寒，味苦、辛。归膀胱、肾、脾经。

【功效主治】祛风湿，止痛，利水消肿。主治水肿鼓胀、湿热脚气、手足挛痛等。

【用法用量】内服：煎服，7.5 ~ 15 克；入丸、散。

【用药禁忌】食欲不振及阴虚无湿热者忌服。

验方精选

①治皮水为病，四肢肿，水气在皮肤中，四肢聂聂动：防己、黄芪、桂枝各 150 克，茯苓 300 克，甘草 100 克，上五味，以水 6 升煮取 2 升，分 3 次温服。

②治风水脉浮，身重汗出，恶风：防己 50 克，甘草 25 克（炒），白术 35 克，黄芪 50 克（去芦），上药均锉成麻豆大小，加生姜 4 片、大枣 1 枚，以水适量煎，去滓，温服。

③治遗尿、小便涩：防己、葵子、防风各 50 克，水 5 升煮至一半，分 3 次服。

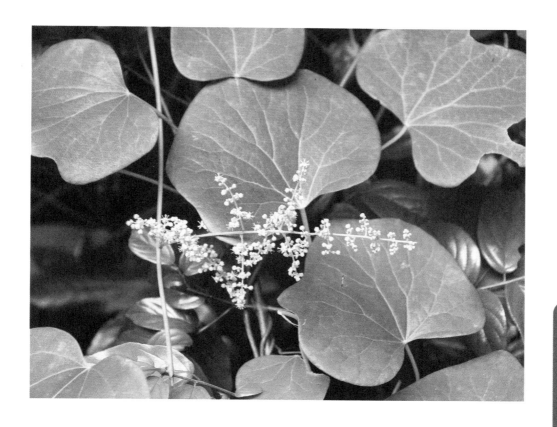

【植物形态】 多年生落叶藤本。块根通常圆柱状，肉质。茎枝纤细，有直条纹。叶互生，叶片三角状宽卵形或阔三角形，具小突尖。花单性，雌雄异株。核果球形。

【生境分布】 生长于荒山的山坡灌丛或疏林中。分布在浙江、安徽、江西、福建、广东、广西等地。

【采集加工】 9 ~ 11 月采挖，修去芦梢，洗净或刮去栓皮，切成长段，粗根剖为 2 ~ 4 瓣，晒干。

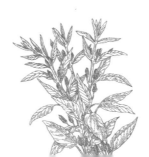

雷公藤

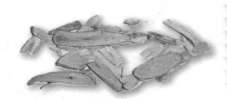

別　名：黄藤根、黄药、水莽草、断肠草、菜虫药、三棱花、黄藤木、红药

拉丁名：Radix et Rhizoma Tripterygii

来　源：为卫矛科雷公藤属植物雷公藤干燥根的木质部。

【药材性状】根呈圆柱形，扭曲，常具茎残基，多切成长短不一的段块。表面土黄色至黄棕色，粗糙，具细密纵向沟纹及环状或半环状裂隙；栓皮层常脱落，脱落处显橙黄色。皮部易剥离，露出黄白色的木部。质坚硬，折断时有粉尘飞扬，断面纤维性；横切面木栓层橙黄色，显层状；韧皮部红棕色；木质部黄白色，密布针眼状孔洞，射线较明显。根茎多平直，有白色或浅红色髓部。气微、特异，味苦微辛。有大毒。

【性味归经】性寒，味苦、辛。归心、肝经。

【功效主治】祛风除湿、杀虫、解毒。主治类风湿性关节炎、风湿性关节炎、肾小球肾炎、肾病综合征、红斑狼疮、口眼干燥综合征、白塞病、湿疹、银屑病、麻风病、疥疮、顽癣。

【用法用量】内服：煎汤，去皮根木质部分 15 ~ 25 克，带皮根 10 ~ 12 克，均需文火煎 1 ~ 2 小时；也可制成糖浆、浸膏片等。外用：研粉或捣烂敷；或制成酊剂、软膏涂擦。

【用药禁忌】凡有心、肝、肾器质性病变，白细胞减少者慎服；孕妇禁服。

验方精选

①治风湿关节炎：雷公藤（根、叶）捣烂外敷，半小时后即去，否则会起泡。

②治头癣：取雷公藤鲜根剥皮，将根皮晒干后磨成细粉，调适量凡士林或醋，涂患处（预先将患处洗净，去掉痂皮），每日 1 ~ 2 次。

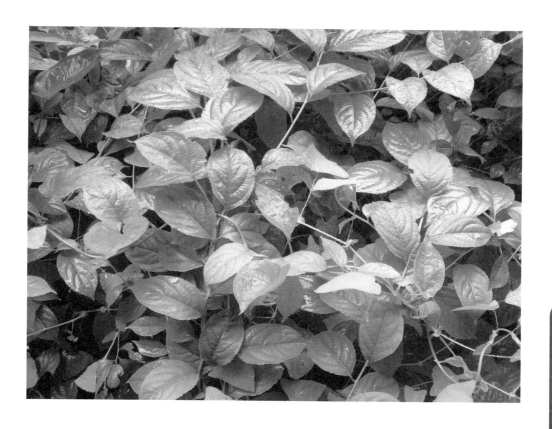

【**植物形态**】落叶蔓性灌木。小枝密生瘤状皮孔及锈色短毛。单叶互生，叶片椭圆形或宽卵形。聚伞状圆锥花序顶生或腋生，花杂性，绿白色。蒴果具膜质翅。种子细柱状。

【**生境分布**】生长于背阴多湿的山坡、山谷、溪边灌木林中。分布在浙江、江西、安徽、湖南、广东、福建、台湾等地。

【**采集加工**】栽培 3 ~ 4 年便可采收，秋季挖取根部，晒干或去皮晒干。

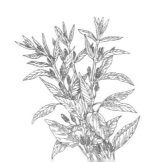

络石藤

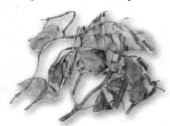

别　名： 石鲮、明石、悬石、云珠、云丹

拉丁名： Trachelospermi Caulis et Folium

来　源： 为夹竹桃科络石属植物络石的干燥带叶藤茎。

【药材性状】藤茎呈圆柱形，弯曲，多分枝，长短不一，直径 1 ~ 5 毫米；表面红褐色，有点状皮孔及不定根；质硬，折断面纤维状，淡黄白色，常中空。叶对生，有短柄；展平后叶片呈椭圆形或卵状披针形，长 1 ~ 8 厘米，宽 0.7 ~ 3.5 厘米；全缘，略反卷，上表面暗绿色或棕绿色，下表面色较淡；叶脉羽状，下表面较清晰，稍凸起；革质，折断时可见白色绵毛状丝。气微，味微苦。

【性味归经】性微寒，味苦。归心、肝经。

【功效主治】祛风通络、凉血消肿。主治风湿热痹、筋脉拘挛、跌扑损伤等。

【用法用量】内服：煎服，6 ~ 15 克；研末入丸、散。外用：研末调敷或捣汁涂。

【用药禁忌】阳虚畏寒、大便溏薄者忌服。

验方精选

①治小便白浊：络石藤、人参、茯苓各 100 克，龙骨（煅）50 克，共研为末，每次服 10 克，空腹服，米汤送下，一天服 2 次。

②治喉痹肿塞、喘息不通：络石藤 50 克，加水 1 升，煎成一大碗，细细饮下。

③治痈疽热痛：络石藤茎叶 50 克（洗净晒干），皂荚刺 50 克（新瓦上炒黄），甘草节 25 克，大栝楼 1 个（取仁，炒香），乳香、没药各 15 克，各药混合后，每次取 10 克，加水一碗、酒半碗，慢火煎成一碗，温服。

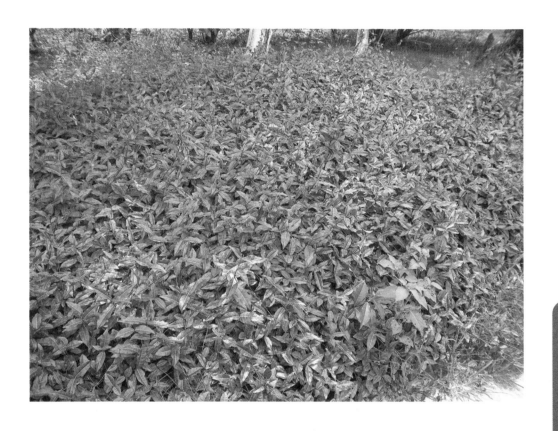

【植物形态】常绿木质藤本，全株具乳汁。茎圆柱形，有皮孔；嫩枝被黄色柔毛，老时渐无毛。二歧聚伞花序腋生或顶生，花多朵组成圆锥状，花白色，芳香。

【生境分布】生长于山野、溪边、路旁、林缘或杂木林中。分布在华东、中南、西南及河北、陕西、台湾等地。

【采集加工】9 ～ 10 月落叶时采收，晒干。

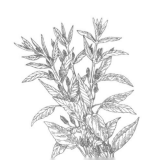

秦艽

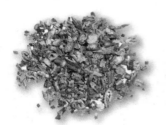

别　名： 秦胶、秦纠、左秦艽
拉丁名： Gentianae Macrophyllae Radix
来　源： 为龙胆科龙胆属植物秦艽的干燥根。

【**药材性状**】根呈类圆柱形，上粗下细，扭曲不直，长 10 ~ 30 厘米，直径 1 ~ 3 厘米。表面黄棕色或灰黄色，有纵向或扭曲的纵皱纹，顶端有残存茎基及纤维状叶鞘。质硬而脆，易折断，断面略显油性，皮部黄色或棕黄色，木部黄色。气特异，味苦、微涩。

【**性味归经**】性微寒，味苦、辛。归胃、肝、胆经。

【**功效主治**】祛风湿、清虚热、退黄。主治风湿痹痛、筋骨拘挛、手足不遂。

【**用法用量**】内服：煎服，5 ~ 10 克；泡酒饮或研末入丸、散。外用：研末撒。

【**用药禁忌**】久痛虚羸、溲多、便溏者慎服。

验方精选

①治痹、手足臃肿：秦艽 2.5 克，附子 0.5 克，放在一起研成粉末，饭后以酒调饮，每日 3 次，以愈为度。

②治一切风气风眩病：秦艽、茯神各 6 克，独活 4 克，三味药均切细，捣筛为散，每次以酒调服 5 克，每日 3 次，以愈为度。

③治虚劳潮热咳嗽：秦艽（去苗、土）、柴胡（去苗）、知母、甘草（锉，炙）各 50 克，上四味粗捣筛，每次服 15 克，以水 300 毫升煎至 200 毫升，去滓，温服，不计时候。

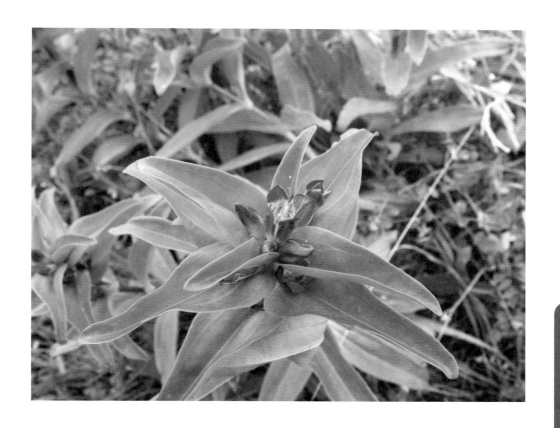

【**植物形态**】多年生草本，高 30 ~ 60 厘米。全株光滑无毛，基部被枯存的纤维
状叶鞘包裹。须根多条，扭结或粘结成一个圆柱形的根。茎少数丛生，
直立或斜生，圆柱形。莲座丛叶卵状椭圆形或狭椭圆形，茎生叶椭圆
状披针形或狭椭圆形。花多数，无花梗，簇生枝顶呈头状或腋生作轮
状；花冠筒部黄绿色，冠澹蓝色或蓝紫色。蒴果卵状椭圆形。种子椭
圆形，褐色。

【**生境分布**】生长于草地及湿坡上。分布在黑龙江、辽宁、内蒙古、河北、山西、
陕西、河南、宁夏、甘肃、青海、新疆及四川等地。

【**采集加工**】播种后 3 ~ 5 年采收。秋季采挖质量较好。挖出后晒至柔软时，堆
成堆，使其自然发热，至根内部变成肉红色时，晒干；也可在挖根后，
直接晒干。达乌里秦艽挖根后，搓去黑皮，晒干。

桑枝

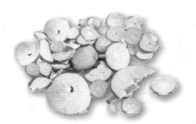

别　名： 桑条、嫩桑枝

拉丁名： Mori Ramulus

来　源： 为桑科桑属植物桑的干燥嫩枝。

【**药材性状**】干燥的嫩枝呈长圆柱形，长短不一，直径 0.5 ～ 1 厘米。外表灰黄色或灰褐色，有多数淡褐色小点状皮孔及细纵纹，并可见灰白色半月形的叶痕和棕黄色的叶芽。质坚韧，有弹性，较难折断，断面黄白色，纤维性。斜片呈椭圆形，长约 2 毫米。切面皮部较薄，木部黄白色，射纹细密，中心有细小而绵软的髓。有青草气。

【**性味归经**】性平，味苦。归肝经。

【**功效主治**】祛风湿、通经络、行水气。主治风湿痹痛、脑卒中（中风）半身不遂、水肿脚气、肌体风痒。

【**用法用量**】内服：煎服，50 ～ 100 克；熬膏用。外用：煎水熏洗。

【**用药禁忌**】孕妇慎用。

验方精选

①治水气脚气：桑枝 100 克，炒香，以水 1 升煎剩 0.2 升，每日空腹服之。

②治高血压病：桑枝、桑叶、茺蔚子各 25 克，加水 1,000 毫升，煎成 600 毫升，睡前洗脚 30 ～ 40 分钟，洗完睡觉。

③治紫癜风：桑枝 5,000 克（锉），益母草 1,500 克（锉），以水 50 升慢火煎至 5 升，滤去渣，入小铛内，熬成膏，每夜卧时用温酒调服 0.05 升。

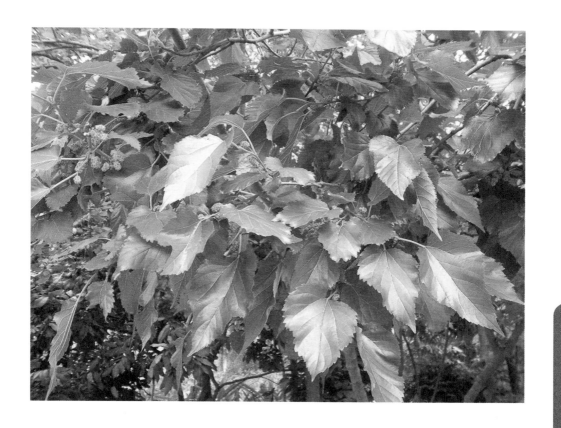

【植物形态】乔木或灌木，高 3 ~ 10 米，树皮厚，灰色，具不规则浅纵裂；小枝有细毛。叶卵形或广卵形，边缘锯齿粗钝，有时叶为各种分裂，表面鲜绿色，无毛，背面沿脉有疏毛，脉腋有簇毛。花单性，腋生或生于芽鳞腋内，雄花序下垂，雄花淡绿色，雌花序被毛，雌花无梗，花被片倒卵形。聚花果卵状椭圆形，成熟时红色或暗紫色。

【生境分布】只要气温不低于零下 40℃，年降水量 300 毫米以上，大部分地方都能生长。全国各地均有栽培，以江苏、浙江一带为多。

【采集加工】5 ~ 6 月采收，略晒，趁新鲜时切成长 30 ~ 60 厘米的段或斜片，晒干。

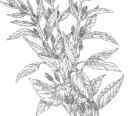

丝瓜络

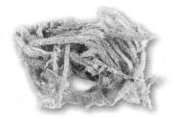

别　名：丝瓜网、丝瓜壳、瓜络

拉丁名：Luffae Fructus Retinervus

来　源：为葫芦科丝瓜属植物丝瓜的干燥
　　　　成熟果实的维管束。

【药材性状】本品为丝状维管束交织而成，多呈长菱形或长圆筒形，略弯曲，长
　　　　　　30～70厘米，直径7～10厘米。表面淡黄白色。体轻，质韧，
　　　　　　有弹性，不能折断。横切面可见子房3室，呈空洞状。气微，味淡。

【性味归经】性平，味甘。归肺、胃、肝经。

【功效主治】解热、利水、杀虫、止血。主治关节炎、坐骨神经痛、小便不畅。

【用法用量】内服：煎服。外用：捣烂外敷。

【用药禁忌】脾胃虚寒者慎用，生食过多能损脾胃阳气。

验方精选

①治水肿、腹水：丝瓜络60克，水煎服。

②预防麻疹：丝瓜络9克，煎汤，每日分3次服，连服3～5日。

③治尿道炎：丝瓜络适量，水煎，加蜜少许内服。

④治乳腺炎：丝瓜络1个，烧存性，研末，用醋煮开，以红糖水送服。

⑤治关节痛：丝瓜络150克，白酒500毫升，浸泡7天，去渣饮酒，每次1盅，
　每日服2次。

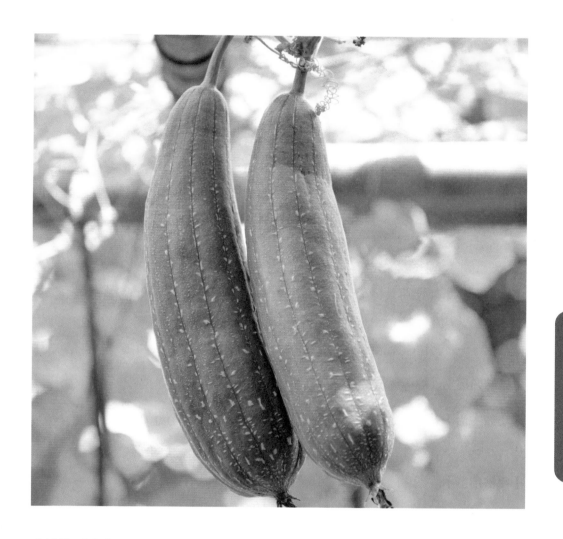

【**植物形态**】一年生攀缘藤本；茎、枝粗糙，有棱沟。卷须稍粗壮。叶片三角形
　　　　　　或近圆形，通常掌状 5 ～ 7 裂，裂片三角形，中间的较长。雌雄同株。
　　　　　　雄花：通常 15 ～ 20 朵花，生于总状花序上部，花冠黄色，辐状；
　　　　　　雌花：单生。果实圆柱状，直或稍弯，表面平滑，通常有深色纵
　　　　　　条纹，未熟时肉质，成熟后干燥，里面呈网状纤维，由顶端盖裂。

【**生境分布**】多种于较潮湿的地区。全国各地均产，以浙江、江苏所产者质量为好。

【**采集加工**】9 ～ 11 月果实成熟，果皮变黄，内部干枯时采摘，搓去外皮及果肉；
　　　　　　或用水浸泡至果皮和果肉腐烂，取出洗净，除去种子，晒干。

狗脊

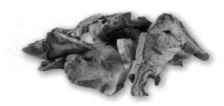

别　名：金毛狗脊、猴毛头、金狗脊

拉丁名：Cibotii Rhizoma

来　源：为蚌壳蕨科金毛狗蕨属植物金毛
狗脊的干燥根茎。

【药材性状】根茎呈不规则的长块状。表面深棕色，密被光亮的金黄色绒毛，上
部有数个棕红色叶柄残基，下部丛生多数棕黑色细根。质坚硬，难折
断。气无，味微涩。

【性味归经】性温，味苦。归肝、肾经。

【功效主治】补肝肾、除风湿、健腰膝、利关节。主治腰背酸疼、膝痛脚弱、寒
湿痹证、尿频、遗精、白带异常。

【用法用量】内服：煎服，10～15克；泡酒饮。外用：鲜品捣烂敷。

【用药禁忌】肾虚有热、小便不利、口苦舌干者忌服。

验方精选

①治腰痛，利脚膝：狗脊100克，萆100克（锉），菟丝子50克（酒浸3日，
曝干别捣），上药均捣罗为末，加蜂蜜做成如梧桐子大小的丸，每日早、
晚饭前服30丸，取新萆泡酒14日，以此酒下药。

②治风湿骨痛、腰膝无力：金毛狗脊根茎30克，香樟根、马鞭草各20克，
杜仲、续断各25克，铁脚威灵仙15克，红牛膝10克，泡酒饮。

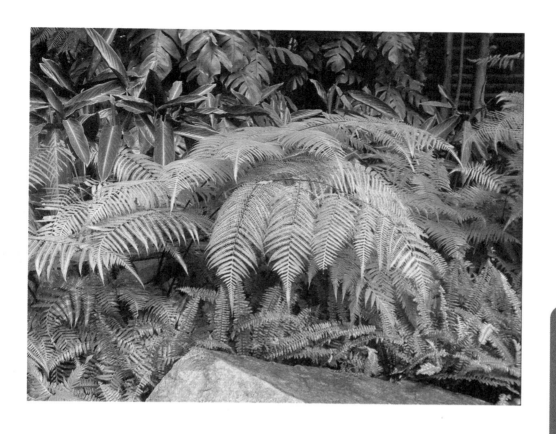

【植物形态】多年生树蕨。根茎平卧，短而粗壮。叶多数，冠状，大形；叶柄粗壮；
叶片长卵形；叶脉开放。孢子囊群着生于边缘的侧脉顶上，棕褐色。

【生境分布】生长于山脚沟边及林下阴湿处的酸性土壤。分布在华南、西南及
浙江、福建、江西、湖南、台湾等地。

【采集加工】秋末冬初地上部分枯萎时采挖，除去泥沙，晒干，或削去细根、叶
柄及黄色柔毛后，切片晒干者为生狗脊；如经蒸煮后，晒至六、七
成干时，再切片晒干者为熟狗脊。

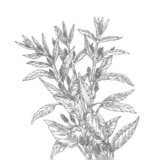

牛大力

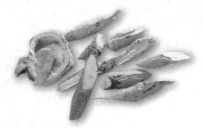

别　名： 猪脚笠、金钟根、山莲藕、倒吊金钟、大力薯

拉丁名： Radix Millettiae Speciosae

来　源： 为豆科崖豆藤属植物美丽崖豆藤的根。

【药材性状】根呈扁圆柱形，直径 1.3 ~ 2.5 厘米。表面灰黄色，粗糙，具纵棱和横向环纹。质坚，难折断。横切面皮部狭，分泌物呈深褐色，木部黄色，导管孔不明显，射线放射状排列。气微，味微甜。

【性味归经】性平，味甘、苦。归肺、肾经。

【功效主治】补肺滋肾、舒筋活络。主治肺虚咳嗽、咯血。

【用法用量】内服：煎服，9 ~ 30 克；泡酒饮。

【用药禁忌】孕妇慎用。

验方精选

①治胸膜炎：牛大力藤 15 克，一见喜 3 克，水煎服。

②治慢性肝炎：牛大力藤根 30 克，十大功劳 9 克，甘草 3 克，水煎服。

③治体虚白带：牛大力、杜仲藤各 12 克，千斤拔、五指毛桃各 9 克，大血藤 15 克，水煎服。用上述药材炖猪脚，去药渣，吃肉喝汤。

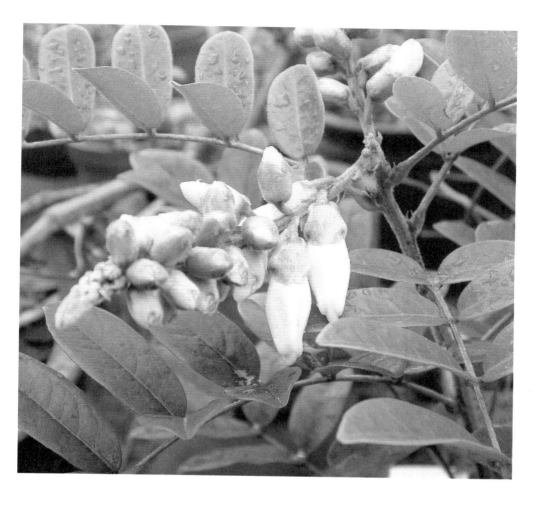

【**植物形态**】攀缘灌木。幼枝被褐色绒毛，渐变无毛。奇数羽状复叶，互生；托
　　　　　　　叶披针形，宿存；小叶具短柄，基部有披针状托叶 1 对，宿存。

【**生境分布**】生长于海拔 1,500 米以下的山谷、路旁、灌木丛中。分布在福建、
　　　　　　　湖南、广东、广西、海南、贵州等地。

【**采集加工**】全年可采，以秋季挖根为佳。洗净，切片晒干或先蒸熟再晒。

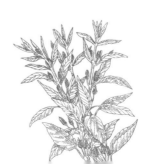

千年健

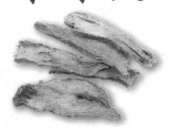

别　名： 千年见、年见

拉丁名： Homalomenae Rhizoma

来　源： 为天南星科千年健属植物千年健的干燥根茎。

【药材性状】 呈圆柱形，稍弯曲，有的略扁，长 15 ~ 40 厘米，直径 0.8 ~ 1.5 厘米。表面黄棕色至红棕色，粗糙，可见多数扭曲的纵沟纹、圆形根痕及黄色针状纤维束。质硬而脆，断面红褐色，黄色针状纤维束多而明显，相对的另一断面呈多数针眼状小孔且有少数黄色针状纤维束，可见深褐色具光泽的油点。气香，味辛、微苦。

【性味归经】 性温，味苦、辛。归肝、肾经。

【功效主治】 祛风湿、健筋骨、活血止痛。主治风寒湿痹、腰膝冷痛、下肢拘挛麻木。

【用法用量】 内服：煎服，7.5 ~ 15 克；泡酒饮。外用：研末调敷。

【用药禁忌】 阴虚内热者慎用。

验方精选

①**治风寒筋骨疼痛、拘挛麻木：** 千年健、地风各 30 克，老鹳草 90 克，共研成细粉，每次服 3 克。

②**治跌打损伤，瘀滞肿痛：** 千年健、川芎各 10 克，红花 8 克，水煎服；或千年健 60 克，捣烂调酒外敷。

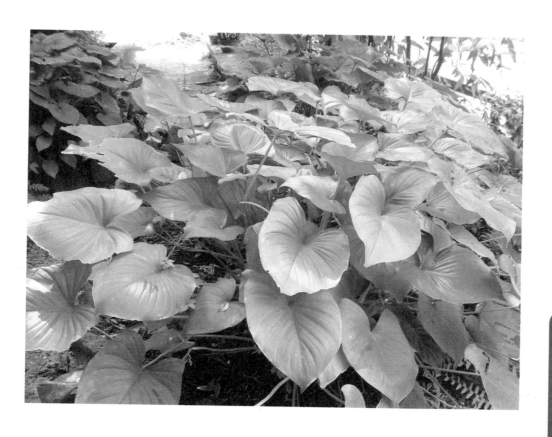

【**植物形态**】多年生草本。叶互生，具长柄；叶片光滑无毛。花序生于鳞叶叶腋，花单性同株。浆果。种子长圆形，褐色。

【**生境分布**】生长于林中水沟附近的阴湿地。分布在广西、云南、广东、海南。

【**采集加工**】全年可采，以秋季采收的品质较佳。挖取后，洗净泥土，晒干。

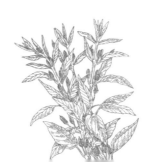

桑寄生

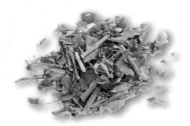

别　名： 广寄生、寄生

拉丁名： Taxilli Herba

来　源： 为桑寄生科钝果寄生属植物桑寄生的干燥带叶茎枝。

【**药材性状**】呈圆柱形，长 3 ~ 4 厘米，直径 0.2 ~ 1 厘米；表面红褐色或灰褐色，具细纵纹，并有多数细小凸起的棕色皮孔，嫩枝有的可见棕褐色茸毛；质坚硬，断面不整齐，皮部红棕色，木部色较浅。叶多卷曲，具短柄；叶片展平后呈卵形或椭圆形，长 3 ~ 8 厘米，宽 2 ~ 5 厘米；表面黄褐色，幼叶被细茸毛，先端钝圆，基部圆形或宽楔形，全缘；革质。无臭，味涩。

【**性味归经**】性平，味苦、甘。归肝、肾经。

【**功效主治**】补肝肾、强筋骨。主治风湿痹痛、腰膝酸软、筋骨无力。

【**用法用量**】内服：煎服，10 ~ 15 克；研末入丸、散；泡酒饮；捣汁服。外用：捣烂外敷。

【**用药禁忌**】孕妇慎用。

验方精选

①**治腰背痛，肾气虚弱**：独活 150 克，桑寄生、杜仲、牛膝、细辛、秦艽、茯苓、桂心、防风、川芎、人参、甘草、当归、芍药、干地黄各 100 克，均细锉，以水 10 升煮取 3 升，分 3 次服用，服用时注意保暖，勿着凉。

②**治下血止后，但觉丹田元气虚乏，腰膝沉重少力**：桑寄生研为末，每次服 5 克，不拘时，白开水调服。

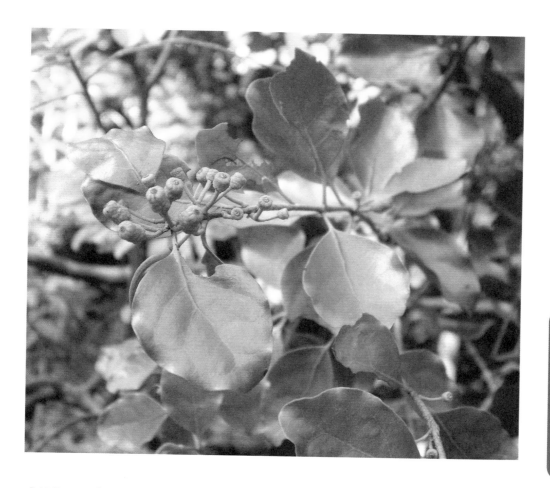

【植物形态】常绿寄生小灌木。嫩枝、叶密被褐色或红褐色星状毛，有时具散生叠生星状毛，小枝黑色，无毛，具散生皮孔。

【生境分布】生长于海拔 20 ~ 400 米的平原或低山常绿阔叶林中，寄生在桑树、桃树、李树、龙眼、荔枝、杨桃、油茶、油桐、橡胶树、榕树、木棉、马尾松或水松等多种植物上。分布在福建、广东、广西等地。

【采集加工】冬季至次年春季采割，除去粗茎，切段干燥，或蒸后干燥。

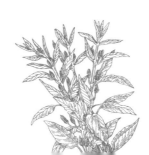

五加皮

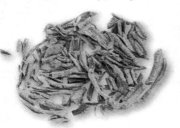

别　名：南五加皮、五谷皮

拉丁名：Acanthopanacis Cortex

来　源：为五加科五加属植物细柱五加的干燥根皮。

【药材性状】根皮呈不规则卷筒状，长5~15厘米，直径0.4~1.4厘米，厚约0.2厘米。外表面灰褐色，有不规则纵皱纹及横长皮孔样瘢痕；内表面黄白色或灰黄色，有细纵纹。体轻，质脆，断面不整齐，灰白色。气微香，味微辣而苦。

【性味归经】性温，味辛、苦。归肝、肾经。

【功效主治】祛风湿、补肝肾、强筋骨、活血脉。主治风寒湿痹、腰膝疼痛、筋骨痿软、体虚羸弱、跌打损伤、水肿、脚气、阴下湿痒。

【用法用量】内服：煎服，6~9克，鲜品加倍；泡酒饮或入丸、散。外用：煎水熏洗或为末敷。

【用药禁忌】阴虚火旺者慎服。

验方精选

①治一切风湿痿痹，壮筋骨，填精髓：五加皮适量，洗刮去骨，煎汁和曲米酿成饮品；切碎以袋盛，浸酒煮饮，也可加当归、牛膝、地榆诸药。

②治腰痛：五加皮、杜仲（炒）各等份，研为末，以酒调成糊，做成如梧桐子大小的丸，每次服30丸，温酒调下。

③治鹤膝风：五加皮400克，当归250克，牛膝200克，酒10升，煮5小时，每日服2次，以醺为度。

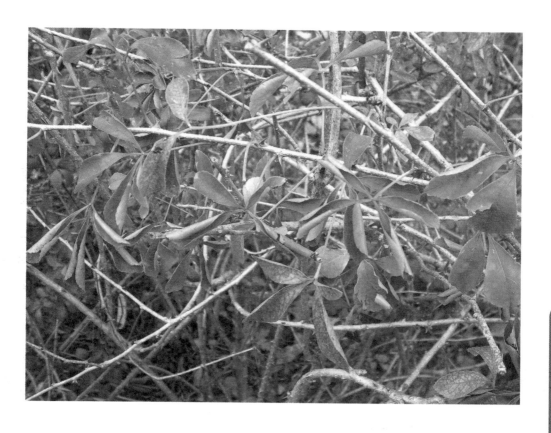

【**植物形态**】灌木，有时蔓生状，高 2 ~ 3 米。枝灰棕色，无刺或在叶柄基部单
　　　　　　生扁平的刺。叶为掌状复叶，在长枝上互生，在短枝上簇生；叶柄常
　　　　　　有细刺；小叶片倒卵形至倒披针形。

【**生境分布**】生长于海拔 200 ~ 1,600 米的灌木丛、林缘、山坡路旁和村落中。
　　　　　　分布在中南、西南等地。

【**采集加工**】栽后 3 ~ 4 年于 7 ~ 10 月采收，挖取根部，刮皮，抽去木心，晒干
　　　　　　或烘干。

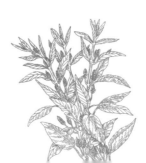

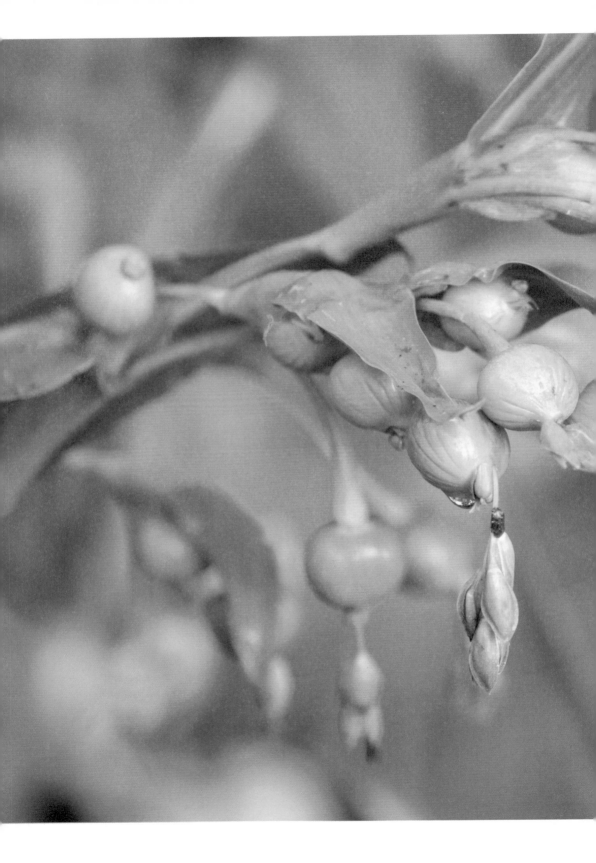

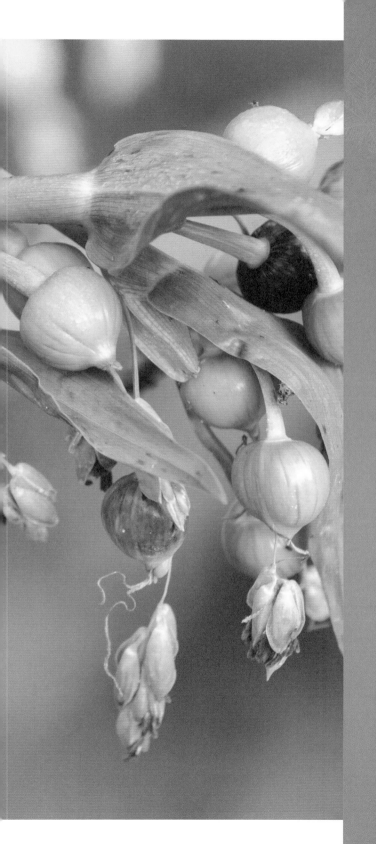

第四章　利水渗湿类

利水消肿药

赤小豆

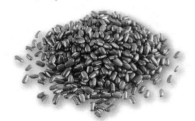

别　名： 小豆、赤豆、红小豆、猪肝赤、杜赤豆

拉丁名： Vignae Semen

来　源： 为豆科豇豆属植物赤小豆或赤豆的干燥成熟种子。

【**药材性状**】干燥种子略呈圆柱形而稍扁，长5～7毫米，直径约3毫米，种皮赤褐色或紫褐色，平滑，微有光泽，种脐线形，白色，约为全长的2/3，中间凹陷成一纵沟，偏向一端，背面有一条不明显的棱脊。质坚硬，不易破碎，除去种皮，可见两瓣乳白色子仁。气微，嚼之有豆腥味。

【**性味归经**】性平，味甘。归心、小肠经。

【**功效主治**】利水、消肿、退黄、清热、解毒、消痈。主治水肿、脚气、黄疸、淋证、便血、肿毒疮疡、癣疹。

【**用法用量**】内服：煎服，10～30克；入散剂。外用：生研调敷；煎水洗。

【**用药禁忌**】阴虚津伤者慎用，过剂会渗利伤津。

验方精选

①治水肿：赤小豆适量，桑枝15克，同煮熟，空腹食用。

②治热淋、血淋：赤小豆0.3升，慢火炒熟，研为末；煨葱（细锉）一茎，暖酒，每次调服5克。

③治腹水：赤小豆30克，白茅根15克，水煮，将豆晒干，去茅根食豆。

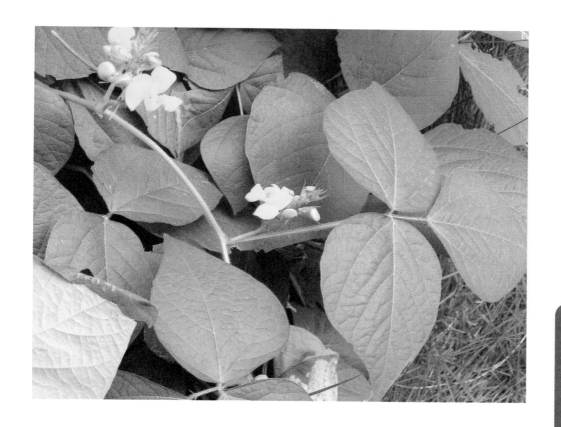

【植物形态】一年生草本，茎纤细，长达 1 米，幼时被黄色长柔毛，老时无毛，三出羽状复叶；托叶披针形或卵状披针形；小叶 3 枚，纸质，卵形或披针形，长 10 ～ 13 厘米，宽 5 ～ 7.5 厘米，先端急尖，基部宽楔形或钝。种子 6 ～ 10 枚，暗紫色，长椭圆形，两端圆，有直而凹陷的种脐。

【生境分布】栽培或野生，对土壤要求不高，耐瘠薄，黏土、沙土都能生长，川道、山地均可种植。分布在广东、广西、江西等地。

【采集加工】8 ～ 9 月荚果成熟而未开裂时拔取全株，晒干并打下种子，再晒干。

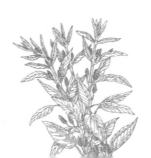

冬瓜皮

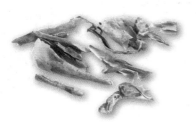

别　　名： 白瓜皮、白东瓜皮

拉丁名： Benincasae Exocarpium

来　　源： 为葫芦科冬瓜属植物冬瓜的干燥外层果皮。

【药材性状】果皮为不规则的碎片，常向内卷曲，大小不一。外表面灰绿色或黄白色，被有白霜，有的较光滑不被白霜；内表面较粗糙，有的可见筋脉状维管束。体轻，质脆。无臭，味淡。

【性味归经】性微寒，味甘。归小肠、肺经。

【功效主治】利水消肿、祛暑。主治肾炎水肿、小便不利、暑热泄泻。

【用法用量】内服：煎服，15～30克。外用：煎水洗。

【用药禁忌】脾胃虚寒、阳气不足而消瘦者少食。

验方精选

①治水肿：冬瓜皮30克，五加皮9克，姜皮12克，水煎服。

②治体虚浮肿：冬瓜皮30克，杜赤豆60克，红糖适量，煮烂，食豆服汤。

③治咳嗽：冬瓜皮（经霜者）25克，蜂蜜少许，水煎服。

④治夏日暑热口渴，小便短赤：冬瓜皮、西瓜皮各等量，煎水代茶饮。

⑤治消渴不止，小便多：冬瓜皮、麦冬各30～60克，黄连10克，水煎服，每日2～3次分服。

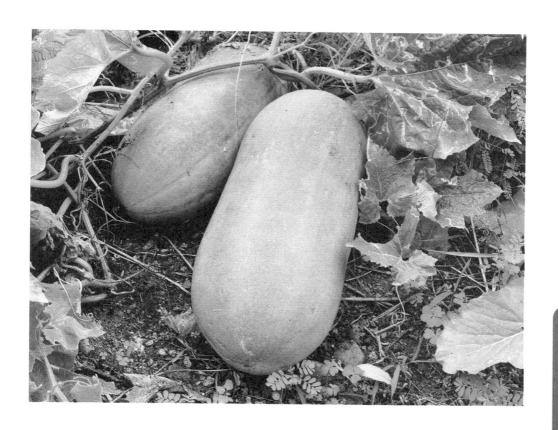

【植物形态】一年生蔓生或架生草本植物，全株有黄褐色硬毛及长柔毛，叶片肾
状近圆形，宽 15 ~ 30 厘米，5 ~ 7 浅裂或有时中裂。雌雄同株，
花单生。果实长圆柱状或近球状，大型，有硬毛和白霜，长 25 ~ 60
厘米，径 10 ~ 25 厘米，有硬毛和白霜。种子卵形，白色或淡黄色。

【生境分布】全国大部分地区均产，作为蔬菜食用。

【采集加工】食用冬瓜时，收集削下的外果皮，晒干。

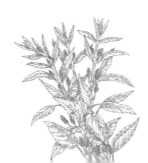

茯苓

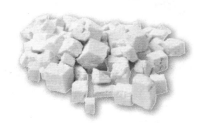

别　　名：茯菟、松腴、不死面、松薯、松苓、
松木薯

拉丁名：Poria

来　　源：为多孔菌科真菌茯苓的干燥菌核。

【药材性状】完整的茯苓呈类圆形、椭圆形、扁圆形或不规则团块，大小不一。
外皮薄，棕褐色或黑棕色，粗糙，具皱纹和缢缩，有时部分剥落。质
坚实，破碎面颗粒状，近边缘淡红色，有细小蜂窝样孔洞，内部白色，
少数淡红色。有的中间抱有松根，习称"茯神块"。气微，味淡，嚼
之粘牙。

【性味归经】性平，味甘、淡。归心、脾、肾经。

【功效主治】利水渗湿、健脾宁心。主治水肿尿少、痰饮眩悸、脾虚食少、便
溏泄泻、心神不安、惊悸失眠。

【用法用量】内服：煎服，10～15克；入丸、散；宁心安神用朱砂拌。

【用药禁忌】阴虚而无湿热、虚寒滑精、气虚下陷者慎服。

验方精选

①治太阳病，发汗后，大汗出，胃中干，烦躁不得眠，脉浮，小便不利，微热
消渴：猪苓（去皮）、白术、茯苓各36克，泽泻62克，桂枝25克（去皮），
上五味均捣为散，以白开水调服1克，日服3次。多饮暖水，汗出愈。

②治小便多，滑数不禁：茯苓（去黑皮）、千山药（去皮，放入白矾水内浸泡，
慢火焙干）各等份，均研为细末，以稀米汤调服之。

③治孕妇转胞：茯苓、赤白各25克，升麻6.5克，当归10克，川芎5克，苎
根15克，以急流水煎服之。调琥珀末10克服更佳。

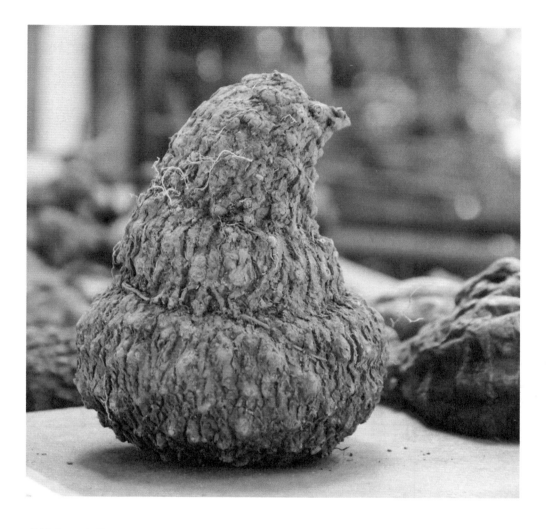

【植物形态】 菌核球形、卵形、椭圆形至不规则形，新鲜时软，干后变硬，内部粉粒状。子实体生于菌核表面，白色，肉质。孢子长方形至近圆柱形。

【生境分布】 生于向阳、温暖的山坡，疏松、排水良好的砂质土壤，多寄生于松树根上。分布在吉林、浙江、安徽、福建、河南、湖北、广西、四川、贵州、云南、台湾。

【采集加工】 通常栽后8～10个月茯苓成熟，其成熟标志为苓场再次出现龟裂纹，扒开观察菌核表皮颜色呈黄褐色，未出现白色裂缝，即可收获。选晴天挖出后去泥沙，堆在室内盖稻草发汗，等水气干了，苓皮起皱后削去外皮，干燥。

薏苡仁

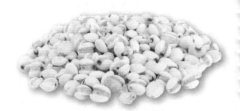

别　名：薏米、薏仁、苡仁

拉丁名：Coicis Semen

来　源：为禾本科薏苡属植物薏苡的干燥
成熟种仁。

【药材性状】种仁呈宽卵形或长椭圆形，长 4 ~ 8 毫米，宽 3 ~ 6 毫米。表面
乳白色，光滑，偶有残存的黄褐色种皮。一端钝圆，另端较宽而
微凹，有一淡棕色点状种脐。背面圆凸，腹面有 1 条较宽而深的
纵沟。质坚实，断面白色，粉质。气微，味微甜。

【性味归经】性微寒，味甘、淡。归脾、胃、肺经。

【功效主治】利湿健脾、舒筋除痹、清热排脓。主治水肿、脚气、小便淋沥、湿温病、
泄泻、带下病、风湿痹痛等。

【用法用量】内服：煎服，10 ~ 30 克；入丸、散；浸酒；煮粥；做羹。

【用药禁忌】脾虚无湿、大便燥结及孕妇慎服。

验方精选

①治水肿喘急：郁李仁 100 克，研成末，以水滤汁，以汁煮薏苡仁饭，每日
食用 2 次。

②治发热、风湿：麻黄 25 克（去节，汤泡），甘草 50 克（炙），薏苡仁 25 克，
杏仁 10 个（去皮、尖，炒），上药均锉成麻豆大，每次取 6 克，以水 300
毫升煮至 200 毫升，去滓温服，有微汗，避风。

③治筋脉拘挛、久风湿痹，下气，除肾中邪气，利肠胃，消水肿，久服轻身益
气力：薏苡仁 1 千克，捣为散，每次以水 2 升煮两匙末作粥，空腹食之。

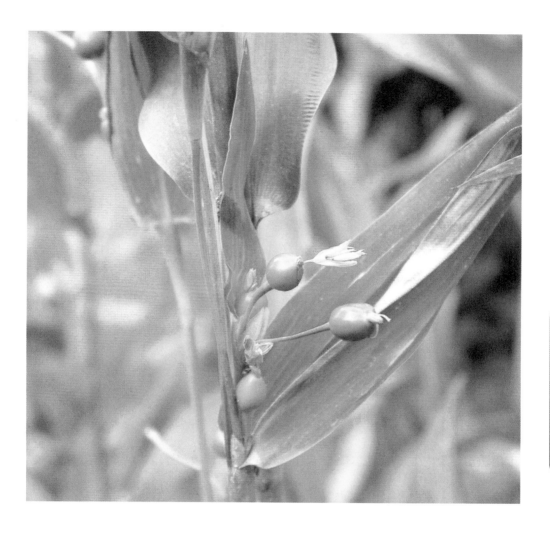

【**植物形态**】一年生粗壮草本，须根黄白色，海绵质，秆直立丛生；叶片扁平宽大，开展；总状花序腋生成束；颖果小，外包坚硬的总苞，卵圆形。

【**生境分布**】生长于路边、沟旁、住宅附近。全国大部地区均有分布。

【**采集加工**】9 ~ 10月茎叶枯黄，果实呈褐色，大部成熟（约85%成熟）时，割下植株，集中立放3 ~ 4天后脱粒，筛去茎叶杂物，晒干或烤干，用脱壳机械脱去总苞和种皮，即得薏苡仁。

泽漆

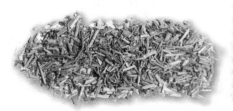

别　名： 五朵云、猫眼草、五凤草

拉丁名： Herba Euphorbiae Helioscopiae

来　源： 为大戟科大戟属植物泽漆的全草。

【药材性状】全草长约 30 厘米，茎光滑无毛，多分枝，表面黄绿色，基部呈紫红色，具纵纹，质脆。叶互生，无柄，倒卵形或匙形，长 1 ~ 3 厘米，宽 0.5 ~ 1.8 厘米，先端钝圆或微凹，基部广楔形或突然狭窄，边缘在中部以上具锯齿；茎顶部具 5 片轮生叶状苞，与下部叶相似。多歧聚伞花序顶生，有伞梗；杯状花序钟形，黄绿色。蒴果无毛。种子卵形，表面有凸起网纹。气酸而特异，味淡。

【性味归经】性微寒，味辛、苦。有毒。归肺、小肠、大肠经。

【功效主治】利水消肿、化痰止咳、散结。主治水气肿满、痰饮喘咳。

【用法用量】内服：煎服，3 ~ 9 克；熬膏或入丸、散。外用：煎水洗；熬膏涂。

【用药禁忌】气血虚弱和脾胃虚者慎用。

验方精选

①治水气通身红肿，四肢无力，喘息不安：泽漆根 500 克，鲤鱼 2,500 克，赤小豆 1,000 克，生姜 400 克，茯苓 150 克，人参、麦冬、甘草各 100 克，上八味药均细切，以水 17 升，先煮鱼及赤小豆，煎煮至 7 升，去滓，放入其他药煮取 4.5 升。每次服 0.3 升，日服 3 次。

②治牛皮癣：泽漆适量，挤出白汁涂患处，每日数次。

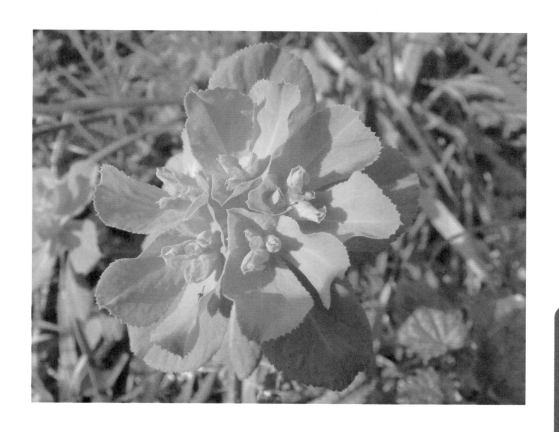

【**植物形态**】一年生草本，根纤细，茎直立，单一或自基部多分枝，斜展向上；
叶互生，倒卵形或匙形，先端具牙齿，中部以下渐狭或呈楔形；花
序单生，有柄或近无柄。

【**生境分布**】生长于山沟、路边、荒野。全国大部分地区均有分布。

【**采集加工**】4～5月开花时采收地上部分，晒干。

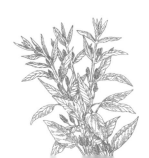

泽泻

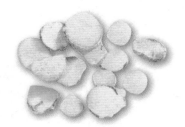

别　名： 水泻、芒芋、鹄泻、泽芝

拉丁名： Alismatis Rhizoma

来　源： 为泽泻科泽泻属植物泽泻的干燥块茎。

【药材性状】 呈类球形、椭圆形或卵圆形，长2～7厘米，直径2～6厘米。表面黄白色或淡黄棕色，有不规则的横向环状浅沟纹及多数细小突起的须根痕，底部有的有瘤状芽痕。质坚实，断面黄白色，粉性，有多数细孔。气微，味微苦。

【性味归经】 性寒，味甘。归肾、膀胱经。

【功效主治】 利水渗湿、泄热。主治小便不利、热淋涩痛、水肿胀满、泄泻、痰饮眩晕、遗精。

【用法用量】 内服：煎服，6～12克；入丸、散。

【用药禁忌】 肾虚精滑无湿热者忌服。

验方精选

①**治鼓胀水肿：** 白术、泽泻各25克，均研为细末，每次煎服15克，以茯苓汤调下。做成丸亦可，每次服30丸。

②**治妊娠气壅，身体腹胁浮肿，喘息促，大便难，小便涩：** 泽泻50克，桑根自皮50克（锉），木通50克（锉），枳壳50克（麸炒微黄，去瓤），赤茯苓50克，槟榔50克，均捣粗罗为散，每次取20克，以水100毫升，入生姜0.25克，煎至水剩一大半。去滓，于每餐饭前温服，以稍利为效。

③**治心下支饮，其人苦冒眩：** 泽泻250克，白术100克，以水2升煮取1升，温服。

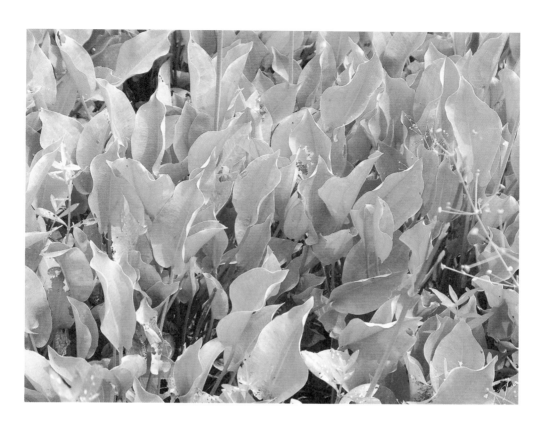

【植物形态】多年生水生或沼生草本植物，叶通常多数；沉水叶条形或披针形；
挺水叶宽披针形、椭圆形至卵形，花两性；瘦果椭圆形，或近矩圆形。

【生境分布】生长于沼泽边缘或栽培。分布在东北、华东、西南及河北、河南、
新疆等地。

【采集加工】于移栽当年12月下旬，大部分叶片枯黄时收获，挖出块茎，留下中
心小叶，以免干燥时流出黑汁液，用无烟煤火炕干，趁热放在筐内，
撞掉须根和粗皮。

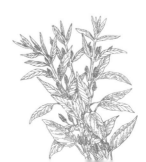

利尿通淋药

灯心草

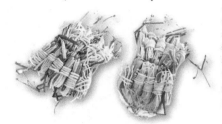

别　名：秧草、水灯心、野席草

拉丁名：Junci Medulla

来　源：为灯心草科灯心草属植物灯心草
的干燥茎髓或全草。

【药材性状】呈细圆柱形，长达90厘米，直径1~3毫米，表面白色或淡黄白色。
置放大镜下观察，有隆起的细纵纹及海绵样的细小孔隙，微有光泽。
质轻柔软，有弹性，易拉断，断面不平坦，白色。无臭无味。

【性味归经】性微寒，味甘、淡。归心、肺、小肠经。

【功效主治】清心降火、利尿通淋。主治小便不利、小儿夜啼、口舌生疮。

【用法用量】内服：煎服，鲜品15~30克；入丸、散。外用：适量，烧存性研
末撒或用鲜品捣烂敷。

【用药禁忌】下焦虚寒、小便失禁者忌服。

验方精选

①治五淋癃闭：灯心草50克，麦门冬、甘草各25克，煎浓汁饮。

②治热淋：鲜灯心草、车前草、凤尾草各50克，用淘米水煎服。

③治黄疸：灯心草、天胡荽各50克，水煎，加少许甜酒调服。

④治失眠、心烦：灯心草18克，煎汤代茶常服。

⑤治小儿夜啼：将灯心草烧成灰，涂于乳上，给小儿吃。

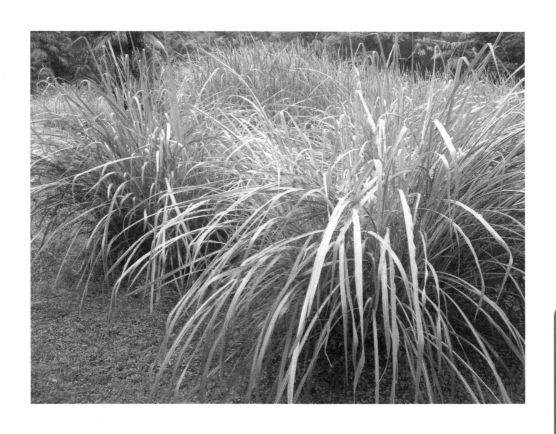

【植物形态】多年生草本，根状茎粗壮横走，具黄褐色稍粗的须根；茎丛生，直立，圆柱形，淡绿色，具纵条纹。茎内充满白色的髓。

【生境分布】生长于海拔 1,650 ~ 3,400 米的河边、池旁、水沟、稻田旁、草地。分布在长江下游及福建、四川、贵州、陕西等地，江苏苏州地区及四川亦有栽培。

【采集加工】9 ~ 10 月采割下茎秆，顺茎划开皮部，剥出髓心，捆把晒干。8 ~ 10 月采割全草，晒干。

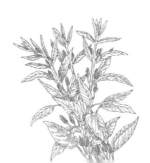

地肤子

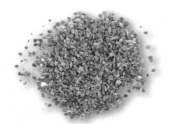

别　　名：扫帚苗、地葵、地麦

拉丁名：Kochiae Fructus

来　　源：为藜科地肤属植物地肤的干燥成
　　　　　熟果实。

【药材性状】胞果呈扁球状五角星形，直径1～3毫米。外被宿存花被，表面灰
　　　　　　绿色或淡棕色，周围具三角形膜质小翅5枚，背面中心有微突起的
　　　　　　点状果梗痕及放射状脉纹5～10条；剥离花被，可见膜质果皮，半
　　　　　　透明。种子扁卵形，长约1毫米，黑色。无臭，味微苦。

【性味归经】性寒，味苦。归膀胱经。

【功效主治】清热利湿、祛风止痒。主治小便不利、淋浊、带下、血痢等。

【用法用量】内服：煎服，6～15克；入丸、散。外用：煎水洗。

【用药禁忌】内无湿热、小便过多者忌服。

验方精选

①治下焦结热，致患淋证，小便赤黄不利，数起出少，茎痛或血出：地肤子
　150克，知母、黄芩、猪苓、瞿麦、枳实、升麻、通草、葵子、海藻各100克，
　以水10升煮取3升，温时分3次服完。大小便皆闭者加大黄150克。

②治肾炎水肿：地肤子、桑白皮各10克，浮萍8克，木贼草6克，水煎去滓，
　每日3次分服。

③治阳虚气弱、小便不利：野台参20克，威灵仙2.5克，寸麦冬30克（带心），
　地肤子5克，煎服。

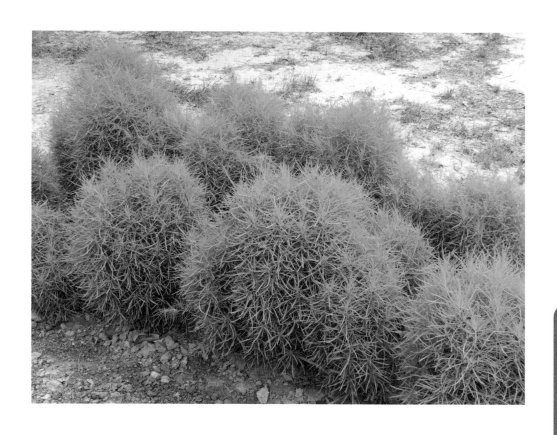

【植物形态】一年生草本，高 0.5 ～ 1.5 米。茎直立，圆柱状，淡绿色或带紫红色，分枝稀疏，叶为平面叶，披针形或条状披针形，胞果扁球形，果皮膜质，与种子离生。种子卵形，黑褐色，稍有光泽；胚环形，胚乳块状。

【生境分布】生长于山野荒地、田野等。分布在黑龙江、吉林、辽宁、河北、山东、山西、陕西、河南、安徽、江苏、甘肃等地。

【采集加工】8 ～ 10 月割取全草，晒干，打下果实，备用。

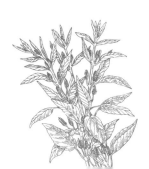

冬葵子

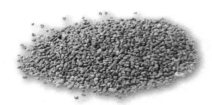

别　名： 葵子、葵菜子

拉丁名： Malvae Fructus

来　源： 为锦葵科锦葵属植物冬葵的干燥成熟果实或种子。

【**药材性状**】果实呈扁球状盘形，直径 4 ~ 7 毫米。外被膜质宿萼，宿萼钟状，黄绿色或黄棕色，有的微带紫色，先端 5 齿裂，裂片内卷，其外有条状披针形的小苞片 3 片。果梗细短。果实由分果瓣 10 ~ 12 枚组成，在圆锥形中轴周围排成 1 轮，分果类扁圆形，直径 1.4 ~ 2.5 毫米。表面黄白色或黄棕色，具隆起的环向细脉纹。种子肾形，棕黄色或黑褐色。气微，味涩。

【**性味归经**】性寒，味甘。归大肠、小肠、膀胱经。

【**功效主治**】通乳、润肠通便、利二便。主治小便不利、水肿、热淋、大便秘结、乳房肿痛、乳汁不通。

【**用法用量**】内服：煎服，10 ~ 20 克。

【**用药禁忌**】便溏者与孕妇勿用。

验方精选

①治妊娠有水气，身重，小便不利，洒淅恶寒，起即头眩：冬葵子 500 克，茯苓 150 克，均杵为散，每次饮服 1 克，每日服 3 次，小便利则愈。

②治胎死腹中，若母病欲下：牛膝 150 克，冬葵子 1 千克，上二味，以水 7 升煮取 3 升，分 3 次服完。

③治血痢、产痢：冬葵子研为末，每次取 10 克，加入腊茶 5 克，以开水调服，日服 3 次。

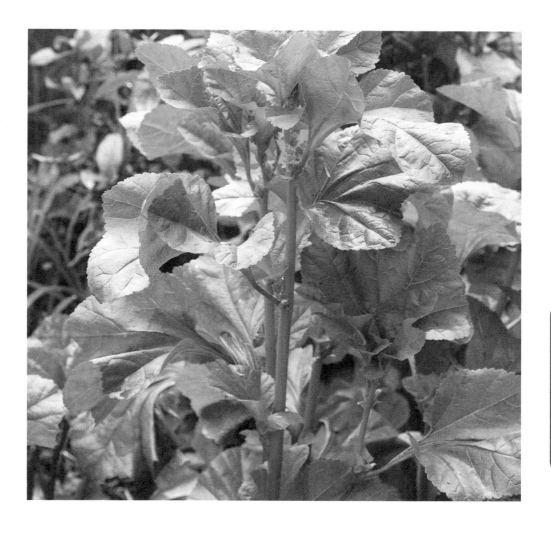

【植物形态】一年生草本，高1米，不分枝，茎被柔毛；叶圆形，常5~7裂或角裂，基部心形，裂片三角状圆形，边缘具细锯齿，并极皱缩扭曲，两面无毛至疏被糙伏毛或星状毛，在脉上尤为明显；叶柄瘦弱，疏被柔毛；果扁球形，种子肾形，暗黑色。

【生境分布】生长于平原旷地、村落附近、路旁、田埂、山脚或山坡向阳较湿润处。全国各地均有分布。

【采集加工】夏、秋两季种子成熟时采收，晒干。生用，捣碎入药。

瞿麦

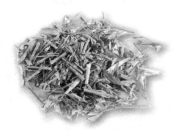

别　名: 野麦、石柱花、十样景花、巨麦

拉丁名: Dianthi Herba

来　源: 为石竹科石竹属植物瞿麦或石竹的干燥地上部分。

【**药材性状**】茎直立，表面淡绿至黄绿色，光滑无毛，节部稍膨大。茎中空，质脆易断。叶多数完整，对生，线形或线状披针形。花有淡黄色膜质的宿萼，萼筒长约为全花的 3/4；萼下小苞片淡黄色，约为萼筒的 1/4。有时可见到蒴果，长圆形，外表皱缩，顶端开裂。种子褐色、扁平。

【**性味归经**】性寒，味苦。归心、小肠、膀胱经。

【**功效主治**】利尿通淋。主治小便不通、热淋、血淋。

【**用法用量**】内服：煎服，3 ~ 10 克；入丸、散。外用：煎服洗或研末调敷。

【**用药禁忌**】妊娠、新产者忌服。

验方精选

①治大人、小儿心经邪热，咽干口燥，烦躁不宁，目赤睛疼，唇焦鼻衄，口舌生疮，咽喉肿痛，小便赤涩：车前子、瞿麦、篇蓄、滑石、山栀子仁、甘草（炙）、木通、大黄（面裹煨，去面，切，焙）各 500 克，上药均研为散，每次取 10 克，加水 300 毫升，加入灯心草做药引，煎至七分，去滓，饭后、晚睡前温服。小儿酌量减少。

②治小便不利：栝楼根 100 克，茯苓、薯蓣各 150 克，附子 1 枚（炮），瞿麦 50 克，上五味均研为末，加蜂蜜做成梧桐子大小的丸，每次饮服 3 丸，日服 3 次，无效则每次增至 7 ~ 8 丸，以小便利，腹中温为度。

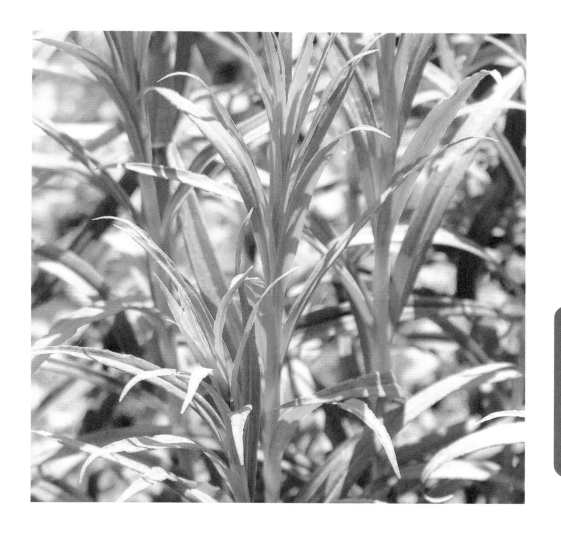

【**植物形态**】多年生草本，高 50 ～ 60 厘米，有时更高。茎丛生，直立，绿色，无毛，上部分枝。叶片线状披针形，顶端锐尖，中脉特显，基部合生成鞘状。

【**生境分布**】生长于山坡或林下。全国大部分地区均有分布。

【**采集加工**】夏、秋二季花未开放前采收。每年可收割 2 ～ 3 次。割取全株，除去杂草、泥土，晒干。

石韦

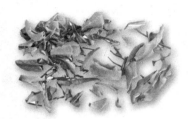

别　名：石皮、石苇、金星草、石兰

拉丁名：Pyrrosiae Folium

来　源：为水龙骨科石韦属植物庐山石韦的干燥叶。

【药材性状】叶片略皱缩，展平后呈披针形，长 10 ～ 25 厘米，宽 3 ～ 5 厘米。先端渐尖，基部耳状偏斜，全缘，边缘常向内卷曲；上表面黄绿色或灰绿色，散布有黑色圆形小凹点；下表面密生红棕色星状毛，有的侧脉间布满棕色圆点状的孢子囊群。叶柄具四棱，长 10 ～ 20 厘米，直径 1.5 ～ 3 毫米，略扭曲，有纵槽。叶片革质。气微，味微涩苦。

【性味归经】性微寒，味苦、甘。归肺、膀胱经。

【功效主治】利水通淋、清肺化痰、凉血止血。主治淋证、水肿、小便不利、痰热咳喘、咯血、吐血、衄血、崩漏及外伤出血。

【用法用量】内服：煎服，9 ～ 15 克；研末入散剂。外用：研末涂敷。

【用药禁忌】阴虚及无湿热者忌服。

验方精选

①治咳嗽：石韦（去毛）、槟榔（锉）各等份，研为细散，每次以生姜汤调下 10 克。

②治小便不利：石韦、车前子各等份，研为粗末，每次取 25 克，煎水，去渣温服。

③治血淋：石韦、当归、蒲黄、芍药各等份，研为末，酒下。

④治小腹胀满闷：石韦 50 克（去毛），鸡肠草 50 克，捣碎，以水 600 毫升，煎取 450 毫升，去滓，饭前温服，分 3 次服完。

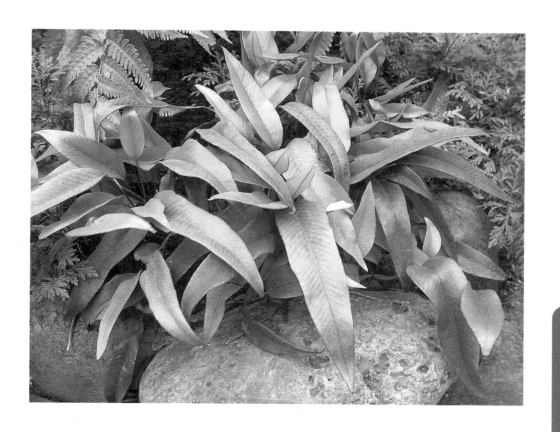

【植物形态】植株通常高 10 ～ 30 厘米。根状茎长而横走，密被鳞片；鳞片披针形，长渐尖头，淡棕色，边缘有睫毛。叶远生，近二型；全缘，干后革质，上面灰绿色，近光滑无毛，下面淡棕色或砖红色，被星状毛；主脉下面稍隆起，上面不明显下凹，侧脉在下面明显隆起，清晰可见，小脉不显。

【生境分布】生长于海拔 500 ～ 2,200 米的林中树干或石上。分布在西南及浙江、安徽、福建、湖南、广东、台湾等地。

【采集加工】8 ～ 11 月采收，晒干。

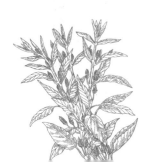

通草

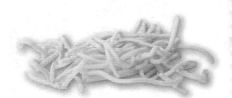

别　名：蔻脱、离南、活苋、倚商、通脱木、
　　　　葱草、白通草

拉丁名：Tetrapanacis Medulla

来　源：为五加科通脱木属植物通脱木的
　　　　干燥茎髓。

【药材性状】茎髓呈圆柱形，长 20 ~ 40 厘米，直径 1 ~ 2.5 厘米。表面白色或
　　　　　　淡黄色，有浅纵沟纹。体轻，质松软，稍有弹性，易折断，断面平坦，
　　　　　　显银白色光泽，中央有直径 0.3 ~ 1.5 厘米的空心或半透明的薄膜，
　　　　　　纵剖面呈梯状排列，实心者（仅在细小茎髓中的某小段）少见。无臭，
　　　　　　无味。

【性味归经】性微寒，味甘、淡。归肺、胃、膀胱经。

【功效主治】清热利水、通乳。主治淋证涩痛、小便不利、水肿、黄疸、湿温病、
　　　　　　小便短赤、产后乳少、经闭、带下。

【用法用量】内服：煎服，2 ~ 5 克。

【用药禁忌】气阴两虚、内无湿热者及孕妇慎服。

验方精选

①治气热淋疾，小便数急痛，小腹虚满：通草煎汤，并葱食之。

②治热气淋涩，小便赤如红花汁：通草 150 克，葵子 1 千克，滑石 200 克（碎），
　石韦 100 克，上药均切碎，以水 6 升煎取 2 升，去滓，温时 3 次服完。忌
　食五腥、热面、炙物。

③治膀胱积热尿闭：通草、车前草、龙胆草、瞿麦各 9 克，水煎服。

④治急性肾炎：通草 6 克，茯苓皮 12 克，大腹皮 9 克，水煎服。

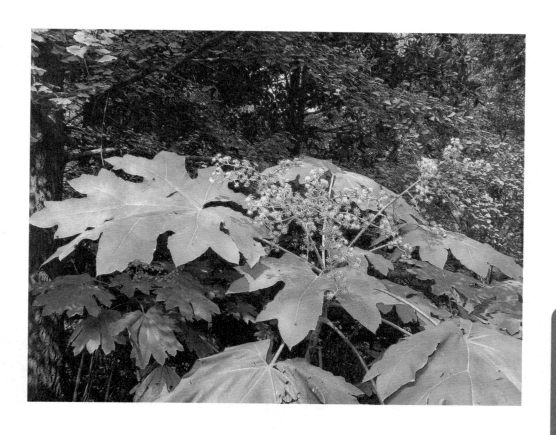

【植物形态】常绿灌木或小乔木。树皮深棕色，略有皱裂；新枝淡棕色或淡黄棕色，有明显的叶痕和大形皮孔，幼时密生黄色星状厚绒毛，后毛渐脱落。叶大，集生茎顶；叶片纸质或薄革质，长 50 ～ 75 厘米，宽 50 ～ 70 厘米。

【生境分布】生长于海拔 10 ～ 2,800 米的向阳肥厚的土壤中，或栽培于庭院中。分布在西南及江苏、浙江、安徽、福建、江西、湖北、湖南、广东、台湾等地。

【采集加工】9 ～ 11 月选择生长 3 年以上的植株，割取地上茎，切段，捅出髓心，理直，晒干。

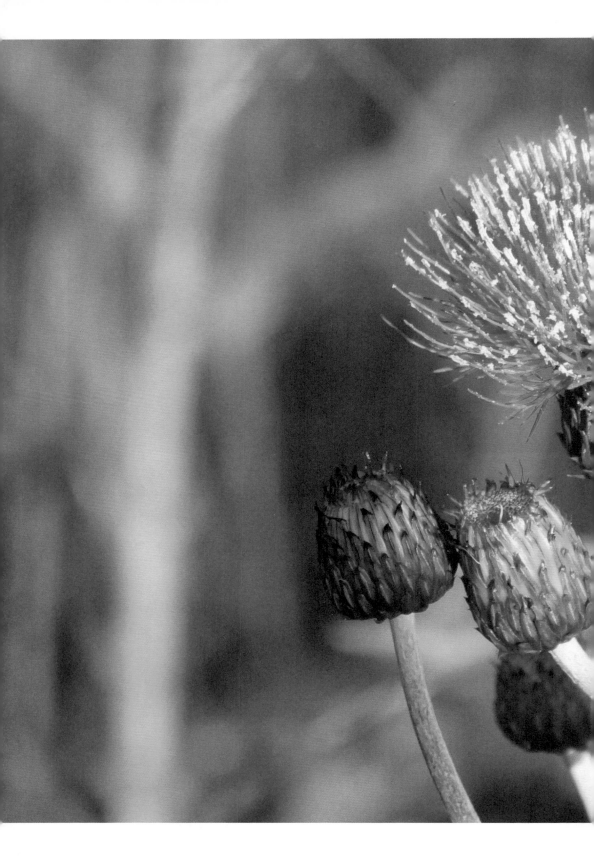

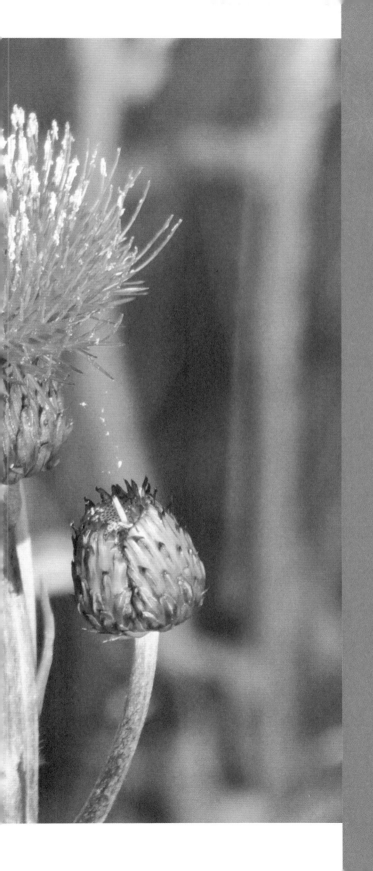

第五章 止血类

凉血止血药

侧柏叶

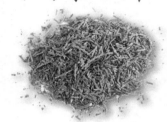

别　　名：柏叶、扁柏叶、丛柏叶

拉丁名：Platycladi Cacumen

来　　源：为柏科侧柏属植物侧柏的干燥嫩枝与叶。

【药材性状】枝长短不一，多分枝，小枝扁平。叶细小鳞片状，交互对生，贴伏于枝上，深绿色或黄绿色。质脆，易折断。气清香，味苦涩、微辛。

【性味归经】性寒，味苦、涩。归肺、肝、大肠经。

【功效主治】凉血止血、祛痰止咳。主治吐血、衄血、尿血、血痢、肠风、崩漏、咳嗽。

【用法用量】内服：煎服，6 ~ 15 克；入丸、散。外用：煎水洗，捣敷或研末调敷。

【用药禁忌】久服、多服易致胃脘不适及食欲减退。

验方精选

①治血热妄行，吐咯不止：侧柏叶、生荷叶、生地黄、生艾叶各等份，研烂，和丸如鸡子大，每次取一丸，加水 900 毫升，煎至 300 毫升，去滓温服，不拘时。

②治吐血不止：侧柏叶、干姜各 150 克，艾草三把，上三味加水 5 升、马通汁 1 升合煎，取 1 升，分 2 次温服。

③治血淋：侧柏叶、藕节、车前草各等份，三味同捣取其汁，调益元散，神效。

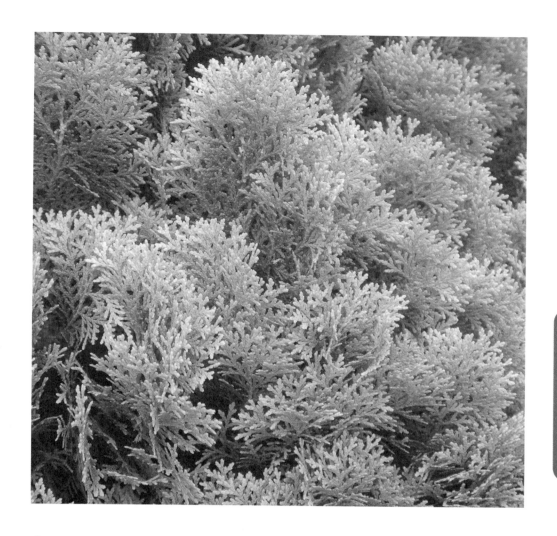

【植物形态】乔木，高达 20 余米，叶鳞形长 1 ~ 3 毫米，先端微钝，小枝中央的
　　　　　　叶的露出部分呈倒卵状菱形或斜方形，背面中间有条状腺槽，两侧的
　　　　　　叶船形，先端微内曲，背部有钝脊，尖头的下方有腺点。

【生境分布】生长于湿润肥沃地，石灰岩山地也有生长，常栽培作庭园树。分布
　　　　　　在东北南部，经华北向南达广东、广西北部，西至陕西、甘肃，西南
　　　　　　至四川、云南、贵州等地。

【采集加工】全年均可采收，以 6 ~ 9 月采收者为佳。剪下大枝，干燥后取其小
　　　　　　枝叶，扎成小把，置于通风处风干。不宜曝晒。

大蓟

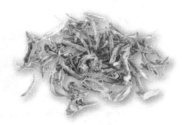

别　名： 大刺儿菜、大刺盖、老虎胭

拉丁名： Cirsii Japonici Herba

来　源： 为菊科蓟属植物大蓟的地上部分或根。

【**药材性状**】大蓟草：茎呈圆柱形，基部直径可达 1.2 厘米；表面绿褐色或棕褐色，有纵棱，被丝状毛；断面灰白色，髓部疏松或中空。头状花序顶生，球形或椭圆形，总苞黄褐色，羽状冠毛灰白色。气微，味淡。大蓟根：根长纺锤形，常簇生而扭曲，长 5 ~ 15 厘米，直径 0.2 ~ 0.6 厘米。表面暗褐色，有不规则的纵皱纹。质硬而脆，易折断，断面粗糙，灰白色。气微，味甘、微苦。

【**性味归经**】性凉，味苦。归心、肝经。

【**功效主治**】凉血止血、行瘀消肿。主治吐血、咯血、衄血、便血、尿血。

【**用法用量**】内服：煎服，5 ~ 10 克，鲜品可用 30 ~ 60 克。外用：捣敷。

【**用药禁忌**】虚寒出血、脾胃虚寒者忌服。

验方精选

①治呕吐、咯血：大蓟、小蓟、荷叶、扁柏叶、茅根、茜草、山栀、大黄、牡丹皮、棕榈皮各等份，烧灰存性，研成极细的末，用纸包好，放在泥地上，上面用碗盖住，保持此状态一晚上，以出火毒，用时先研磨白藕汁或萝卜汁半碗，每次调服 25 克，饭后服用。

②治鼻衄：大蓟根 50 克，相思子 25 克，上二味粗捣筛，每次取 15 克，加水 300 毫升，煎至 200 毫升，去滓，放冷服。

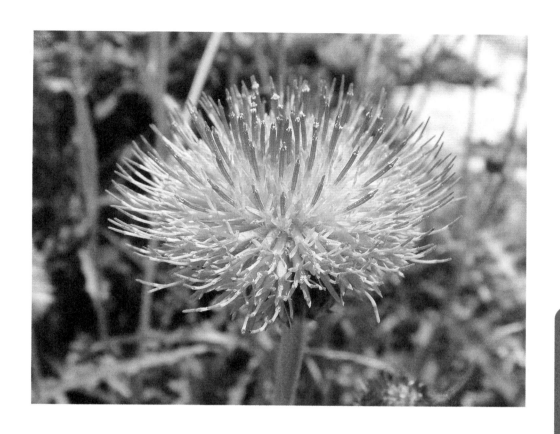

【**植物形态**】多年生草本。块根纺锤状或萝卜状，直径达7毫米。茎直立，高
30 ~ 80 厘米，茎枝有条棱，被长毛。基生叶有柄，叶片倒披针形
或倒卵状椭圆形，长8 ~ 20 厘米，宽2.5 ~ 8 厘米。

【**生境分布**】生长于山坡、草地、路旁。分布在河北、山东、江苏、浙江、福
建等地。

【**采集加工**】栽种第三年9 ~ 10月挖根，晒干。6 ~ 9月盛花时割取地上部分，
鲜用或晒干。

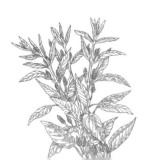

地榆

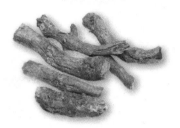

别　　名：黄瓜香、山地瓜、猪人参、血箭草

拉丁名：Sanguisorbae Radix

来　　源：为蔷薇科地榆属植物地榆或长叶地榆的干燥根。

【药材性状】根呈不规则纺锤形或圆柱形，稍弯曲或扭曲，长5～25厘米，直径0.5～2厘米。表面灰褐色、棕褐色或暗紫色，粗糙，有纵皱纹、横裂纹及支根痕。质硬，断面较平坦，或皮部有众多黄白色至黄棕色的绵状纤维，木部黄色或黄褐色，略呈放射状排列。切片呈不规则圆形或椭圆形，厚0.2～0.5厘米；切面紫红色或棕褐色。无臭，味微苦涩。

【性味归经】性微寒，味苦、酸。归肝、胃、大肠经。

【功效主治】凉血止血、解毒敛疮。主治便血、痔血、血痢、崩漏等。

【用法用量】内服：煎服，10～15克；或入丸、散。外用：捣汁或研末掺。

【用药禁忌】脾胃虚寒、中气下陷、冷痢泄泻、血虚有瘀者均应慎服。

验方精选

①治血痢不止：地榆100克，甘草（炙、锉）25克，粗捣筛，每次取25克，加适量水，煎，去渣，温服，白天2次晚上1次。

②治红白痢、噤口痢：地榆10克，炒乌梅5枚，山楂5克，水煎服。红痢以红糖为引，白痢以白糖为引。

③治急性菌痢：地榆根适量，研粉，成人每次服1～2克，每天3次，儿童减半。

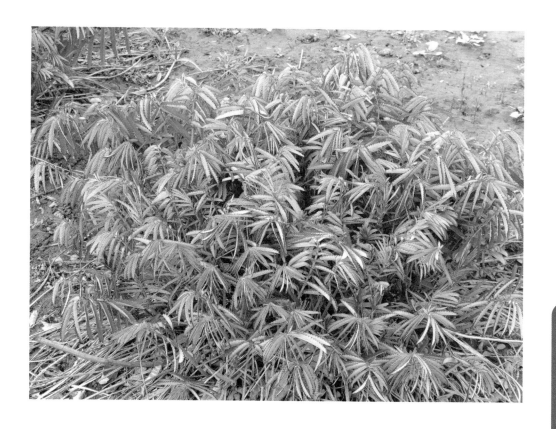

【**植物形态**】多年生草本，高 30 ~ 120 厘米。根粗壮，多呈纺锤形，稀圆柱形。茎直立，有棱，无毛或基部有稀疏腺毛。基生叶为羽状复叶，小叶片有短柄，卵形或长圆状卵形。

【**生境分布**】生长于山地灌木草丛、山坡等。全国大部分地区均有分布。

【**采集加工**】第二、第三年于春季发芽前，秋季枯萎前后挖出，晒干，或趁鲜切片干燥。

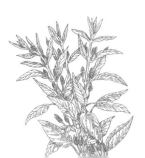

槐花

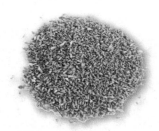

別　名：洋槐花、槐蕊

拉丁名：Sophorae Flos

来　源：为豆科槐属植物槐的干燥花及花蕾。

【药材性状】槐花：皱缩而卷曲，花瓣多散落。完整者花萼钟状，黄绿色，先端5浅裂；花瓣5，黄色或黄白色，1片较大，近圆形，先端微凹，其余4片长圆形。雄蕊10，其中9个基部连合，花丝细长。雌蕊圆柱形，弯曲。体轻，无臭，味微苦。槐米：呈卵形或椭圆形，长2～6毫米，直径约2毫米。花萼下部有数条纵纹。萼的上方为黄白色未开放的花瓣。花梗细小。体轻，手捻即碎。无臭，味微苦涩。

【性味归经】性微寒，味苦。归肝、大肠经。

【功效主治】凉血止血、清肝明目。主治肠风便血、痔疮下血、疮疡肿毒，并可预防脑卒中（中风）。

【用法用量】内服：煎服，5～10克；入丸、散。外用：煎水熏洗或研末撒。止血宜炒用，清热降火宜生用。

【用药禁忌】脾胃虚寒及阴虚发热者慎服。

验方精选

①治大肠下血：槐花、荆芥穗等份，研为末，每次以酒调服2克。

②治诸痔出血：槐花100克，地榆、苍术各75克，甘草50克，上药均微炒，研为细末，每天早、晚饭前各服10克。

③治赤白痢疾：槐花（微炒）15克，白芍药（炒）10克，枳壳（麸炒）5克，甘草2.5克，水煎服。

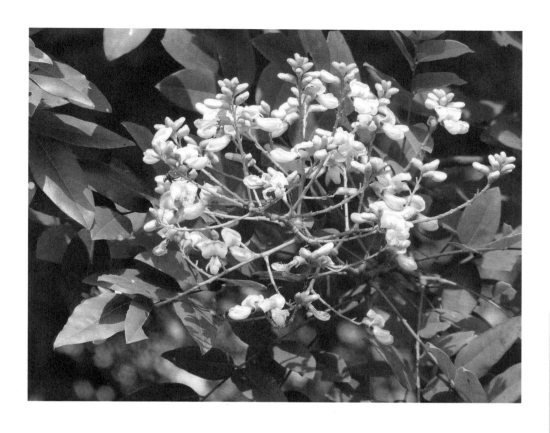

【**植物形态**】落叶乔木，高 8 ~ 20 米。树皮灰棕色。圆锥花序顶生，花冠蝶形，
乳白色。

【**生境分布**】生长于山坡、平原，或植于庭园、路边。全国各地普遍栽培，华北
和黄土高原地区尤为多见。

【**采集加工**】夏季花蕾形成时采收，及时干燥。亦可在花开放时，在树下铺布、
席等，将花打落，收集晒干。

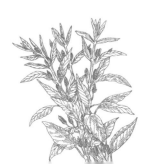

化瘀止血药

降香

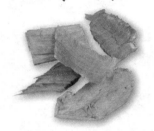

别　名：花梨木、降香黄檀、花梨母、黄花梨

拉丁名：Dalbergiae Odoriferae Lignum

来　源：为豆科黄檀属植物降香檀树干和根的干燥心材。

【**药材性状**】呈类圆柱形或不规则块状。表面紫红色或红褐色，切面有致密的纹理。质硬，有油性。气微香，味微苦。

【**性味归经**】性温，味辛。归肝、脾经。

【**功效主治**】活血散瘀、止血定痛、降气辟秽。主治胸胁疼痛、跌打损伤、创伤出血、寒疝疼痛、呕吐腹痛。

【**用法用量**】内服：煎服，3～6克；研末吞服，1～2克；入丸、散。

【**用药禁忌**】阴虚火旺、血热妄行者忌服。

验方精选

①**治金刃或打扑伤损，血出不止**：降香末、五倍子末、铜末（削下镜面上的铜，于乳钵内研细）各等份（也可随意加减用之），拌匀，散用。

②**治外伤性吐血**：紫降香、花蕊石各3克，没药、乳香各1.5克，共研成极细的末，每次取0.3克，以童便（新尿出者）或1杯黄酒送服。

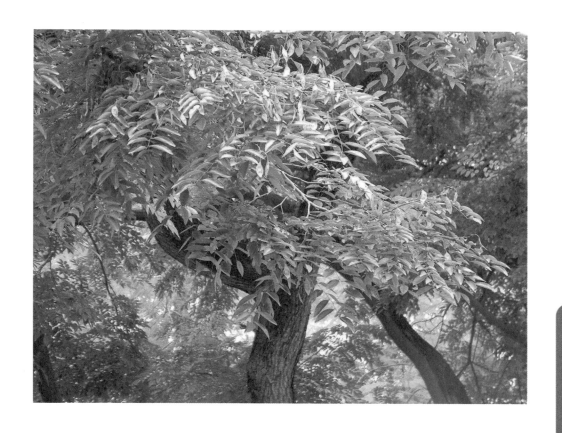

【植物形态】乔木，高 10 ～ 15 米。树皮褐色，小枝有密集白色的小皮孔。叶
互生，单数羽状复叶，小叶 9 ～ 13 片，近革质，卵形或椭圆形，
长 4 ～ 7 厘米，宽 2 ～ 3 厘米，顶端急尖，钝头，基部圆或阔契
形；小叶柄长 4 ～ 5 毫米。圆锥花序腋生，由多数聚伞花序组成；
花冠淡黄色或乳白色。

【生境分布】生长于中海拔地区的山坡疏林中、林边或村旁。产于海南。

【采集加工】全年均可采收。将树干削去外皮和白色木部，锯成段；将根部挖出，
削去外皮，锯成段。晒干。

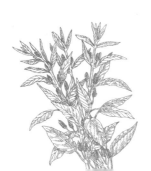

蒲黄

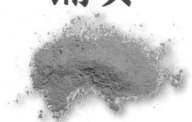

别　名： 香蒲、蒲草

拉丁名： Typhae Pollen

来　源： 为香蒲科香蒲属植物水烛香蒲、东方香蒲或同属植物的干燥花粉。

【药材性状】 为黄色粉末。体轻，放水中则飘浮水面。手捻有滑腻感，易附着手指上。气微，味淡。

【性味归经】 性平，味甘、微辛。归肝、心经。

【功效主治】 止血、化瘀、利尿。主治经闭、胸腹刺痛、跌扑肿痛等。

【用法用量】 内服：煎服，5～9克，须包煎。外用：适量，敷患处。

【用药禁忌】 孕妇慎服。

验方精选

①治妇人月候过多，血伤漏下不止：蒲黄150克（微炒），龙骨125克，艾叶50克，上三味均捣罗为散，炼蜜和丸梧桐子大，每次服20丸，以米汤或艾汤调下，每日2次。

②治血崩：蒲黄、黄芩各50克，荷叶灰25克，共研为末，每次服15克，空腹时以酒调下。

③治（产妇）经日不产，催生：蒲黄、地龙（洗去土，于新瓦上焙令微黄）、陈橘皮各等份，分别研为末，每次每种药末取2克，以新汲水调服。

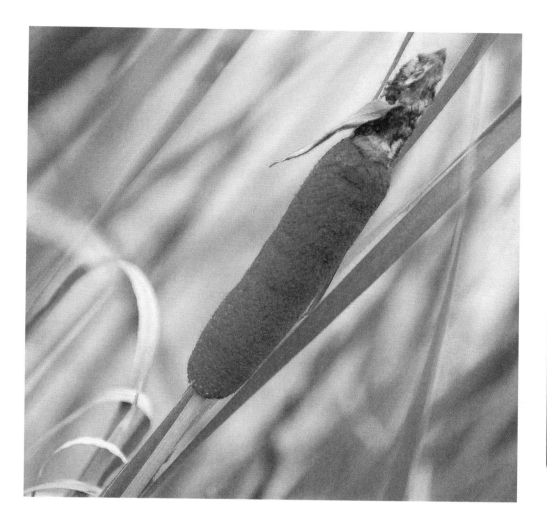

【植物形态】多年生水生或沼生草本。根状茎乳白色。雌雄花序紧密连接；雄花
　　　　　　序轴具白色弯曲柔毛，自基部向上具 1 ~ 3 枚叶状苞片，花后脱落；
　　　　　　雌花序基部具 1 枚叶状苞片，花后脱落。

【生境分布】生长于湖泊、河流、池塘浅水处。分布在黑龙江、辽宁、吉林、河北、
　　　　　　河南、山西、陕西、内蒙古等地。

【采集加工】栽后第二年开花增多，产量增加即可开始收获。6 ~ 7 月花期，待雄
　　　　　　花花粉成熟，选择晴天，用手把雄花勒下，晒干搓碎，用细筛筛去杂
　　　　　　质即成。

茜草

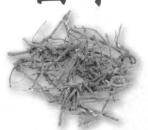

別　名：血茜草、血见愁、蒨草、地苏木、活血丹、土丹参

拉丁名：Rubiae Radix Et Rhizoma

来　源：为茜草科茜草属植物茜草的干燥根及根茎。

【药材性状】根茎呈结节状，丛生粗细不等的根。根呈圆柱形，略弯曲，长 10 ～ 25 厘米，直径 0.2 ～ 1 厘米；表面红棕色或暗棕色，具细纵皱纹及少数细根痕；皮部脱落处呈黄红色。质脆，易折断，断面平坦，皮部狭，紫红色，木部宽广，浅黄红色，导管孔多数。无臭，味微苦，久嚼刺舌。

【性味归经】性寒，味苦。归肝经。

【功效主治】凉血止血、祛瘀通经。主治吐血、衄血、崩漏、外伤出血、经闭瘀阻、关节痹痛、跌扑肿痛。

【用法用量】内服：煎服，10 ～ 15 克；入丸、散；泡酒饮。

【用药禁忌】脾胃虚寒及无瘀滞者慎服。

验方精选

①治吐血不定：茜草 50 克，生捣罗为散，每次取 10 克，加水煎至七分，放冷，饭后服之。

②治吐血后虚热燥渴：茜草（锉）、雄黑豆（去皮）、甘草（炙、锉）各等份，捣为细末，以水和丸如弹子大，每次服 1 丸，以温开水化下，不拘时候。

③治衄血无时：茜草根、艾叶各 50 克，乌梅肉（焙干）25 克，研为细末，炼蜜丸如梧子大，每次以乌梅汤调下 30 丸。

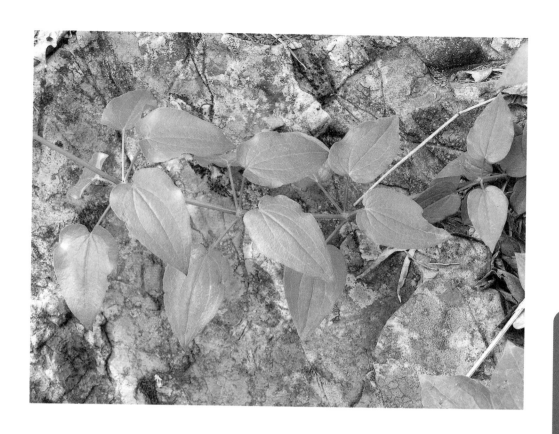

【**植物形态**】草质攀缘藤木。根状茎和其节上的须根均红色；茎数至多条，叶通常4片轮生，纸质，披针形或长圆状披针形，顶端渐尖，有时钝尖，基部心形；聚伞花序腋生和顶生，花冠淡黄色，干时淡褐色；果球形成熟时橘黄色。

【**生境分布**】生长于山坡岩石旁或沟边草丛中。全国大部分地区均有分布。

【**采集加工**】栽后2～3年，于11月挖取根部，晒干。

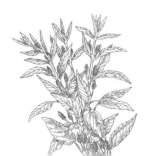

三七

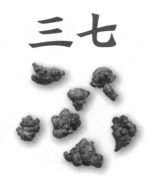

别　名： 田七、人参三七、参三七、田漆、山漆

拉丁名： Notoginseng Radix Et Rhizoma

来　源： 为五加科人参属植物三七的干燥根和根茎。

【药材性状】主根呈类圆锥形或圆柱形，长 1 ~ 6 厘米，直径 1 ~ 4 厘米。表面灰褐色或灰黄色，有断续的纵皱纹及支根痕。顶端有茎痕，周围有瘤状突起。体重，质坚实。断面灰绿色、黄绿色或灰白色，木部微呈放射状排列。气微，味苦回甜。筋条呈圆柱形，长 2 ~ 6 厘米，上端直径约 0.8 厘米，下端直径约 0.3 厘米。剪口呈不规则的皱缩块状及条状，表面有数个明显的茎痕及环纹，断面中心灰白色，边缘灰色。

【性味归经】性温，味甘。归肝、胃经。

【功效主治】散瘀止血、消肿定痛。主治咯血、吐血、衄血、便血、崩漏、外伤出血、胸腹刺痛、跌扑肿痛。

【用法用量】内服：煎服，3 ~ 9 克；研粉吞服，1 次 1 ~ 3 克。外用：适量。

【用药禁忌】孕妇慎服。

验方精选

①治吐血：鸡蛋 1 个，打散，和三七末 5 克、藕汁一小杯、陈酒半小杯，隔汤炖熟食之。

②治咯血，兼治吐衄，理瘀血及二便下血：花蕊石 15 克（煅存性），三七 10 克，血余 5 克（煅存性），共研成细末，2 次服完，以白开水送服。

③治胃及十二指肠溃疡：三七粉 12 克，白及 9 克，乌贼骨 3 克，共研为细末，日服 3 次，每次 3 克，以白开水送服。

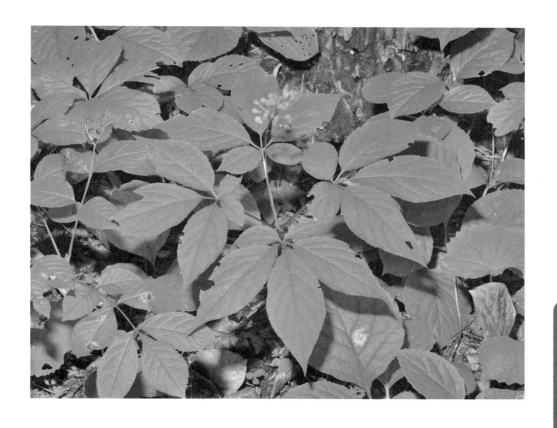

【植物形态】多年生草本。主根粗壮，肉质，纺锤形、倒圆锥形。掌状复叶。伞
　　　　　　形花序单个顶生，花小，黄绿色。核果浆果状，熟时鲜红色。种子
　　　　　　扁球形，白色。

【生境分布】生长于山坡丛林下。分布在江西、湖北、广东、广西、四川、贵
　　　　　　州等地。

【采集加工】栽种 3 ~ 7 年后于夏末、秋初开花前或冬季种子成熟后采收。挖取
　　　　　　根部，去净泥土，剪下须根、支根及茎基，主根习称"三七头子"，
　　　　　　晒至半干时，反复搓揉或放入转筒中滚动，然后晒干或烘干，称为
　　　　　　"毛货"。再置容器内，加入蜡块，反复振荡，使表面光亮呈棕黑色，
　　　　　　或将三七放麻袋中用干松毛、棕毛，粗糠或谷壳抛光，使外表皮
　　　　　　光洁而色泽油润即为成品。

收敛止血药

艾叶

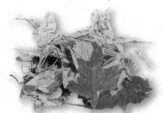

别　名： 艾叶、艾蒿、家艾
拉丁名： Artemisiae Argyi Folium
来　源： 为菊科蒿属植物艾的干燥叶。

【药材性状】叶多皱缩、破碎，有短柄。完整叶片展平后呈卵状椭圆形，羽状深裂，裂片椭圆状披针形，边缘有不规则粗锯齿；上表面灰绿色或深黄绿色，有稀疏的柔毛及腺点；下表面密生灰白色绒毛。质柔软。气清香，味苦。

【性味归经】性温，味苦、辛。归肝、脾、肾经。

【功效主治】温经止血、安胎、逐寒湿、理气血。主治崩漏、月经不调、痛经、带下、胎动不安、心腹冷痛、泄泻久痢、疮疡、疥癣。

【用法用量】内服：煎服，3～10克；入丸、散；捣汁。外用：捣茸制作或灸或艾条熏灸；捣敷，煎水熏洗；炒热温熨。

【用药禁忌】阴虚血热者慎服。

验方精选

①治妇人经行后，余血未尽，腹痛：熟艾（揉极细作饼，焙）200克，香附（醋酒同煎，捣）300克，上二味同姜汁、神曲做成丸，以砂仁汤调服。

②治产后泻血不止：干艾叶25克（炙熟），老生姜25克，煎浓汤，一剂便止。

③治肠炎、急性尿道炎、膀胱炎：艾叶、辣蓼各6克，车前草45克，水煎服。

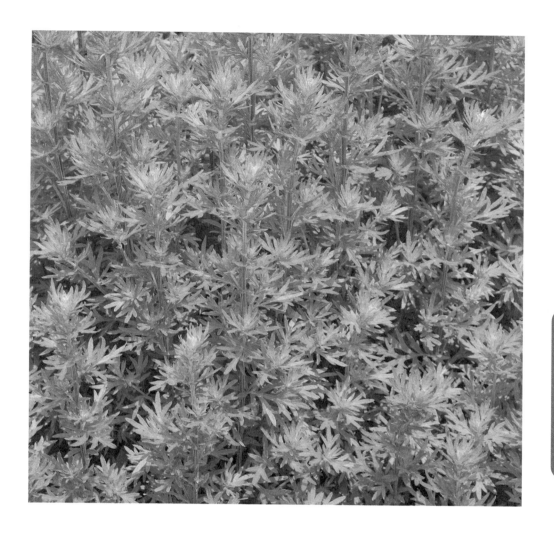

【**植物形态**】多年生草本，高 50 ～ 120 厘米。叶互生，下部叶在花期枯萎；中部叶卵状三角形或椭圆形，基部急狭或渐狭成短或稍长的柄，或稍扩大而成托叶状；叶片羽状或浅裂，侧裂片约 2 对，常呈楔形，中裂片常 3 裂，裂片边缘有齿，上面被蛛丝状毛，有白色密或疏腺点，下面被白色或灰色密茸毛。

【**生境分布**】生长于低海拔至中海拔地区的荒地、路旁、河边及山坡。全国大部分地区均有分布。

【**采集加工**】培育当年 9 月、第二年 6 月花未开时割取地上部分，摘取嫩叶，晒干。

花生衣

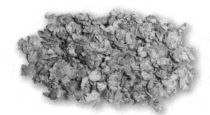

别　名： 花生皮、长果衣、落花生衣、长果衣、红衣、红薄皮

拉丁名： Testa Arachidis Hypogaeae

来　源： 为豆科落花生属植物落花生的干燥种皮。

【**药材性状**】红色或褐红色种子外皮，质轻、易碎，不规则外形。

【**性味归经**】性平，味甘、微苦、涩。归肺、脾、肝经。

【**功效主治**】止血。主治前列腺肥大、血友病、衄血、血小板减少性紫癜等。

【**用法用量**】内服：煎服，15～50克；泡醋服。外用：煎水洗身体。

【**用药禁忌**】体虚寒湿滞、肠滑便泄患者少用。

验方精选

①治血小板减少性紫癜：花生衣60克，冰糖适量，水炖服；或花生衣30克，大、小蓟各60克，水煎服。

②治白细胞减少症，贫血：花生衣500克，炒香研末，与糯米粉500克炒香，同拌成炒米粉，可放糖，每日随意服用。

③治再生障碍性贫血：花生衣10克，水煎服，日服3次；或每次6克，每日2次冲服。

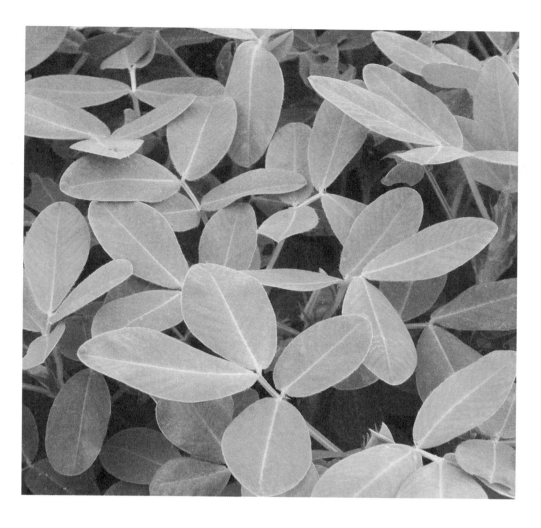

【**植物形态**】一年生草本。根部有多数根瘤。叶互生，偶数羽状复叶，叶片长圆
　　　　　　　形或倒卵圆形，夜晚会闭合。花冠黄色或金黄色。荚果膨胀，荚厚。

【**生境分布**】全国各地均有种植。

【**采集加工**】在加工油料或制作食品时收集红色种皮，晒干。

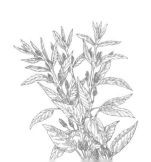

仙鹤草

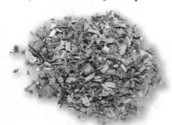

别　名：脱力草、老牛筋、龙牙草

拉丁名：Agrimoniae Herba

来　源：为蔷薇科龙芽草属植物龙芽草的干燥地上部分。

【药材性状】本品长50～100厘米，全体褐白色柔毛。茎下部圆柱形，直径4～6毫米，红棕色，上部方柱形，四面略凹陷，绿褐色，有纵沟及棱线，有节；体轻，质硬，易折断，断面中空。单数羽状复叶互生，暗绿色，皱缩卷曲；质脆，易碎；叶片有大小2种，相间生于叶轴上，顶端小叶较大，完整小叶片展平后呈卵形或长椭圆形，先端尖，基部楔形，边缘有锯齿；托叶2，抱茎，斜卵形。总状花序细长，花萼下部呈筒状，萼筒上部有钩刺，先端5裂，花瓣黄色。气微，味微苦。

【性味归经】性平，味苦、涩。归肺、脾、肝经。

【功效主治】收敛止血、消积止痢、解毒消肿。主治咯血、吐血、衄血等。

【用法用量】内服：煎服，10～15克；入散剂。外用：捣敷或熬膏涂敷。

【用药禁忌】外感初起、泄泻发热者忌用。

验方精选

①治虚损、唾血、咯血：仙鹤草30克，红枣5枚，水煎服。

②治鼻衄、齿龈出血：仙鹤草、白茅根各15克，焦山栀9克，水煎服。

③治尿血：仙鹤草、大蓟、木通各9克，茅根30克，水煎服。

④治赤白痢及咯血、吐血：仙鹤草15～30克，水煎服。

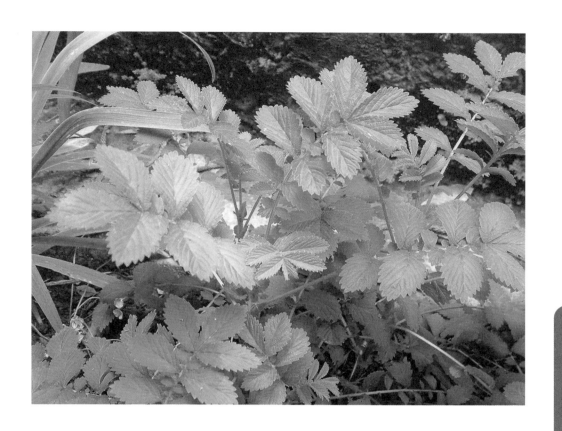

【植物形态】多年生草本。根多呈块茎状，根茎短，基部常有 1 至数个地下芽。茎高 30 ~ 120 厘米，被疏柔毛及短柔毛，稀下部被稀疏长硬毛。叶为间断奇数羽状复叶，托叶草质，绿色，镰形，边缘有尖锐锯齿或裂片，稀全缘，花序穗状总状顶生。

【生境分布】生长于溪边、路旁、草地、灌丛、林缘及疏林下。全国各地均有分布。

【采集加工】栽种当年或第二年开花前枝叶茂盛时采收，割取地上部分切段，晒干或鲜用。

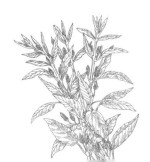

紫珠叶

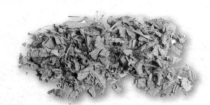

别　名: 大风叶、白狗肠、大叶紫珠

拉丁名: Callicarpae Formosanae Folium

来　源: 为马鞭草科紫珠属植物杜虹花的干燥叶。

【**药材性状**】叶多卷曲、皱缩，有的破碎。完整者展平后呈长椭圆形至椭圆状披针形，长 4 ~ 19 厘米，宽 5 ~ 11 厘米，先端渐尖，边缘有锯齿，上面有短柔毛，下面密被灰白色茸毛。气微，味微苦。

【**性味归经**】性平，味辛。归肝、脾、胃经。

【**功效主治**】收敛止血、清热解毒。主治咯血、呕血、衄血、牙龈出血等。

【**用法用量**】内服：煎服，10 ~ 15 克，鲜品 30 ~ 60 克；研末吞服。

【**用药禁忌**】孕妇慎用。

验方精选

①治肺结核咯血，胃、十二指肠出血：紫珠叶、白及各等量，共研成细末，每次服 6 克，每日 3 次。

②治衄血：干紫珠叶 6 克，以一个鸡蛋清调服；外用消毒棉花蘸叶末塞鼻。

③治赤眼：鲜紫珠草头 30 克，洗净切细，以水 2 碗煎 1 碗服。

④治胃肠出血：紫珠叶 10 克，水煎，代茶饮。

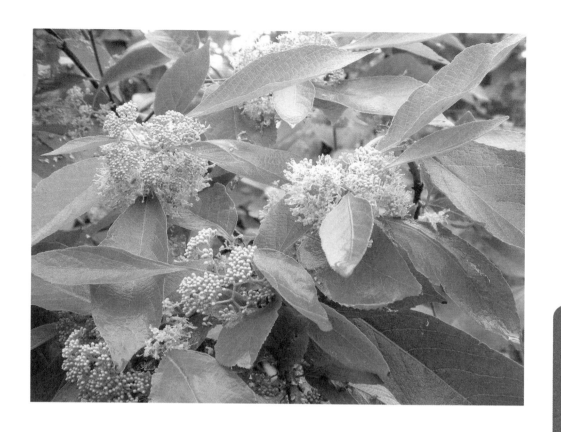

【植物形态】灌木，高 1 ~ 3 米；小枝、叶柄和花序均密被灰黄色星状毛和分枝毛。叶片卵状椭圆形或椭圆形，顶端通常渐尖，基部钝或浑圆，边缘有细锯齿，表面被短硬毛，稍粗糙，背面被灰黄色星状毛和细小黄色腺点，主脉、侧脉和网脉在背面隆起；叶柄粗壮。聚伞花序，花萼杯状，被灰黄色星状毛，萼齿钝三角形；花冠紫色或淡紫色，无毛，果实近球形，紫色。

【生境分布】生长于山地、林间。主产于广东、广西。

【采集加工】7 ~ 8 月采收，晒干。

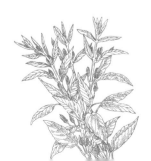

棕榈皮

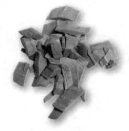

别　名：栟榈木皮、棕毛、棕树皮毛、棕皮

拉丁名：Trachycarpi Petiolus

来　源：为棕榈科棕榈属植物棕榈的干燥叶柄及叶鞘纤维。

【药材性状】呈长条板状，一端较窄而厚，另端较宽而稍薄，大小不等。表面红棕色，粗糙，有纵直皱纹；一面有明显的凸出纤维，纤维的两侧着生多数棕色茸毛。质硬而韧，不易折断，断面纤维性。气微，味淡。

【性味归经】性平，味苦、涩。归肝、肺、大肠经。

【功效主治】收敛止血。主治吐血、衄血、便血、尿血、血崩、外伤出血。

【用法用量】内服：煎服，10 ~ 15 克。外用：研末，外敷。

【用药禁忌】出血诸证瘀滞未尽者不宜独用。

验方精选

①**治诸窍出血：**隔年莲蓬、败棕榈、头发（烧存性）各等份，均研为末，每次取 10 克，以煎南木香汤调下。只用棕榈烧灰，以米汤调下，也可。

②**治肠风泻血：**棕榈灰 100 克，熟艾（捣成末者）50 克，取熟鸡蛋 2 个，同研成糊；别炮附子去皮、脐，研为末。取水 300 毫升，加附子末 5 克，煎数沸后放温，调入前面做好的药糊 4 克，空腹服之。

③**治妇人经血不止：**棕榈皮（烧灰）、柏叶（焙）各 50 克，均捣罗为散，每次以酒调下 10 克。

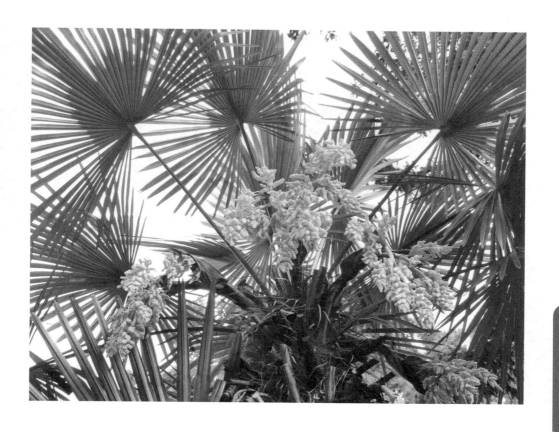

【**植物形态**】乔木状，高达 10 米以上。树干圆柱形，被不易脱落的老叶柄基部
和密集的网状纤维，不能自行脱落，叶簇生于茎顶，叶片呈 3/4
圆形或者近圆形，深裂成 30 ～ 50 片具皱折的线状剑形；叶柄长
75 ～ 80 厘米或其至更长，两侧具细圆齿，顶端有明显的戟突。花
序粗壮，多次分枝，从叶腋抽出，通常雌雄异株。

【**生境分布**】栽培或野生，生长于村边、庭院、田边、丘陵或山地。长江以南各
地多有分布。

【**采集加工**】9 ～ 10 月间采收其剥下的纤维状鞘片，除去残皮，晒干。

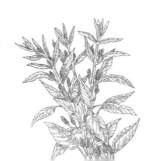

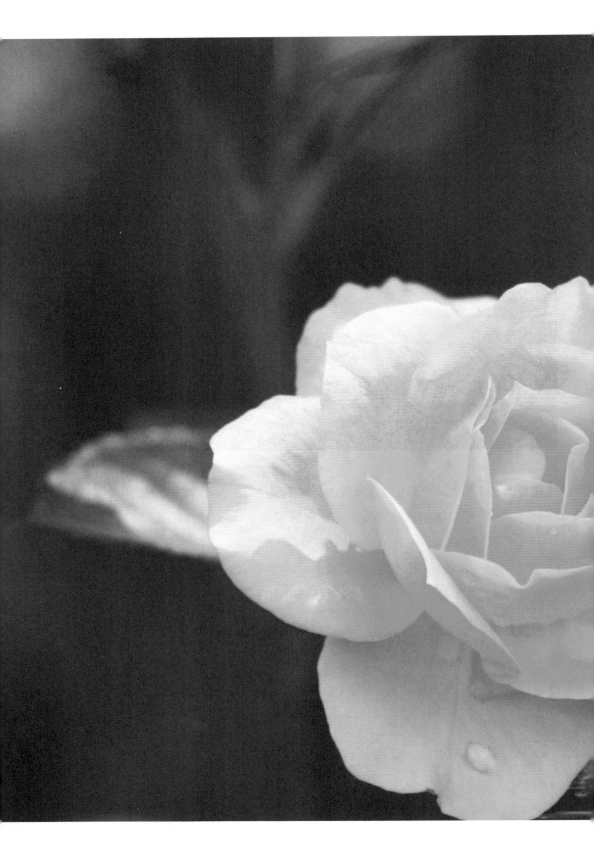

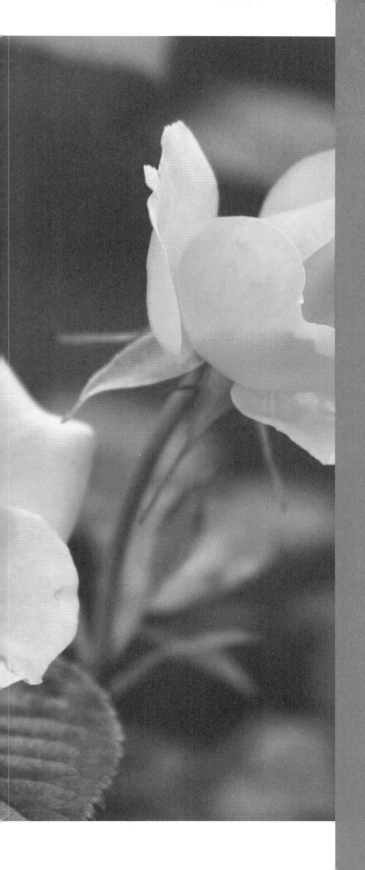

第六章　活血化瘀类

活血止痛药

姜黄

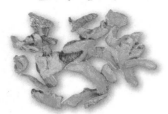

别　名：郁金、宝鼎香、毫命、黄姜、黄丝

拉丁名：Curcumae Longae Rhizoma

来　源：为姜科姜黄属植物姜黄的干燥根茎。

【药材性状】根茎呈不规则卵圆形、圆柱形或纺锤形，常弯曲，有的具短叉状分枝，长2～5厘米，直径1～3厘米。表面深黄色，粗糙，有皱缩纹理和明显环节，并有圆形分枝痕及须根痕。质坚实，不易折断，断面棕黄色至金黄色，角质样，有蜡样光泽，内皮层环纹明显，维管束呈点状散在。气香特异，味苦、辛。

【性味归经】性温，味苦、辛。归脾、肝经。

【功效主治】破血行气、通经止痛。主治胸胁刺痛、闭经、症瘕、跌扑肿痛。

【用法用量】内服：煎服，3～10克；入丸、散。外用：研末调敷。

【用药禁忌】血虚无气滞血瘀者及孕妇慎服。

验方精选

①治右肋疼痛，胀满不食：姜黄（洗）、枳壳（去瓤，麸炒）、桂心（去粗皮，不见火）各25克，甘草（炙）10克，上药均研为细末，每次服10克，以姜汤调服，热酒调服亦可，不拘时候。

②治心痛：姜黄50克，桂心（去粗皮）150克，上二味均捣罗为细散，每次服4克，以醋汤调下。

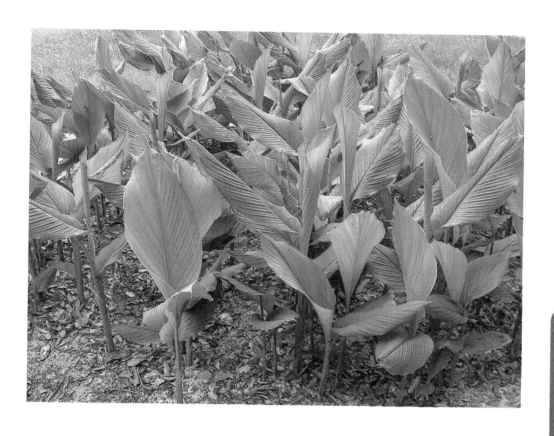

【植物形态】多年生草本。根茎发达，成丛，分枝呈椭圆形或圆柱状，橙黄色。根粗壮。叶基生，叶片长圆形或窄椭圆形，先端渐尖，基部楔形。穗状花序圆柱状。

【生境分布】多为栽培，植于向阳、土壤肥厚质松的田园，偶有野生。分布在福建、江西、广东、广西、四川、云南、台湾等地。

【采集加工】12月下旬挖出地下部分，去掉泥土和茎秆，选出种根，摘下块根作黄丝郁金。将根茎水洗，放入开水中焯熟，烘干，撞去粗皮，即得干姜黄；也可将根茎切成0.7厘米厚的薄片，晒干。

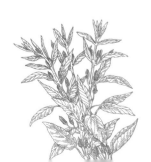

延胡索

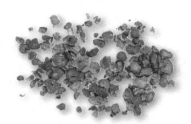

别　名： 玄胡索、元胡、延胡、元胡索

拉丁名： Corydalis Rhizoma

来　源： 为罂粟科紫堇属植物延胡索的干燥块茎。

【**药材性状**】块茎呈不规则的扁球形，直径 0.5 ~ 1.5 厘米。表面黄色或黄褐色，有不规则网状皱纹。质硬而脆，断面黄色，角质样，有蜡样光泽。气微，味苦。

【**性味归经**】性温，味辛、苦。归心、肝、脾经。

【**功效主治**】活血、利气、止痛。主治胸肋痛、脘腹疼痛、经闭、痛经、产后瘀阻、跌扑肿痛。

【**用法用量**】内服：煎服，3 ~ 10 克；研末服，1.5 ~ 3 克；入丸、散。

【**用药禁忌**】孕妇忌服，体虚者慎服。

验方精选

①治热厥心痛，或发或止，久不愈，身热足寒：延胡索、金铃子肉各等份，研为末，每次以温酒或白开水调下 10 克。

②治心腹冷痛，肠鸣气走，身寒自汗，大便滑泄：延胡索、附子各 50 克，木香 25 克，每服取 20 克，加生姜 7 片煎服。

③治风淫血刺，身体疼痛，四肢拘挛：延胡索（炒）、辣桂（去粗皮）、当归各等份，研为末，每次以酒调下 10 克。

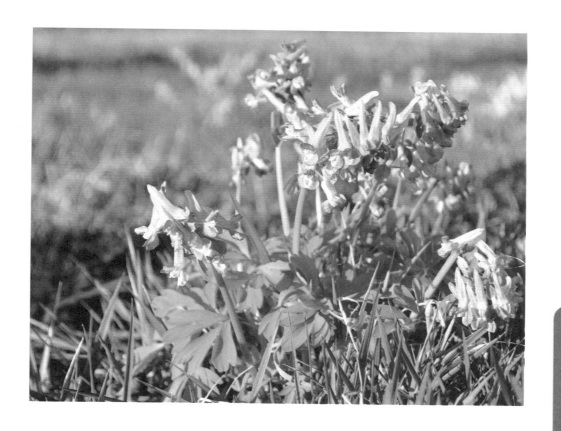

【**植物形态**】多年生草本。块茎圆球形，质黄。茎直立，鳞片和下部茎生叶常具
　　　　　腋生块茎。叶二回三出或近三回三出，小叶三裂或三深裂，具全缘的
　　　　　披针形裂片下部茎生叶常具长柄；叶柄基部具鞘。总状花序，蒴果线
　　　　　形，具 1 列种子。

【**生境分布**】生长于低海拔旷野草地、丘陵林缘。分布在江苏、浙江、安徽、河南、
　　　　　湖北、陕西等地。

【**采集加工**】栽种第二年 5 月上旬至下旬，地上部分枯萎后，选晴天挖掘块茎，
　　　　　摊放于室内，除去须根，擦去老皮，过筛，分级，倒入沸水中煮烫，
　　　　　不断搅拌，大块茎煮 4 ~ 5 分钟，小块茎煮 3 分钟，煮至无白心为度，
　　　　　捞起，晾晒。宜勤翻晒，晒 3 ~ 4 天，堆放室内 2 ~ 3 天，反复 2 ~ 3
　　　　　次即可干燥。亦可用 50 ~ 60℃的温度烘干。

郁金

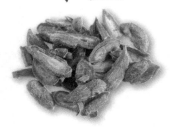

别　名： 川郁金、广郁金

拉丁名： Curcumae Radix

来　源： 为姜科姜黄属植物温郁金、姜黄、广西莪术或蓬莪术的干燥块根。

【药材性状】 温郁金：呈长圆形或卵圆形，稍扁，有的微弯曲，两端渐尖，长 3.5 ~ 7 厘米，直径 1.2 ~ 2.5 厘米。表面灰褐色或灰棕色，具不规则的纵皱纹，纵纹隆起处色较浅。质坚实，断面灰棕色，角质样；内皮层环明显。气微香，味微苦。黄丝郁金：呈纺锤形，有的一端细长，长 2.5 ~ 4.5 厘米，直径 1 ~ 1.5 厘米。表面棕灰色或灰黄色，具细皱纹。断面橙黄色，外周棕黄色至棕红色。气芳香，味辛辣。桂郁金：呈长圆锥形或长圆形，长 2 ~ 6.5 厘米，直径 1 ~ 1.8 厘米。表面具疏浅纵纹或较粗糙网状皱纹。气微，味微辛苦。绿丝郁金：呈长椭圆形，较粗壮，长 1.5 ~ 3.5 厘米，直径 1 ~ 1.2 厘米。气微，味淡。

【性味归经】 性寒，味辛、苦。归肝、心、胆经。

【功效主治】 行气化瘀、清心解郁、利胆退黄。主治经闭、痛经、胸胁刺痛、热病神昏、癫痫发狂、黄疸尿赤。

【用法用量】 内服：煎服，3 ~ 10 克；入丸、散。

【用药禁忌】 阴虚失血者及无气滞血瘀者忌服，孕妇慎服。

验方精选

①**治呕血：** 郁金（锉）、甘草（炙）各 50 克，均捣罗为散，每次服 4 克，以井华水调下，不拘时。

②**治癫狂因忧郁而得，痰涎阻塞包络心窍：** 白矾 150 克，郁金 350 克，均研成末，加米糊和成如梧桐子大小的丸，每次服 50 丸，以白开水送下。

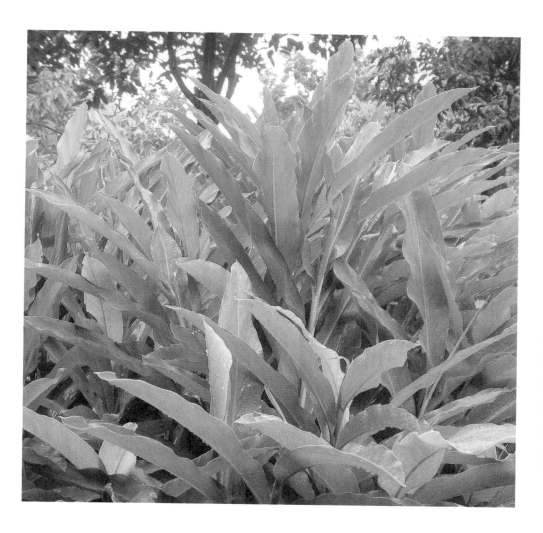

【**植物形态**】多年生宿根草本。根粗壮。块茎卵圆状。叶基生，叶片长圆形，
　　　　　　基部圆形或三角形。穗状花序。

【**生境分布**】生长于山间或村边林下草地。分布在福建、广东、广西、浙江、
　　　　　　台湾、云南、四川等地。

【**采集加工**】在栽种当年 12 月中、下旬，茎叶逐渐枯萎，选晴天干燥时，将地
　　　　　　上叶苗割去，挖出地下部分，摘下块根，蒸或煮约 15 分钟，晒干
　　　　　　或烘干，撞去须根即成。

活血调经药

丹参

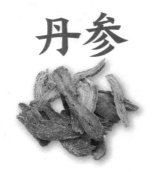

别　名：红根、大红袍、血参根

拉丁名：Salviae Miltiorrhizae Radix Et Rhizoma

来　源：为唇形科鼠尾草属植物丹参的干燥根。

【**药材性状**】根茎短粗，顶端有时残留茎基。根数条，长圆柱形，有的分枝并具须状细根，长 10 ~ 20 厘米，直径 0.3 ~ 1 厘米。表面棕红色或暗棕红色，粗糙，具纵皱纹。外皮疏松，多显紫棕色，常呈鳞片状剥落。质硬而脆，断面疏松，有裂隙或略平整而致密，皮部棕红色，木部灰黄色或紫褐色，导管束黄白色，呈放射状排列。气微，味微苦涩。

【**性味归经**】性微寒，味苦。归心、肝经。

【**功效主治**】祛瘀止痛、活血通经、清心除烦。主治月经不调、痛经、经闭、产后瘀滞腹痛、心腹疼痛等。

【**用法用量**】内服：煎服，5 ~ 15 克，大剂量可用至 30 克。

【**用药禁忌**】月经过多及无瘀血者忌服；孕妇慎服。

验方精选

①治妇人经脉不调，产前胎不安，产后恶血不下；兼治冷热劳，腰脊痛，骨节烦疼：丹参洗净，切碎，晒干，研为末，每次服 10 克，以温酒调下。

②治痛经：丹参 15 克，郁金 6 克，水煎，每日 1 剂，分 2 次服。

③治落胎身下有血：丹参 600 克，以酒 5 升煮取 3 升，每次温服 1 升，每日服 3 次。

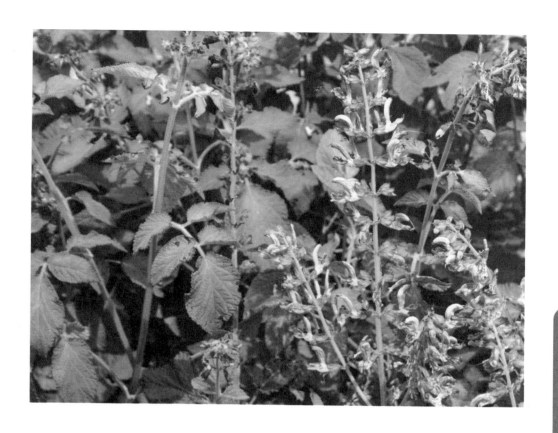

【植物形态】多年生直立草本；根肥厚，肉质，外面朱红色，内面白色，茎直立，
四棱形。叶常为奇数羽状复叶，小叶卵圆形或椭圆状卵圆形或宽披
针形，轮伞花序组成顶生或腋生总状花序。

【生境分布】生长于海拔120～1,300米的山坡、林下草地或沟边。分布在河北、
山西、辽宁、华东、河南、湖北等地。

【采集加工】春栽春播于当年采收；秋栽秋播于第二年10～11月地上部枯萎或
翌年春季萌发前采收。将全株挖出，除去残茎叶，摊晒，使根软化，
抖去泥沙（忌用水洗），晒至5～6成干。把根捏拢，再晒至8～9
成干，又捏一次，把须根全部捏断晒干。

卷柏

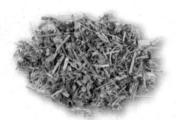

别　名: 一把抓、老虎爪、长生草

拉丁名: Selaginellae Herba

来　源: 为卷柏科卷柏属植物卷柏或热状
卷柏的干燥全草。

【**药材性状**】卷缩似拳状，长3～10厘米。枝丝生，扁而有分枝，绿色或棕黄色，向内卷曲，枝上密生鳞片状小叶，叶先端具长芒。中叶（腹叶）两行，卵状矩圆形，斜向上排列，叶缘膜质，有不整齐的细锯齿；背叶（侧叶）背面的膜质边缘常呈棕黑色。基部残留棕色至棕褐色须根，散生或聚生成短干状。质脆，易折断。无臭，味淡。

【**性味归经**】性平，味辛。归肝、心经。

【**功效主治**】活血通经。主治经闭、痛经、症瘕、跌打损伤。

【**用法用量**】内服：煎服，4.5～9克。

【**用药禁忌**】孕妇慎用。

验方精选

①治跌打损伤，局部疼痛：鲜卷柏50克（或干品25克），煎服，每日1次。

②治鼻咽癌：元参、北沙参各30克，卷柏、麦冬、女贞子、苍耳子、辛夷、菟丝子各15克，石斛、黄芪、白术、紫草各25克，知母12克，山豆根、准山药、石菖蒲各10克，白芷5克，水煎服。

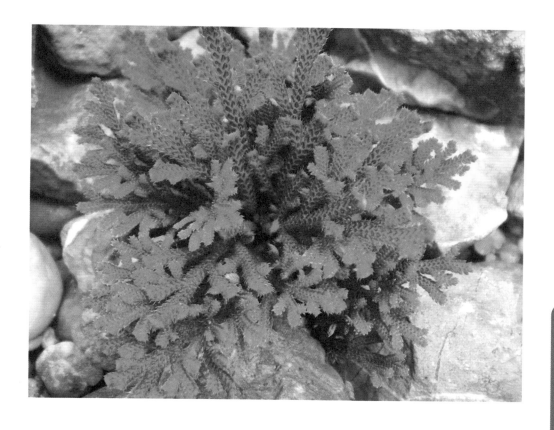

【植物形态】多年生草本，高 5 ~ 15 厘米。土生或石生，复苏植物。根托只生于
　　　　　 茎的基部，多分叉，密被毛，和茎及分枝密集形成树状主干，卵圆
　　　　　 柱状，不具沟槽，光滑，2 ~ 3 回羽状分枝。

【生境分布】生长于岩石上。分布在全国大部分地区。

【采集加工】全年均可采收，除去须根及泥沙，晒干。

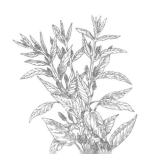

牛膝

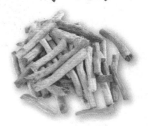

别　名： 怀牛膝、牛髁膝、山苋菜

拉丁名： Achyranthis Bidentatae Radix

来　源： 为苋科牛膝属植物牛膝的干燥根。

【**药材性状**】根呈细长圆柱形，稍弯曲，上端稍粗，下端较细，长 15 ~ 70 厘米，直径 0.4 ~ 1 厘米。表面灰黄色或淡棕色，有略扭曲而细微的纵皱纹、横长皮孔样的突起及稀疏的细根痕。质硬而脆，易折断，受潮则变柔软，断面平坦，黄棕色，微呈角质样而油润，中心维管束木部较大，黄白色，其外围散有多数点状维管束，排列成 2 ~ 4 轮。气微，味微甜而稍苦涩。

【**性味归经**】性平，味苦、酸。归肝、肾经。

【**功效主治**】补肝肾、强筋骨、活血通经、引血下行。主治腰膝酸痛、筋骨无力、经闭症瘕、肝阳眩晕。

【**用法用量**】内服：煎服，15 ~ 25 克；浸酒、熬膏或入丸、散。外用：捣敷。

【**用药禁忌**】孕妇及月经过多者忌用。

验方精选

①治小便不利，茎中痛欲死，兼治妇人血结腹坚痛：牛膝一大把并叶，不以多少，酒煮饮之。

②治腹中有物如石，痛如刺，昼夜啼呼：牛膝 1 千克，以酒 10 升浸渍，密封，于热炭火中温令味出，每次服 1 升，量力服之。

③治胞衣不出：牛膝 400 克，葵子 50 克，以水 9 升煎取 3 升，分 3 次服用。

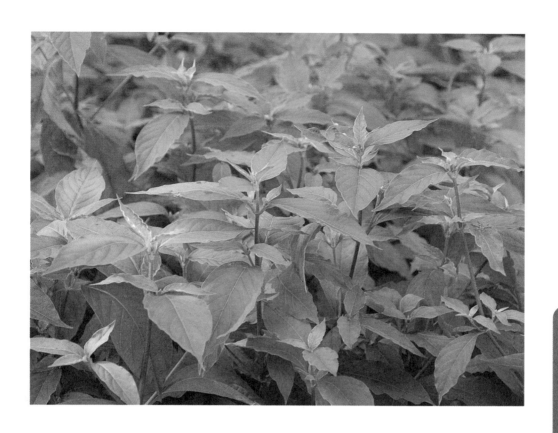

【植物形态】多年生草本。根圆柱形，茎直立。叶片椭圆形或椭圆披针形，少数倒披针形。穗状花序顶生及腋生，花多数，密生；胞果矩圆形，黄褐色，光滑。种子矩圆形，黄褐色。

【生境分布】栽培或野生于山野路旁。分布在除东北以外的全国广大地区。

【采集加工】南方在11月下旬至12月中旬，北方在10月中旬至11月上旬收获。先割去地上茎叶，依次将根挖出，剪除芦头，去净泥土和杂质。按根的粗细不同，晒至六七成干后，集中于室内加盖草席，堆闷2～3天，分级，扎把，晒干。

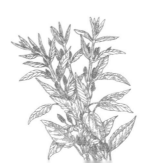

桃仁

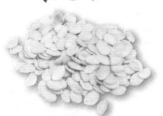

别　名：桃核仁

拉丁名：Persicae Semen

来　源：为蔷薇科桃属植物桃或山桃的干燥成熟种子。

【药材性状】干燥种子呈扁平长卵形，长1～1.6厘米，宽0.8～1厘米，外表红棕色或黄棕色，有纵皱。先端尖，中间膨大，基部钝圆而扁斜，自底部散出多数脉纹，脐点位于上部边缘上，深褐色，棱线状微突起。种皮菲薄，质脆；种仁乳白色，富含油脂，两子叶之结合面有空隙。气微弱，味微苦。

【性味归经】性平，味苦。有小毒。归心、肝、大肠经。

【功效主治】活血祛瘀、润肠通便。主治经闭、症瘕痞块、跌扑损伤等。

【用法用量】内服：煎服，6～10克，用时打碎；入丸、散；制霜用，须包煎。

【用药禁忌】无瘀滞者及孕妇忌服。

验方精选

①治妇人、室女血闭不通，五心烦热：红花、当归（洗焙）、杜牛膝、桃仁（焙）各等份，均研为细末，每次取15克，温酒调下，空腹服。

②治伤寒蓄血，发热如狂，少腹硬满，小便自利：桃仁（去皮、尖）20个，大黄（酒洗）150克，水蛭（熬）、虻虫（去翅、足，熬）各30个，加水5升煮取3升，去滓，每次温服1升，不下则再服。

③治食郁久，胃脘有瘀血作痛：生桃仁连皮细嚼，以生韭菜捣自然汁送下。

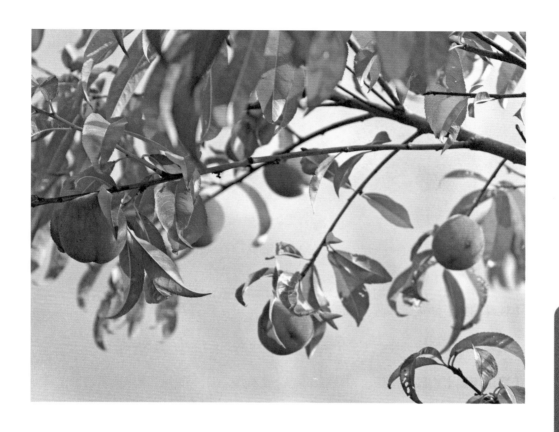

【植物形态】落叶小乔木。叶片长圆披针形、椭圆披针形或倒卵状披针形。核果
近球形，核极硬，有不规则的凹点及深沟。种子扁卵状心形。

【生境分布】全国各地普遍栽培。

【采集加工】7 ~ 8 月采摘成熟果实，取出果核，除净果肉及核壳，取出种子，
晒干。

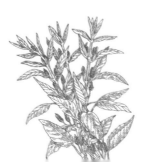

王不留行

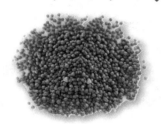

别　名：不留行、留行子、麦蓝子

拉丁名：Vaccariae Semen

来　源：为石竹科麦蓝菜属植物麦蓝菜的干燥成熟种子。

【**药材性状**】呈球形，直径约2毫米。表面黑色，少数红棕色，略有光泽，有细密颗粒状凸起，一侧有1凹陷的纵沟。质硬。胚乳白色，胚弯曲成环，子叶2个。无臭，味微涩苦。

【**性味归经**】性平，味苦。归肝、胃经。

【**功效主治**】活血通经、下乳消肿。主治乳汁不下、经闭、痛经、乳腺炎。

【**用法用量**】内服：煎服，7.5～15克；或入丸、散。外用：研末调敷。

【**用药禁忌**】孕妇慎用。

验方精选

①治血淋不止：王不留行50克，当归身、续断、白芍药、丹参各10克，分作2剂，水煎服。

②治痈肿：王不留行（成末）4千克，甘草250克，冶葛100克，桂心、当归各200克。上五物，治合下筛，以酒服，日三夜一。

③治乳痈初起：王不留行50克，蒲公英、瓜蒌仁各25克，当归梢15克。酒煎服。

④治疗肿初起：王不留行子为末，蟾酥丸黍米大。每服一丸，酒下。汗出即愈。

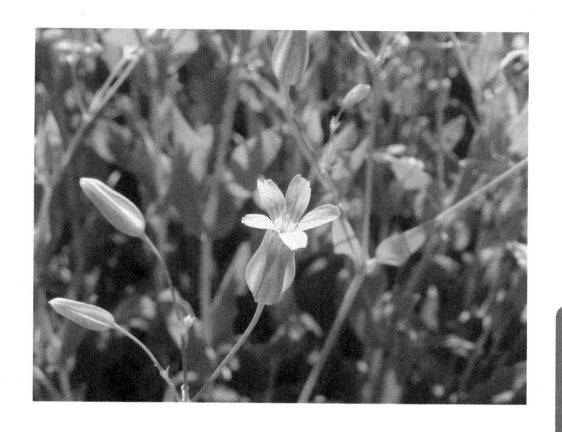

【植物形态】一年生或二年生草本，全株无毛，微被白粉，呈灰绿色。根为主
　　　　　　根系。茎单生，直立，上部分枝。叶片卵状披针形或披针形。伞
　　　　　　房花序稀疏；花梗细，蒴果宽卵形或近圆球形，种子近圆球形，
　　　　　　红褐色至黑色。

【生境分布】生长于田边或耕地附近的丘陵地，以麦田中最为普遍。除华南地区外，
　　　　　　全国各地均有分布。

【采集加工】夏季果实成熟、果皮尚未开裂时采割植株，晒干，打下种子，除去
　　　　　　杂质，再晒干。

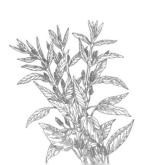

益母草

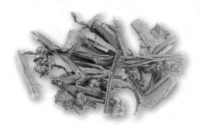

别　名：益母蒿、益母艾、红花艾、坤草、野天麻

拉丁名：Leonuri Herba

来　源：为唇形科益母草属植物益母草和细叶益母草的全草。

【药材性状】鲜益母草：茎呈方柱形，上部多分枝，四面凹下成纵沟，长30～60厘米，直径0.2～0.5厘米；表面青绿色；质鲜嫩，断面中部有髓。叶交互对生，有柄；叶片青绿色，质鲜嫩，揉之有汁；下部茎生叶掌状3裂，上部叶羽状深裂或浅裂成3片，裂片全缘或具少数锯齿。气微，味微苦。干益母草：茎表面灰绿色或黄绿色；体轻，质韧，断面中部有髓。叶片灰绿色，多皱缩、破碎，易脱落。轮伞花序腋生，小花淡紫色，花冠二唇形，花萼宿存，筒状，黄绿色。

【性味归经】性微寒，味辛、苦。归心、肝、膀胱经。

【功效主治】活血调经、利尿消肿、清热解毒。主治月经不调、跌打损伤等。

【用法用量】内服：煎服，10～15克；熬膏或入丸、散。外用：煎水洗。

【用药禁忌】阴虚血少、月经过多者忌服。

验方精选

①治痛经：益母草30克，香附9克，水煎，冲酒服。

②治产后瘀血痛：益母草、泽兰各30克，红番苋120克，酒120毫升，水煎服。

③治产后血晕，心闷乱，恍惚：生益母草汁60毫升（根亦得），地黄汁40毫升，小便20毫升，鸡蛋3个（取清）。先将除蛋清外的药材煎三四沸，然后放入鸡蛋清，勿搅，烧沸，放温后一次服下。

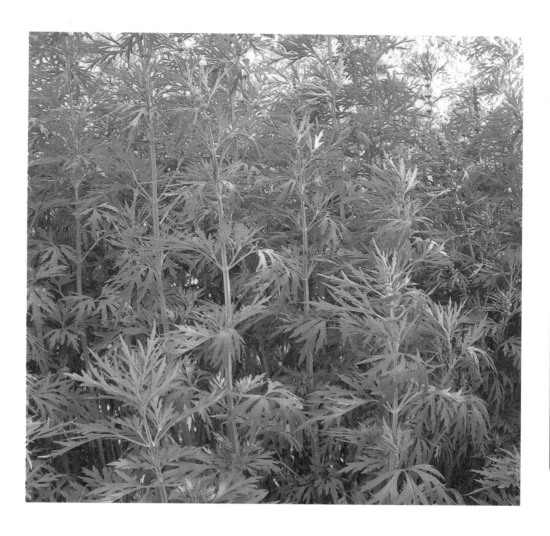

【**植物形态**】一年生或二年生草本。茎直立钝四棱形，微具槽，有倒向糙伏毛。

轮伞花序腋生，轮廓为圆球形。小坚果长圆状三棱形。

【**生境分布**】生长于山野荒地、田埂等处。全国大部分地区均有分布。

【**采集加工**】在每株开花 2/3 时收获，选晴天齐地割下，应即摊放，晒干后打成捆。

月季花

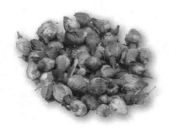

别　名： 月月红、月月花、长春花、四季花、胜春

拉丁名： Rosae Chinensis Flos

来　源： 为蔷薇科蔷薇属植物月季的干燥花。

【药材性状】 干燥的花朵呈圆球形，杂有散碎的花瓣。花直径约 1.5 ~ 2 厘米，呈紫色或粉红色。花瓣多数呈长圆形，有纹理，中央为黄色花蕊，花萼绿色，先端裂为 5 片，下端有膨大成长圆形的花托。质脆，易破碎。微有清香气，味淡微苦。以紫红色、半开放的花蕾、不散瓣、气味清香者为佳。

【性味归经】 性温，味甘。归肝经。

【功效主治】 活血调经、消肿解毒。主治月经不调、经期腹痛、跌打损伤、血瘀肿痛、痈疽肿毒。

【用法用量】 内服：煎服，5 ~ 10 克；或研末。外用：捣敷。

【用药禁忌】 不宜久服；脾胃虚寒者及孕妇慎用。

验方精选

①治月经不调：鲜月季花每次 30 克，开水泡服，连服数次。

②治肺虚咳嗽咯血：月季花合冰糖炖服。

③治筋骨疼痛、脚膝肿痛、跌打损伤：月季花瓣干研末，每服 5 克，酒冲服。

④治产后阴挺：月季花 50 克，炖红酒服。

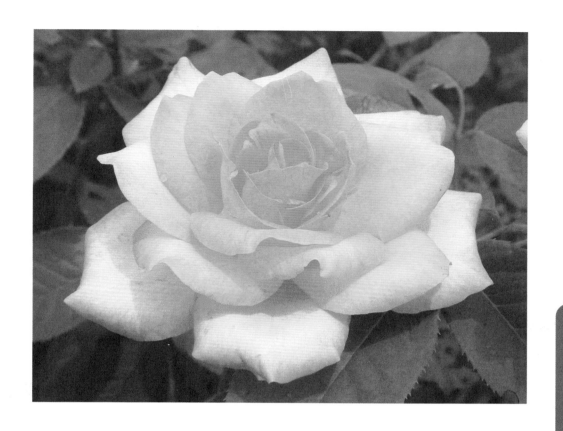

【植物形态】直立灌木，小枝粗壮，圆柱形。小叶片宽卵形至卵状长圆形。花数
朵集生，稀单生，萼片卵形，先端尾状渐尖，有时呈叶状，边缘常有
羽状裂片，内面密被长柔毛；花瓣重瓣至半重瓣，红色、粉红色至
白色，倒卵形，先端有凹缺，基部楔形；花柱离生，伸出萼筒口外，
约与雄蕊等长。果卵球形或梨形，红色，萼片脱落。

【生境分布】生长于山坡或路旁。全国各地普遍栽培。

【采集加工】夏、秋采收半开放的花朵，晾干，或用微火烘干。

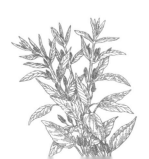

活血疗伤药

刘寄奴

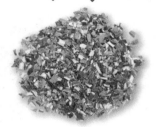

别　　名：金寄奴、乌藤菜、九里光、白花尾、
　　　　　千粒米、斑枣子、九牛草

拉丁名：Herba Artemisiae Anomalae

来　　源：为菊科蒿属植物奇蒿的全草。

【药材性状】枝茎长 60 ~ 90 厘米，通常已弯折，直径 2 ~ 4 毫米。表面棕黄色
　　　　　至棕褐色，常被白色毛茸，茎质坚而硬，折断面呈纤维状，黄白色，
　　　　　中央白色而疏松。叶互生，干枯皱缩或脱落，表面暗绿色，背面灰
　　　　　绿色，密被白毛，质脆易破碎或脱落，枝梢带花穗，枯黄色。气芳香，
　　　　　味淡。

【性味归经】性温，味辛、苦。归心、肝、脾经。

【功效主治】破血通经、敛疮消肿。主治经闭、癥瘕、胸腹胀痛、产后血瘀、跌
　　　　　打损伤、金疮出血、痈毒焮肿。

【用法用量】内服：煎服，7.5 ~ 15 克；或入散剂。外用：捣敷或研末撒。

【用药禁忌】气血虚弱、脾虚泄泻者忌服。

验方精选

①治血气胀满：刘寄奴穗实为末，每服 15 克，煎酒服。

②治被打伤破，腹中有瘀血：刘寄奴、延胡索、骨碎补各 50 克，上三味细切，
　以水 2 升，煎取 1 升，复内酒及小便各 150 毫升，热温顿服。

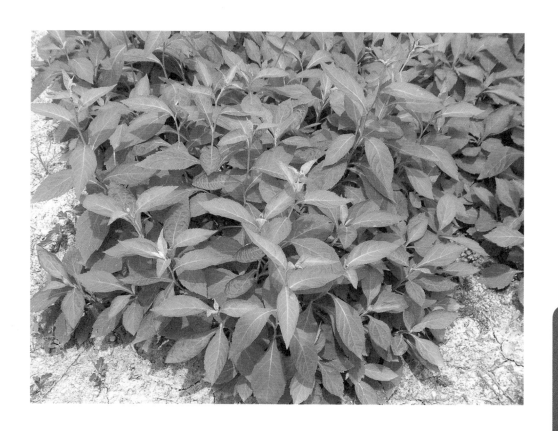

【**植物形态**】多年生草本。根状茎稍粗，弯曲，斜向上。茎单生，稀 2 至少数，具纵棱，黄褐色或紫褐色，叶厚纸质或纸质；下部叶卵形或长卵形，稀倒卵形，不分裂或先端有数枚浅裂齿，边缘具细锯齿，基部圆形或宽楔形，中部叶卵形、长卵形或卵状披针形，边缘具细锯齿，基部圆形或宽楔形，上部叶与苞片叶小。头状花序长圆形或卵形，在分枝上端或分枝的小枝上排成密穗状花序，并在茎上端组成狭窄或稍开展的圆锥花序。

【**生境分布**】野生于山坡、树林下。分布在江苏、浙江、江西、湖南、湖北、云南、四川、贵州、福建、广西、广东等地。

【**采集加工**】于 8 月开花时，连根拔起，晒干，除去根及泥土，打成捆。

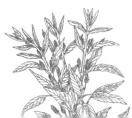

骨碎补

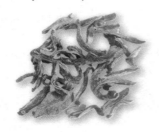

别　名： 崖姜、岩连姜、爬岩姜、肉碎补、
石碎补

拉丁名： Drynariae Rhizoma

来　源： 为水龙骨科骨碎补属植物骨碎补
的干燥根茎。

【药材性状】 呈扁平长条状，多弯曲，有分枝，长 5 ~ 15 厘米，宽 1 ~ 1.5 厘
米，厚 0.2 ~ 0.5 厘米。表面密被深棕色至暗棕色的小鳞片，柔软如毛，
经火燎者呈棕褐色或暗褐色，两侧及上表面均具凸起或凹下的圆形叶
痕，少数有叶柄残基及须根残留。体轻，质脆，易折断，断面红棕色，
维管束呈黄色点状，排列成环。无臭，味淡，微涩。

【性味归经】 性温，味苦。归肾、肝经。

【功效主治】 补肾强骨、活血续筋。主治肾虚腰痛、足膝痿弱、耳聋、牙痛、久泄、
遗尿、跌打骨折及斑秃。

【用法用量】 内服：煎服，15 ~ 25 克；浸酒或入丸、散。外用：捣敷。

【用药禁忌】 阴虚及无瘀血者慎服。

验方精选

① **治跌打损伤，牙齿松动：** 骨碎补 100 克，洗净后用清水润透至软，切成片，
加入 2 升白酒中浸泡 10 日，即成药酒，酌情饮用。

② **治肾虚耳鸣耳聋，并齿牙浮动，疼痛难忍：** 骨碎补 200 克，怀熟地、山茱萸、
茯苓各 100 克，牡丹皮 75 克（俱酒炒），泽泻 40 克（盐水炒），共为末，
炼蜜丸。每服 25 克，食前白汤送下。

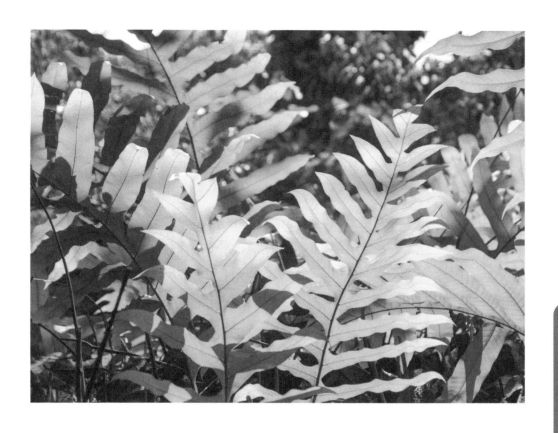

【植物形态】多年生草本，高 15 ～ 40 厘米。根状茎长而横走，鳞片阔披针形或
披针形，叶远生，深禾秆色或带棕色，上面有浅纵沟，基部被鳞片，
向上光滑；叶片五角形，先端渐尖，基部浅心脏形，四回羽裂；叶脉
叉状分枝。叶坚草质，干后棕褐色至褐绿色。孢子囊群生于小脉顶端，
囊群盖管状，先端截形，不达到钝齿的弯缺处，外侧有一尖角，褐色，
厚膜质。

【生境分布】附生于树干、岩石。主产于湖北、浙江。

【采集加工】全年可采挖，除去泥沙，干燥或再燎去茸毛。

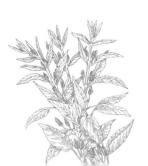

苏木

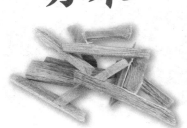

别　名：苏方木、苏方

拉丁名：Sappan Lignum

来　源：为豆科苏木属植物苏木的干燥心材。

【药材性状】呈长圆柱形或对剖半圆柱形，长 10 ~ 100 厘米，直径 3 ~ 12 厘米。表面黄红色至棕红色，具刀削痕，常见纵向裂缝。横断面略具光泽，年轮明显，有的可见暗棕色、质松、带亮星的髓部。质坚硬。无臭，味微涩。

【性味归经】性平，味甘、咸。归心、肝、脾经。

【功效主治】行血、破瘀、消肿、止痛。主治妇人血气心腹痛、经闭、产后瘀血胀痛喘急、痢疾、破伤风、痈肿。

【用法用量】内服：煎服，5 ~ 15 克；研末或熬膏。外用：研末撒。

【用药禁忌】血虚无瘀者不宜，孕妇忌服。

验方精选

①**治妇人月水不通，烦热疼痛：**苏木 100 克（锉），硇砂 25 克（研），川大黄（末）50 克，先以水 900 毫升，煎苏木至 450 毫升，去滓，入硇砂、大黄末，同熬成膏。每日空腹以温酒调下半大匙。

②**治产后气滞作喘：**苏木、人参、麦门冬各适量，水煎服。

③**治被打伤损，因疮中风：**苏木（槌令烂，研）100 克，用酒 2 升，煎取 1 升。分三服，空腹、午时、夜卧各一服。

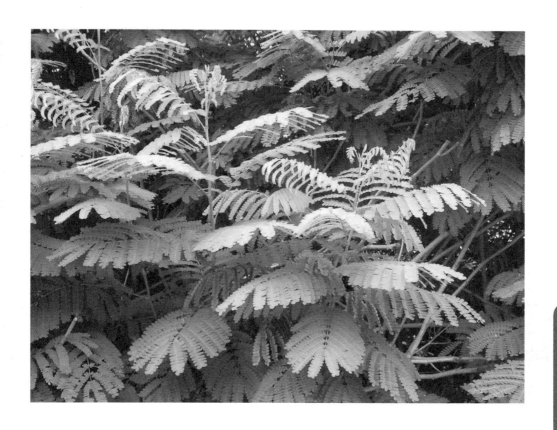

【植物形态】小乔木，高达 6 米，具疏刺，除老枝、叶下面和荚果外，多少被细柔毛；枝上的皮孔密而显著。二回羽状复叶长 6 ~ 15 厘米；羽片 7 ~ 13 对，对生，长 8 ~ 12 厘米，小叶 10 ~ 17 对，紧靠，无柄，小叶片纸质，长圆形至长圆状菱形，长 1 ~ 2 厘米，宽 5 ~ 7 毫米，先端微缺，基部歪斜，以斜角着生于羽轴上。

【生境分布】多栽培于田边、地边。分布在广西、广东等地。

【采集加工】全年可采。除去外皮及边材，取心材，晒干。

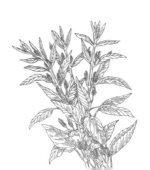

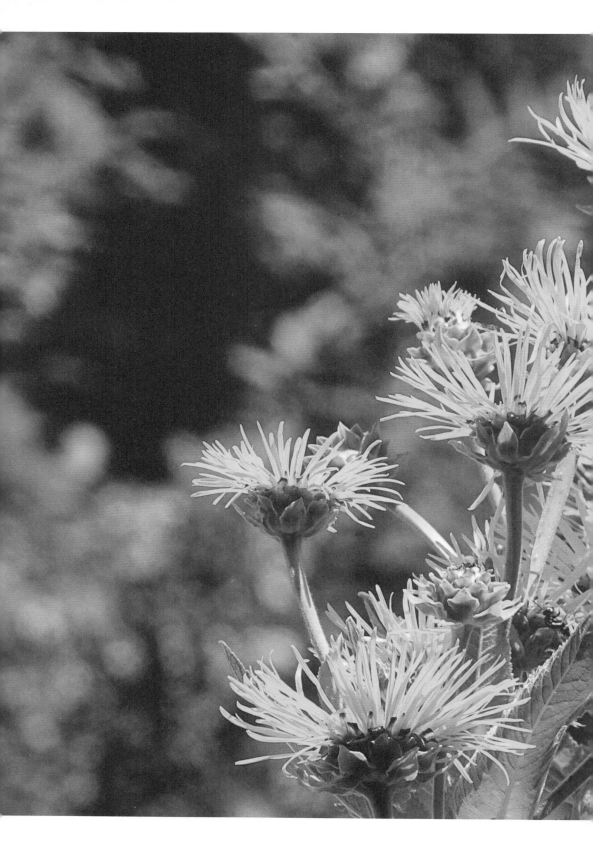

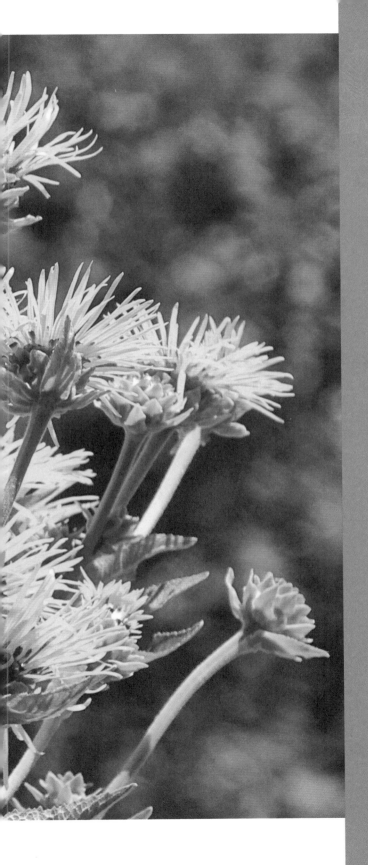

第七章 化痰止咳平喘类

温化寒痰药

旋覆花

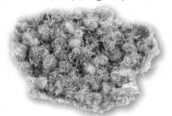

别　名： 金佛花、金佛草、六月菊

拉丁名： Inulae Flos

来　源： 为菊科旋覆花属植物旋覆花或欧亚旋覆花的干燥头状花序。

【药材性状】呈扁球形或类球形，直径 1 ~ 2 厘米。总苞由多数苞片组成，呈覆瓦状排列，苞片披针形或条形，灰黄色，长 4 ~ 11 毫米；总苞基部有时残留花梗，苞片及花梗表面被白色茸毛，舌状花 1 列，黄色，长约 1 厘米，多卷曲，常脱落，先端 3 齿裂；管状花多数，棕黄色，长约 5 毫米，先端 5 齿裂；子房顶端有多数白色冠毛，长 5 ~ 6 毫米。有的可见椭圆形小瘦果。体轻，易散碎。气微，味微苦。

【性味归经】性微温，味苦、辛、咸。归肺、胃、脾、大肠经。

【功效主治】降气、消痰、行水、止呕。主治风寒咳嗽、胸膈痞满等。

【用法用量】内服：煎服，3 ~ 10 克。宜布包煎。

【用药禁忌】阴虚咳嗽、津伤燥咳者忌用。

验方精选

①治胆囊炎：柴胡 60 克，黄芩、旋覆花、杏仁、苏子梗、焦山楂、神曲、麦芽、槟榔、鸡内金各 10 克，片姜黄 6 克，煎服。

②治咳嗽气逆：旋覆花、苏子、生姜各 9 克，半夏、前胡各 6 克，水煎服。

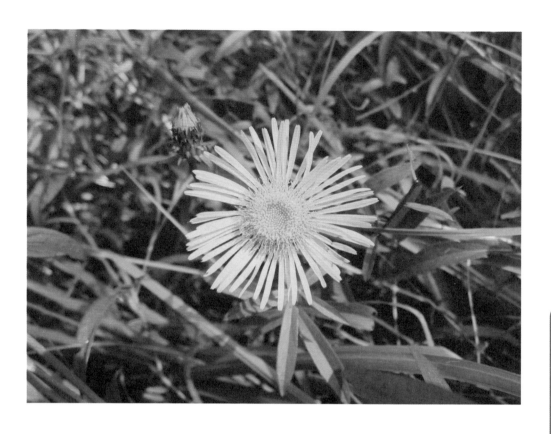

【植物形态】多年生直立草本。头状花序，多数或少数排列成疏散的伞房花序；
舌状花黄色，舌片线形，长10～13毫米；管状花有三角披针形裂片；
冠毛1层。瘦果圆柱形，顶端截形，被疏短毛。

【生境分布】生长于山坡、沟边、路旁湿地。分布在东北、华北、西北及浙江、
江苏、四川、广东。

【采集加工】夏、秋两季花开放时采收，除去杂质，阴干或晒干。

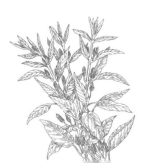

皂荚

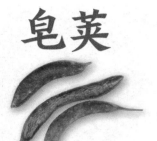

别　名： 鸡栖子、皂角、大皂荚、长皂荚、
悬刀、长皂角、乌犀、大皂角

拉丁名： Fructus Gleditsiae Abnormalias

来　源： 为豆科皂荚属植物皂荚的干燥不育
果实。

【**药材性状**】干燥荚果呈长条形而扁，或稍弯曲，长 15 ～ 25 厘米，宽 2 ～ 3.5
厘米，厚 0.8 ～ 1.4 厘米。表面不平，红褐色或紫红色，被灰白
色粉霜，擦去后有光泽。两端略尖，基部有短果柄或果柄断痕，
背缝线突起成棱脊状。质坚硬，摇之有响声。剖开后呈浅黄色，
内含多数种子。种子扁椭圆形，外皮黄棕色而光滑，质坚。气味
辛辣，嗅其粉末则打喷嚏。

【**性味归经**】性温，味辛，有小毒。归肺、大肠经。

【**功效主治**】祛风痰、除湿毒、杀虫。主治脑卒中（中风）所致的口眼歪斜、
头风头痛，以及咳嗽痰喘、肠风便血、下痢噤口等。

【**用法用量**】内服：研末或入丸剂，1.5 ～ 2.5 克。外用：煎服洗、捣烂或烧存
性研末敷。

【**用药禁忌**】孕妇忌服。

验方精选

① **治头风头痛，暴发欲死：** 长皂荚适量（去皮、弦、子），切碎，蜜水拌微炒，
研为极细末。每用 0.05 克吹入鼻内，取嚏；再用 0.5 克，以当归、川芎各 5
克，煎汤调下。

② **治痰喘咳嗽：** 长皂荚 3 条（去皮、子），一荚入巴豆 10 粒，一荚入半夏 10 粒，
一荚入杏仁 10 粒，用麻油制巴豆，蜜制半夏，姜汁制杏仁，火炙使之呈黄色，
研末。临卧以姜汁调下，每次服 1 克。

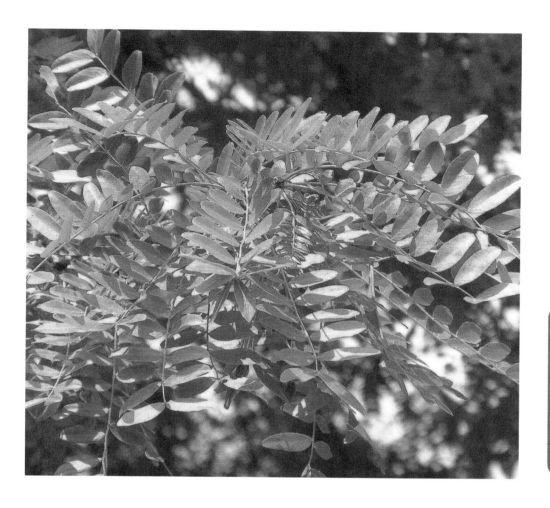

【**植物形态**】落叶乔木或小乔木，叶为一回羽状复叶，纸质，卵状披针形至长圆形，花杂性，黄白色，组成总状花序腋生或顶生；荚果带状。

【**生境分布**】生长于向阳温暖的地方。全国大部分地区均有分布。

【**采集加工**】秋季果实成熟时采摘，晒干。

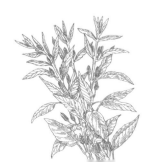

清热化痰药

川贝母

别　名：黄蝱、贝母、空草、贝父、药实、
　　　　苦花、苦菜、勤母

拉丁名：Fritillariae Cirrhosae Bulbus

来　源：为百合科贝母属植物川贝母、暗
　　　　紫贝母、甘肃贝母或梭砂贝母的
　　　　干燥鳞茎。

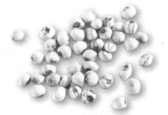

【药材性状】呈类圆锥形或近球形。表面类白色。外层鳞叶 2 瓣，大小悬殊，大
　　　　　瓣紧抱小瓣，未抱部分呈新月形，习称"怀中抱月"；顶部闭合，
　　　　　内有类圆柱形、顶端稍尖的心芽和小鳞叶 1 ～ 2 枚；先端钝圆或稍
　　　　　尖，底部平，微凹入，中心有 1 灰褐色的鳞茎盘，偶有残存须根。
　　　　　质硬而脆，断面白色，富粉性。气微，味微苦。

【性味归经】性微寒，味苦。归肺、心经。

【功效主治】清热润肺、化痰止咳。主治肺热燥咳、干咳少痰、阴虚劳嗽、咳
　　　　　痰带血。

【用法用量】内服：煎服，5 ～ 15 克；或入丸、散。外用：研末撒或调敷。

【用药禁忌】脾胃虚寒及有湿痰者不宜使用。

验方精选

①治肺热咳嗽多痰，咽喉中干：贝母（去心）、杏仁（汤浸去皮、尖，炒）各
75 克，捣为末，炼蜜丸如弹子大。含化咽津。

②治百日咳：白花蛇 5 克，贝母、生甘草各 10 克，上三味粉碎、过筛，混
合均匀。口服，每次 1.5 ～ 3 克，1 日 3 次。

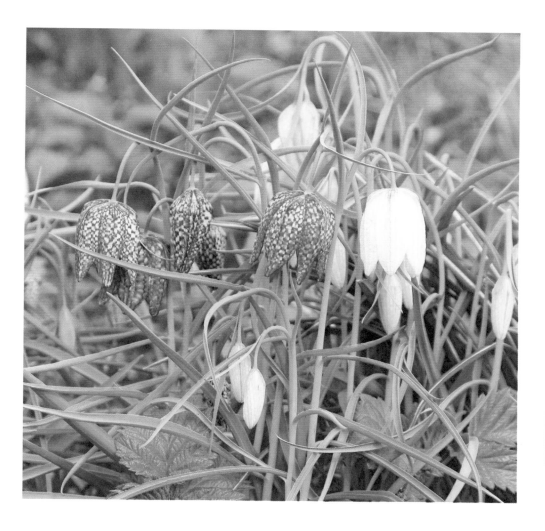

【植物形态】多年生草本，植株长 15～50 厘米。鳞茎由 2 枚鳞片组成。叶通常
　　　　　　对生，少数在中部兼有散生或 3～4 枚轮生的，条形至条状披针形，
　　　　　　先端稍卷曲或不卷曲。花通常单朵，紫色至黄绿色，通常有小方格，
　　　　　　少数仅具斑点或条纹。蒴果六角矩形。种子薄而扁平，黄色。

【生境分布】生长于高山草地或湿润灌木丛。分布在四川、西藏、云南、甘肃、
　　　　　　青海等地。

【采集加工】夏、秋二季或积雪融化时采挖，除去须根、粗皮及泥沙，晒干或低
　　　　　　温干燥。

桔梗

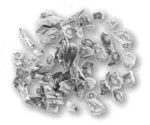

别　名：铃当花、白药、土人参、利如、梗草、卢如、房图、苦梗、苦桔梗

拉丁名：Platycodonis Radix

来　源：为桔梗科桔梗属植物桔梗的干燥根。

【药材性状】干燥根呈长纺锤形或长圆柱形。下部渐细，有时分歧稍弯曲，顶端具根茎（芦头），上面有许多半月形茎痕（芦碗）。表面白色或淡棕色，皱缩，上部有横纹，通体有纵沟，下部尤多，并有类白色或淡棕色的皮孔样根痕，横向略延长。质坚脆，易折断，断面类白色至类棕色，略带颗粒状，有放射状裂隙，皮部较窄，形成层显著，淡棕色，木部类白色，中央无髓。气无，味微甘而后苦。

【性味归经】性平，味苦。归肺经。

【功效主治】宣肺、利咽、祛痰、排脓。主治咳嗽痰多、胸闷不畅、咽喉肿痛、支气管炎、肺痈吐脓、胸膜炎。

【用法用量】内服：煎服，5～10克；或入丸、散。

【用药禁忌】阴虚久嗽、气逆及咯血者忌服。

验方精选

①治肺痈：桔梗50克，甘草100克，上二味，以水3升，煮取1升，分温再服，则吐脓血也。

②治痰嗽喘急不定：桔梗75克，捣罗为散，用童子小便120毫升，煎取80毫升，去滓温服。

③治喉痹及毒气：桔梗100克，水3升，煮取1升，顿服之。

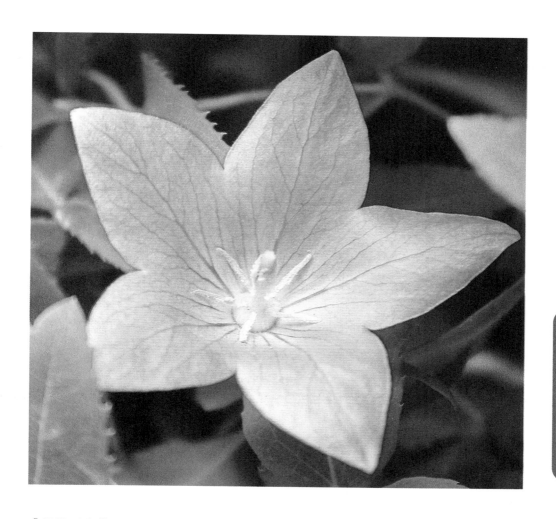

【植物形态】茎高20～120厘米，通常无毛，偶密被短毛，不分枝，极少上部分枝。
叶全部轮生，叶片卵形，卵状椭圆形至披针形，基部宽楔形至圆钝，
顶端急尖，边缘具细锯齿。花单朵顶生，或数朵集成假总状花序，
或有花序分枝而集成圆锥花序；蒴果球状，或球状倒圆锥形，或倒
卵状。

【生境分布】野生于山坡草丛中。全国大部分地区均有分布，主产于安徽、河南、
湖北、辽宁、吉林、河北、内蒙古等地。

【采集加工】春、秋两季采收，而以秋采者体重质实，质量较佳。挖取后去净苗叶，
洗净泥土，浸水中，刮去外皮，晒干。

前胡

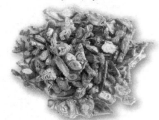

别　名： 土当归、野当归、独活

拉丁名： Peucedani Radix

来　源： 为伞形科前胡属植物白花前胡或紫花前胡的干燥根。

【药材性状】 主根形状不一，圆锥形、圆柱形或纺锤形，稍弯曲，或有支根，但根端及支根多已除去，长 3 ~ 9 厘米，直径 1 ~ 1.5 厘米。表面黑褐色或灰黄色。根头部有茎痕及残留的粗毛（叶鞘）。根的上端密生环纹，多发黑，下部有纵沟及纵皱纹，并有横列皮孔和须根痕。质较柔软，易折断，断面疏松。皮部占根的主要部分，周边乳白色，内层有黄棕色的圈，中心木质部窄，有淡黄白色的菊花纹；抽点金黄色，散在。多数有香气，味甘而后苦。

【性味归经】 性微寒，味苦、辛。归肺经。

【功效主治】 散风清热、降气化痰。主治风热咳嗽、痰热喘满、咯痰黄稠。

【用法用量】 内服：煎服，7.5 ~ 15 克；或入丸、散。

【用药禁忌】 恶皂荚，畏藜芦。

验方精选

①**治急性支气管炎：** 前胡、桔梗各 9 克，锦灯笼 15 克，甘草 6 克，水煎服。

②**治肺热咳嗽：** 前胡、桑白皮、贝母、麦冬、甘草各 10 克，水煎服。

③**治痰热喘满：** 前胡、旋覆花、贝母各 10 克，枳实、杏仁各 6 克，甘草、麻黄各 3 克，水煎服。

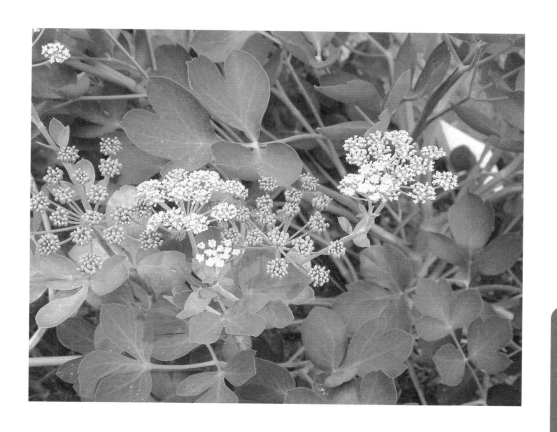

【植物形态】多年生草本。根圆锥形，茎直立。基生叶和下部叶纸质，圆形至
宽卵形，不规则羽状分裂。复伞形花序，花瓣白色。双悬果椭圆
形或卵圆形。

【生境分布】野生于山坡路旁或丛林下。分布在山东、河南、安徽、江苏、浙江、
广西、江西、湖南、湖北、四川、台湾等地。

【采集加工】冬季至次年春季茎叶枯萎或未抽花茎时采挖，除去须根，晒干或低
温干燥。

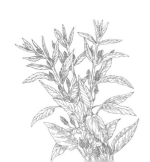

浙贝母

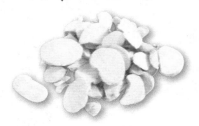

别　名： 土贝母、浙贝、象贝

拉丁名： Fritillariae Thunbergii Bulbus

来　源： 为百合科贝母属植物浙贝母的干燥鳞茎。大者习称"大贝"；小者习称"珠贝"。

【**药材性状**】大贝：为鳞茎外层的单瓣鳞叶，略呈新月形，高 1 ~ 2 厘米，直径 2 ~ 3.5 厘米。外表面类白色至淡黄色，内表面白色或淡棕色，被有白色粉末。质硬而脆，易折断，断面白色至黄白色，富粉性。气微，味微苦。珠贝：为完整的鳞茎，呈扁圆形，高 1 ~ 1.5 厘米，直径 1 ~ 2.5 厘米。表面类白色，外层鳞叶 2 瓣，肥厚，略似肾形，互相抱合，内有小鳞叶 2 ~ 3 枚和干缩的残茎。

【**性味归经**】性寒，味甘、苦。归心、肺经。

【**功效主治**】清热化痰、开郁散结。主治风热、燥热、痰火咳嗽、心胸郁闷。

【**用法用量**】内服：煎服，7.5 ~ 15 克；或入丸、散。外用：研末撒。

【**用药禁忌**】脾胃虚寒者慎服。

验方精选

①**治感冒咳嗽：** 浙贝母、知母、桑叶、杏仁各 15 克，紫苏 10 克，水煎服。

②**治痈毒肿痛：** 浙贝母、连翘各 15 克，金银花 30 克，蒲公英 40 克，水煎服。

③**治咽喉十八症：** 大黑枣每个去核，装入五倍子（去虫，研）一个、浙贝母（去心，研）一个，用泥裹，煨存性，共研极细末，加薄荷叶末、冰片各少许，贮瓷瓶内。临用吹患处，任其呕出痰涎。

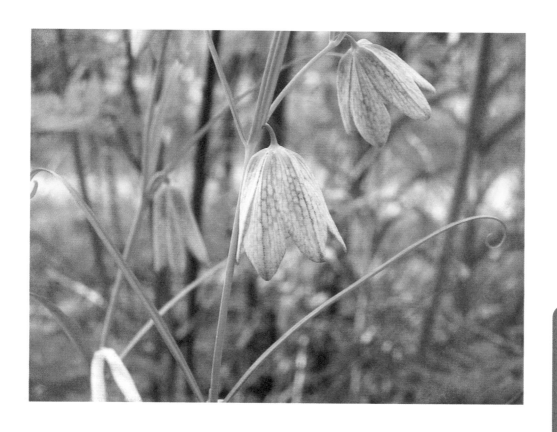

【植物形态】植株长 50 ~ 80 厘米。鳞茎由 2 ~ 3 枚鳞片组成，直径 1.5 ~ 3 厘米。叶在最下面的对生或散生，向上常兼有散生、对生和轮生的，近条形至披针形。花淡黄色；蒴果棱上有翅。

【生境分布】生长于海拔较低的山丘荫蔽处或竹林下。分布在浙江、江苏、安徽、湖南等地。

【采集加工】初夏植株枯萎时采挖，洗净。

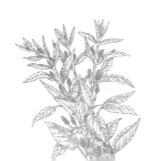

竹茹

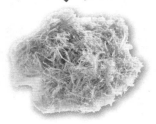

别　名： 竹皮、青竹茹

拉丁名： Bambusae Caulis in Taenias

来　源： 为禾本科植物青秆竹、大头典竹或淡竹的茎秆的干燥中间层。

【药材性状】本品为不规则的丝条，卷曲成团或长条形薄片。宽窄厚薄不等，浅绿色或黄绿色。体轻松，质柔韧，有弹性。气微，味淡。

【性味归经】性微寒，味甘。归肺、胃经。

【功效主治】清热化痰、除烦止呕。主治痰热所致的咳嗽或心烦不眠、胃热呕吐。

【用法用量】内服：煎服，6 ~ 10 克。

【用药禁忌】寒痰喘咳、胃寒呕逆及脾虚泄泻者忌服。

验方精选

①治百日咳：竹茹 9 克，蜂蜜 100 克。竹茹煎水，兑入蜂蜜中，再煮沸服。每日 1 剂，连服 3 剂。

②治虚烦不可攻：青竹茹 2 千克，以水 4 升，煎至 3 升，去滓，分温五服，徐徐服之。

③治妊娠烦躁口干：竹茹 30 克，以水 1,000 毫升，煎至 600 毫升，去滓，分数次温服。

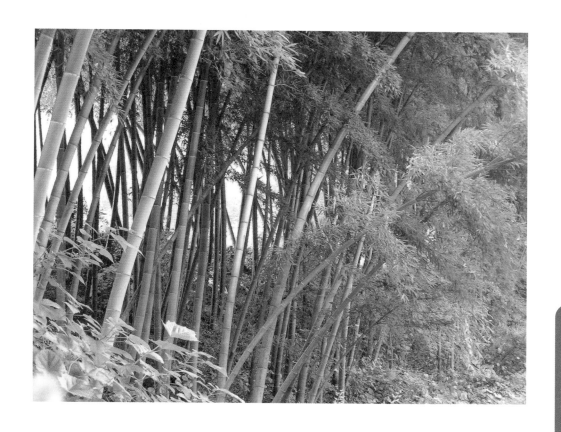

【植物形态】竿高 6 ~ 10 米，直径 3 ~ 5 厘米，尾梢略下弯。节间壁厚，长 30 ~ 36 厘米，幼时被白粉。节稍隆起。分枝常于秆基部第一节开始分出，数枝簇生节上。箨鞘背面无毛，干时肋纹稍隆起，先端呈不对称的拱形，外侧一边稍下斜至箨鞘全长的 1/10 ~ 1/8。箨耳不等大，靠外侧 1 枚稍大，略有波褶。

【生境分布】生长于山坡、路旁或栽培。主产于广东、海南。

【采集加工】全年均可采制，取新鲜茎，除去外皮，将稍带绿色的中间层刮成丝条，或削成薄片，捆扎成束，阴干。前者称"散竹茹"，后者称"齐竹茹"。

止咳平喘药

白果

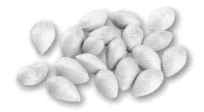

别　名： 银杏、灵眼、佛指甲、佛指柑

拉丁名： Ginkgo Semen

来　源： 为银杏科银杏属植物银杏的干燥
成熟种子。

【**药材性状**】 干燥的种子呈倒卵形或椭圆形，略扁，长径 1.5 ~ 2.5 厘米，短径
1 ~ 1.5 厘米。外壳（种皮）白色或灰白色，平滑，坚硬，边缘有
2 条棱线盘绕，顶端渐尖，基部有圆点状种柄痕。壳内有长而扁圆
形的种仁，剥落时一端有淡棕色的薄膜。种仁淡黄色或黄绿色，
内部白色，粉质。中心有空隙。靠近顶端有子叶 2 枚或更多。气微，
味甘、微苦涩。

【**性味归经**】 性平，味甘。归肺经。

【**功效主治**】 敛肺定喘、止带浊、缩小便。主治痰多喘咳、梦遗等。

【**用法用量**】 内服：煎服，7.5 ~ 15 克；捣汁或入丸、散。外用：捣敷。

【**用药禁忌**】 本品有毒，不可多用。

验方精选

①**治梦遗：** 白果 3 粒，酒煮食，连食 4 ~ 5 日。

②**治赤白带下，下元虚惫：** 白果、莲肉、糯米各 25 克，为末，用乌骨鸡 1 只，
去肠盛药煮烂，空腹食之。

③**治小儿腹泻：** 白果 2 粒，鸡蛋 1 个，将白果去皮研末，鸡蛋打破一孔，装
入白果末，烧熟食。

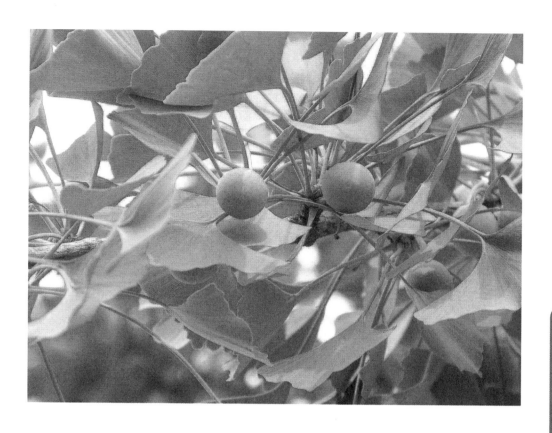

【植物形态】落叶乔木，高可达 40 米。树干直立，树皮灰色。枝有长短两种，叶在短枝上簇生，在长枝上互生。叶片扇形，先端中间 2 浅裂，基部楔形，叶脉平行，叉形分歧。

【生境分布】全国大部分地区均有栽培。主产于山东、江苏、广西、四川、河南、湖北等地。

【采集加工】秋季种子成熟时采收，除去肉质外种皮，洗净，稍蒸或略煮后，烘干。

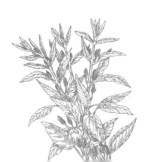

苦杏仁

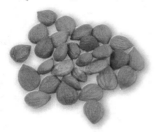

别　名：杏仁

拉丁名：Armeniacae Semen Amarum

来　源：为蔷薇科杏属植物山杏、西伯利亚
杏、东北杏或杏的干燥成熟种子。

【药材性状】种子呈扁心脏形，长 1 ~ 1.9 厘米，宽 0.8 ~ 1.5 厘米，厚 0.5 ~ 0.8
厘米。外皮黄棕色至棕色。顶端略尖，底部钝圆而厚，左右不对称，
尖端稍下方的一侧边缘有线形种脐，基部中央有一圆形合点，由合点
处向上密部纵行不规则的皱纹。种皮薄，除去种皮后可见子叶两片，
乳白色，富油性。气微，味苦。

【性味归经】性微温，味苦，有小毒。归肺、大肠经。

【功效主治】降气、止咳平喘、润肠通便。主治咳嗽气喘、胸满痰多、血虚津枯、
肠燥便秘。

【用法用量】内服：煎服，4.5 ~ 9 克，生品入煎剂宜后下。

【用药禁忌】阴虚咳嗽及大便溏泄者忌服。

验方精选

①治上气喘急：桃仁、苦杏仁（去皮、尖）各 25 克，上二味，共细研，水调
生面少许，和丸如梧桐子大。每服 10 丸，姜汤下，微利为度。

②治头痛、口渴咽干、鼻燥：苦杏仁 4.5 克，沙参 6 克，桑叶、浙贝母、香豉、
栀皮、梨皮各 3 克，以水 2 杯煮取 1 杯，顿服之，重者再作服。

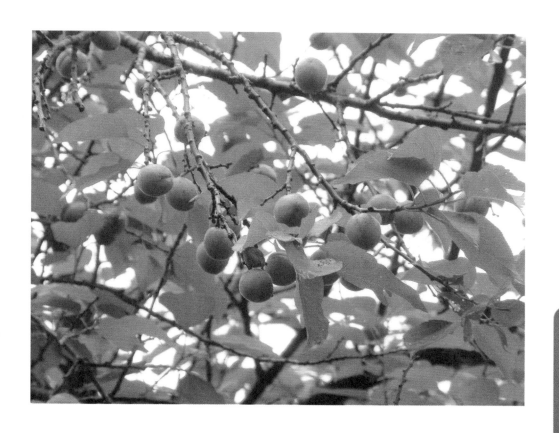

【**植物形态**】灌木或小乔木，高 2 ~ 5 米；树皮暗灰色；小枝无毛，稀幼时疏生
短柔毛，灰褐色或淡红褐色。叶片卵形或近圆形，长（3）5 ~ 10 厘米，
宽（2.5）4 ~ 7 厘米，先端长渐尖至尾尖，基部圆形至近心形，叶
边有细钝锯齿，两面无毛，稀下面脉腋间具短柔毛；叶柄无毛，有
或无小腺体。先叶开花，花单生于短枝顶。果实扁球形，果肉较薄
而干燥；核扁球形，易与果肉分离，种仁味苦。

【**生境分布**】多栽培于低山地或丘陵山地。主产于内蒙古、吉林、辽宁、河北、
山西等地。

【**采集加工**】夏季采收成熟果实，除去果肉及核壳，取种子晒干。

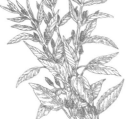

款冬花

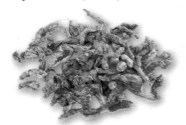

别　名： 冬花、蜂斗菜、款冬蒲公英

拉丁名： Farfarae Flos

来　源： 为菊科款冬属植物款冬的干燥花蕾。

【药材性状】 干燥花蕾呈不整齐棍棒状，常 2 ~ 3 个花序连生在一起，长 1 ~ 2.5 厘米，直径 6 ~ 10 毫米。上端较粗，中部稍丰满，下端渐细或带有短梗。花头外面被有多数鱼鳞状苞片，外表面呈紫红色或淡红色。苞片内表面布满白色絮状毛茸。气清香，味微苦而辛，嚼之显棉絮状。以朵大、色紫红、无花梗者为佳。

【性味归经】 性温，味辛。归肺经。

【功效主治】 润肺下气、止咳化痰。主治咳喘痰多、劳嗽咯血。

【用法用量】 内服：煎服，2.5 ~ 15 克；熬膏或入丸、散。

【用药禁忌】 暂无明显禁忌。

验方精选

①治暴发咳嗽：款冬花 100 克，桑根白皮（锉）、贝母（去心）、五味子、甘草（炙，锉）各 25 克，知母 0.5 克，杏仁（去皮尖，炒，研）1.5 克，上七味，粗捣筛，每服 15 克，水适量，煎后，去滓温服。

②治久嗽不止：紫菀、款冬花各 150 克，上药粗捣罗为散，每服 15 克，生姜 0.5 克，以水煎，去滓温服，日服 3 ~ 4 次。

③治肺痈嗽而胸满振寒，脉数，咽干，大渴，时出浊唾腥臭，臭久吐脓如粳米粥状：款冬花 50 克（去梗），甘草 50 克（炙），桔梗 100 克，薏苡仁 50 克，上作 10 剂，水煎服。

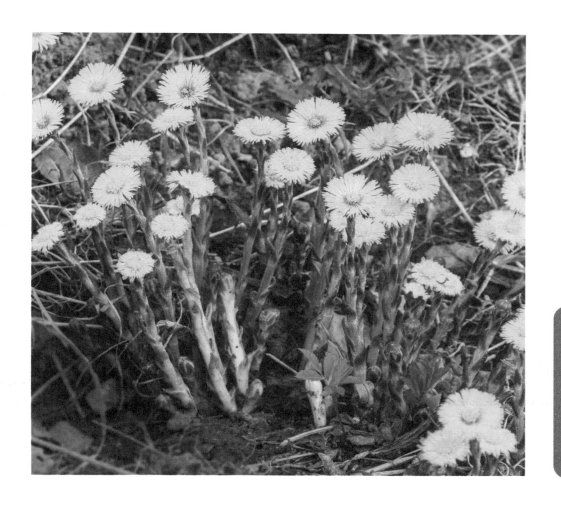

【植物形态】多年生草本。根状茎横生地下，褐色。头状花序单生顶端，总苞
片 1～2 层，总苞钟状，总苞片线形，顶端钝，常带紫色，被白
色柔毛及脱毛，有时具黑色腺毛；具长叶柄，边缘有波状，顶端
增厚的疏齿，掌状网脉，下面被密白色茸毛；叶柄被白色棉毛。

【生境分布】栽培或野生于河边、沙地。分布在河南、湖北、陕西、西藏等地。

【采集加工】12 月或地冻前当花尚未出土时采挖，除去花梗及泥沙，阴干。

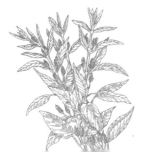

罗汉果

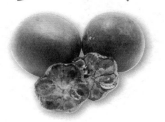

别　名： 拉汗果、假苦瓜

拉丁名： Siraitiae Fructus

来　源： 为葫芦科罗汉果属植物罗汉果的干燥果实。

【**药材性状**】呈卵形、椭圆形或球形。表面褐色、黄褐色或绿褐色，有深色斑块及黄色柔毛，有的有 6～11 条纵纹。顶端有花柱残痕，基部有果梗痕。体轻，质脆，果皮薄，易破。果瓤（中、内果皮）海绵状，浅棕色。种子扁圆形，多数，长约 1.5 厘米，宽约 1.2 厘米；浅红色至棕红色，两面中间微凹陷，四周有放射状沟纹，边缘有槽。气微，味甜。

【**性味归经**】性凉，味甘。归肺、大肠经。

【**功效主治**】清热润肺、滑肠通便。主治肺火燥咳、咽痛失音、肠燥便秘。

【**用法用量**】内服：煎服，15～25 克。

【**用药禁忌**】便溏者忌服。

验方精选

①治百日咳：罗汉果 1 个，柿饼 25 克，水煎服。

②治高血压、高血脂：普洱茶、菊花、罗汉果各等份，研末，每 20 克包成袋泡茶，沸水冲泡饮用。

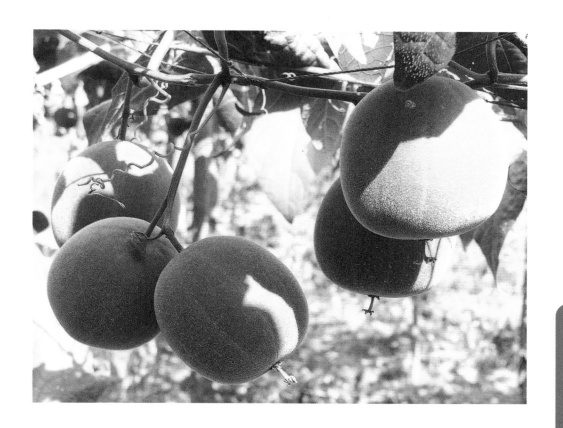

【植物形态】多年生攀缘草质藤本；根肥大，纺锤形或近球形；茎、枝稍粗壮，
　　　　　　有棱沟，初被黄褐色柔毛和黑色疣状腺鳞，后毛渐脱落变近无毛；
　　　　　　叶片膜质，卵形心形、三角状卵形或阔卵状心形，叶面绿色，被
　　　　　　稀疏柔毛和黑色疣状腺鳞，老后毛渐脱落变近无毛，叶背淡绿，
　　　　　　被短柔毛和混生黑色疣状腺鳞；卷须稍粗壮，初时被短柔毛后渐
　　　　　　变近无毛。雌雄异株，雄花序总状，雌花单生顶端，总梗粗壮；
　　　　　　果实球形或长圆形。

【生境分布】生长于山坡林下及河边湿地、灌木丛中。分布在江西、湖南、广东、
　　　　　　广西、贵州等地。

【采集加工】秋季果实由嫩绿变深绿色时采收，晾数天后，低温干燥。

马兜铃

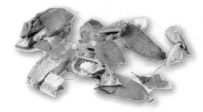

别　名： 兜铃、马兜零、马兜苓、水马香果、葫芦罐、臭铃铛、蛇参果

拉丁名： Aristolochiae Fructus

来　源： 为马兜铃科马兜铃属植物马兜铃的干燥成熟果实。

【**药材性状**】呈卵圆形或长圆形，长3～5厘米，直径2～3厘米。外皮灰绿色或灰黄色，有6条凸起的波状纵棱，其间夹有6条顺纹及横向的细脉纹。一端较平，有小脐，一端有细柄。果皮轻脆，易裂为6瓣，果柄亦随着分裂为6条线。果内包有6排平叠的种子。种子扁平，三角形或扇形片状，边缘淡棕色，中心棕色，一面附有薄膜。

【**性味归经**】性寒，味苦、微辛。归肺、大肠经。

【**功效主治**】清肺降气、化痰止咳。主治肺热喘咳、痰中带血、咯血、失音等。

【**用法用量**】内服：煎服，5～15克。

【**用药禁忌**】虚寒咳喘及脾弱便泄者慎服。

验方精选

①治心痛：大马兜铃1个，灯上烧存性，为末，温酒服。

②治小儿肺虚，气粗喘促：阿胶60克（麸炒），鼠粘子（炒香）、甘草（炙）各100克，马兜铃25克（焙），杏仁7个（去皮、尖），糯米50克（炒），上为末，每服10克，水煎，食后温服。

③治久水腹肚如大鼓：水煮马兜铃服之。

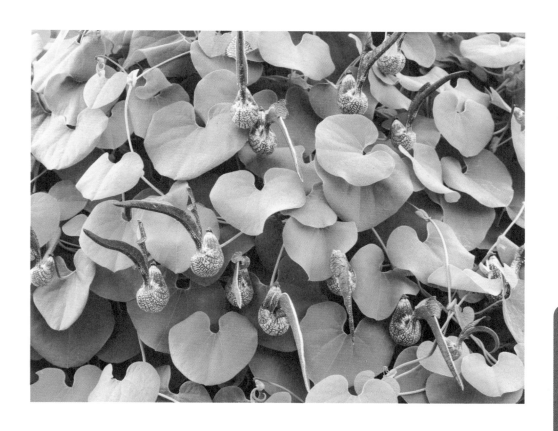

【**植物形态**】草质藤本；根圆柱形，外皮黄褐色；茎柔弱，无毛，暗紫色或绿色，有腐肉味。叶纸质，卵状三角形，长圆状卵形或戟形，花单生或 2 朵聚生于叶腋；小蒴果近球形，成熟时黄绿色。

【**生境分布**】生长于山沟、溪边或灌木丛间。分布在黄河以南至长江流域，南至广西。

【**采集加工**】9 ~ 10 月果实由绿变黄时连柄摘下，晒干。

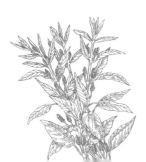

苏子

别　名： 紫苏子、黑苏子、蓝苏子

拉丁名： Fructus Perillae

来　源： 为唇形科紫苏属植物紫苏的干燥成熟果实。

【**药材性状**】干燥的果实呈卵圆形或圆球形，长径 0.6 ~ 3 毫米，短径 0.5 ~ 2.5 毫米。野生者粒小，栽培者粒大。表面灰褐色至暗棕色或黄棕色，有隆起的网状花纹，较尖的一端有果柄痕迹。果皮薄，硬而脆，易压碎。种仁黄白色，富油质。气清香，味微辛。以颗粒饱满、均匀、灰棕色、无杂质者为佳。

【**性味归经**】性温，味辛。归肺、大肠经。

【**功效主治**】下气、清痰、润肺、宽肠。主治咳逆、痰喘、气滞、便秘。

【**用法用量**】内服：煎服，7.5 ~ 15 克；捣汁饮或入丸、散。

【**用药禁忌**】气虚久嗽、阴虚喘逆、脾虚便滑者皆不可用。

验方精选

①治小儿久咳嗽，喉内痰声如拉锯，老人咳嗽吼喘：苏子 5 克，八达杏仁 50 克（去皮、尖），老年人加白蜜 10 克，共为末，大人每服 15 克，小儿服 5 克，白开水送下。

②治气喘咳嗽，食痞兼痰：苏子、白芥子、萝卜子各适量，洗净，微炒，击碎，看何证多，则以所主者为君，余次之，每剂不过 15 克。若大便素实者，临服加熟蜜少许，若冬寒，加生姜 3 片。

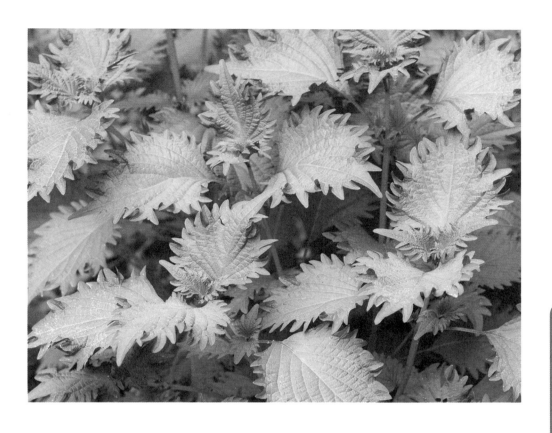

【**植物形态**】一年生、直立草本。茎钝四棱形绿色或紫色，具四槽，密被长柔毛。叶阔卵形或圆形，膜质或草质；轮伞花序 2 花，组成长顶生及腋生总状花序；小坚果近球形，灰褐色，具网纹。

【**生境分布**】全国各地广泛栽培。主产于湖北、江苏、河南、山东、江西、浙江、四川等地。

【**采集加工**】秋季果实成熟时割取全株或果穗，打下果实，除去杂质，晒干。

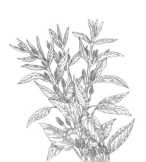

紫菀

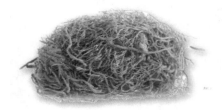

别　名：青菀、紫倩、小辫、返魂草、山白菜

拉丁名：Asteris Radix Et Rhizoma

来　源：为菊科紫菀属植物紫菀的干燥根及根茎。

【**药材性状**】根茎呈不规则块状，长短不一，直径 1.5 ～ 3.5 厘米。顶端有茎及叶柄残基，下端有时留有未除尽的直根，常具节，直或稍弯曲，淡黄棕色，质稍硬，根茎周围簇生多数细根，形如马尾，长 3 ～ 15 厘米，直径 0.1 ～ 0.2 厘米，多辫结成辫状。表面紫红色或灰红色，有细条纹及细皱纹，质柔软，不易折断，断面灰白色，周边暗紫红色。微香，味甜、微苦。

【**性味归经**】性微温，味苦。归肺经。

【**功效主治**】润肺下气、消痰止咳。主治痰多喘咳。

【**用法用量**】内服：煎服，2.5 ～ 15 克；或入丸、散。

【**用药禁忌**】有实热者忌服。

验方精选

①治久咳不瘥：紫菀（去芦头）、款冬花各 50 克，百部 25 克，三物捣为散，每服 15 克，生姜 3 片，乌梅 1 个，同煎汤调下，食后、欲卧各一服。

②治小儿咳逆上气，喉中有声，不通利：紫菀 50 克，杏仁（去皮尖）、细辛、款冬花各 0.5 克，捣为散，二三岁儿，每服 2.5 克，米饮调下，日服 3 次，更量大小加减。

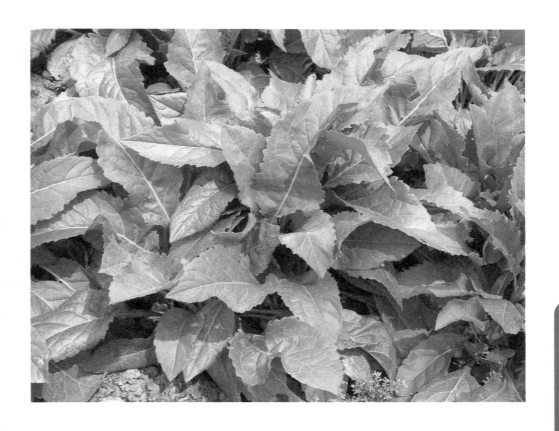

【植物形态】多年生草本，根状茎斜升。茎直立粗壮，基部有不定根，有棱和沟，
　　　　　　被疏粗毛，有疏生的叶。头状花序多数，在茎和枝端排列成复伞房
　　　　　　状；瘦果倒卵状长圆形，紫褐色。

【生境分布】生长于阴坡、草地。分布在黑龙江、吉林、辽宁、内蒙古东部及南
　　　　　　部、山西、河北、河南西部、陕西及甘肃南部等地。

【采集加工】春、秋两季均可采挖，除去茎叶及泥土，晒干，或将须根编成小辫
　　　　　　晒干。

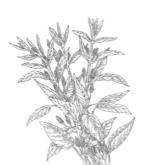

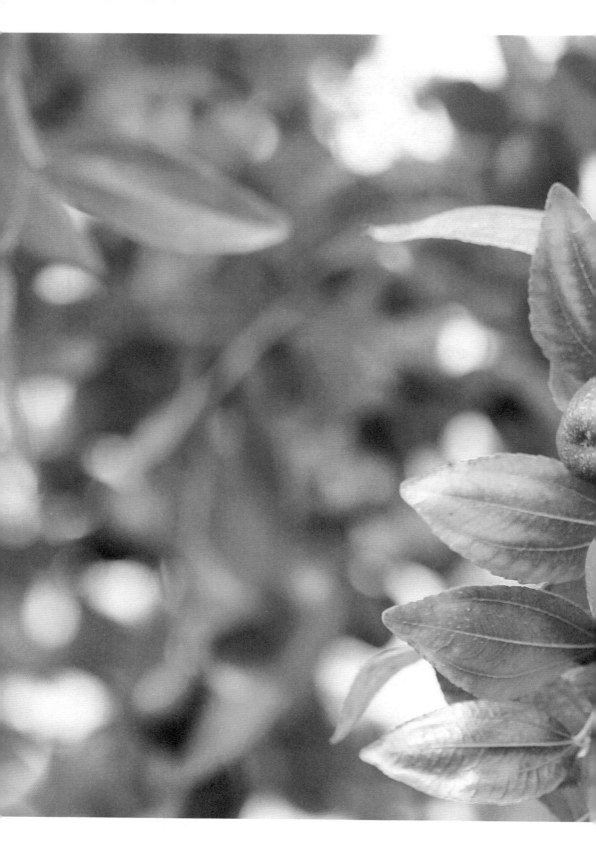

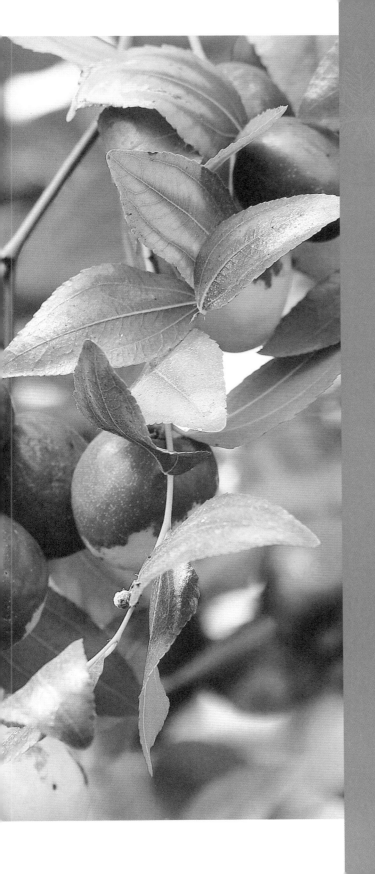

第八章

补虚类

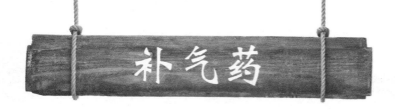

补气药

白扁豆

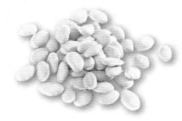

别　名：藕豆、白藕豆、南扁豆

拉丁名：Lablab Semen Album

来　源：为豆科扁豆属植物扁豆的干燥成熟种子。

【药材性状】种子扁椭圆形或扁卵圆形。表面淡黄白色或淡黄色，平滑，略有光泽，一侧边缘有隆起的白色半月形种阜。质坚硬，种皮薄而脆，子叶2片，肥厚，黄白色。气微，味淡，嚼之有豆腥气。

【性味归经】性微温，味甘。归脾、胃经。

【功效主治】健脾化湿、和中消暑。主治脾胃虚弱、暑湿吐泻等。

【用法用量】内服：煎服，15～30克；或入丸、散。

【用药禁忌】寒热病者勿食。

验方精选

①治伏暑引饮，口燥咽干，或吐或泻：白扁豆（微炒）、厚朴（去皮，姜汁炙）、香薷（去土）各10克，水适量，入酒少许，煎，沉冷。不拘时服。一方加黄连姜汁炒黄色，如有抽搐，加羌活。

②治慢性肾炎，亦可治贫血：扁豆30克，红枣20枚，水煎服。

③治脚气肿：白扁豆40克，黄豆120克，红豆80克，水8碗，煎2碗，分2次服。

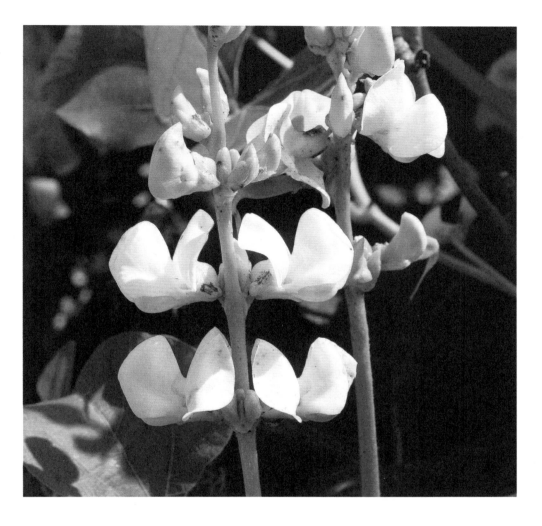

【植物形态】多年生、缠绕藤本。羽状复叶具 3 小叶；小叶宽三角状卵形，长 6 ～
　　　　　10 厘米，宽约与长相等，侧生小叶两边不等大，偏斜，先端急尖或
　　　　　渐尖，基部近截平。总状花序直立；荚果长圆状镰形，种子扁平，
　　　　　长椭圆形。

【生境分布】全国各地普遍栽培。主产于辽宁、河北、山西、陕西等地。

【采集加工】9 ～ 10 月摘取成熟果实，晒干，收集种子；生用或微炒用。

白术

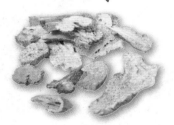

别　名: 柠蓟、于术、冬白术、浙术、杨枹、吴术、片术、苍术

拉丁名: Atractylodis Macrocephalae Rhizoma

来　源: 为菊科苍术属植物白术的干燥根茎。

【药材性状】为不规则的肥厚团块，长 3 ~ 13 厘米，直径 1.5 ~ 7 厘米。表面灰黄色或灰棕色，有瘤状凸起及断续的纵皱和沟纹，并有须根痕，顶端有残留茎基和芽痕。质坚硬不易折断，断面不平坦，黄白色至淡棕色，有棕黄色的点状油室散在；烘干者断面角质样，色较深或有裂隙。气清香，味甘、微辛，嚼之略带黏性。

【性味归经】性温，味苦、甘。归脾、胃经。

【功效主治】补脾、益胃、燥湿、和中、安胎。主治脾胃气弱、不思饮食、倦怠少气、虚胀、泄泻、痰饮、水肿、黄疸、湿痹、小便不利、头晕等。

【用法用量】内服：煎服，7.5 ~ 15 克；熬膏或入丸、散。

【用药禁忌】阴虚燥渴、气滞胀闷者忌服。

验方精选

①治虚弱枯瘦，食而不化：白术（酒浸，九蒸九晒）500 克，菟丝子（酒煮吐丝，晒干）500 克，共为末，蜜丸，梧子大。每服 15 克。

②治脾虚胀满：白术 100 克，橘皮 200 克，为末，酒糊丸，梧子大。每食前木香汤送下 30 丸。

③治痞，消食强胃：枳实（麸炒黄色）50 克，白术 100 克，上为极细末，荷叶裹烧饭为丸，如绿豆一倍大。每服 50 丸，白汤下，不拘时候，量所伤多少，加减服之。

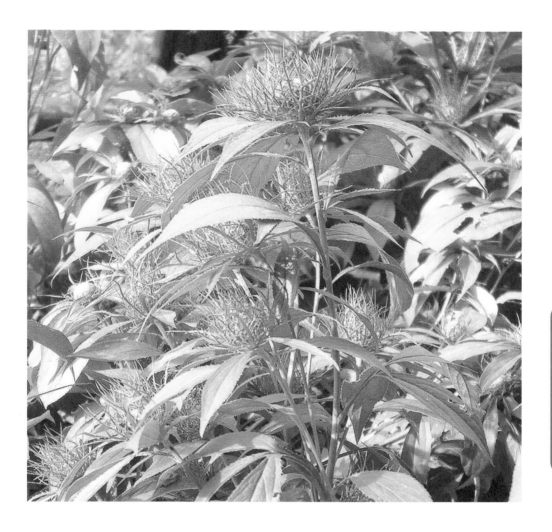

【植物形态】多年生草本，根状茎结节状。茎直立，通常自中下部长分枝，全部
光滑无毛。叶片通常 3 ～ 5 羽状全裂，极少兼杂不裂而叶为长椭圆
形的。头状花序单生茎枝顶端；瘦果倒圆锥状。

【生境分布】生长于山丘陵地带，现广为栽培。主产于四川、云南、贵州等山区
湿地。

【采集加工】霜降至立冬采挖，除去茎叶和泥土，烘干或晒干，再除去须根即可。

大枣

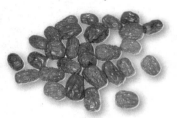

别　名：红枣、枣子

拉丁名：Jujubae Fructus

来　源：为鼠李科枣属植物枣的干燥成熟果实。

【药材性状】呈椭圆形或圆形，长 2 ~ 3.5 厘米，直径 1.5 ~ 2.5 厘米。表面暗红色，略带光泽，有不规则皱纹，基部凹陷，有短果梗；外果皮薄，中果皮棕黄色或淡褐色，肉质柔软，富糖性而油润；果核纺捶形，两端锐尖，质坚硬。气微香，味甜。

【性味归经】性温，味甘。归脾、胃经。

【功效主治】补中益气、养血安神。主治脾虚食少、乏力便溏、妇人脏躁。

【用法用量】内服：煎服，3 ~ 30 克；或捣烂作丸。

【用药禁忌】湿痰、积滞、齿病者均不宜。

验方精选

①治脾胃湿寒，饮食减少，长作泄泻，完谷不化：白术 200 克，干姜、鸡内金各 100 克，熟枣肉 250 克，上四味，白术、鸡内金皆用生者，每味各自轧细、焙熟，再将干姜轧细，共和枣肉，同捣如泥，作小饼，木炭火上炙干，空心时，当点心，细嚼咽之。

②治反胃吐食：大枣 1 枚（去核），班蝥 1 枚（去头翅），入内喂热，去蝥，空心食之，白汤下。

③治中风惊恐虚悸，四肢沉重：大枣 7 枚（去核），青粱粟米 100 克，上二味，以水 3.5 升，先煮枣取 1.5 升，去滓，投米煮粥食之。

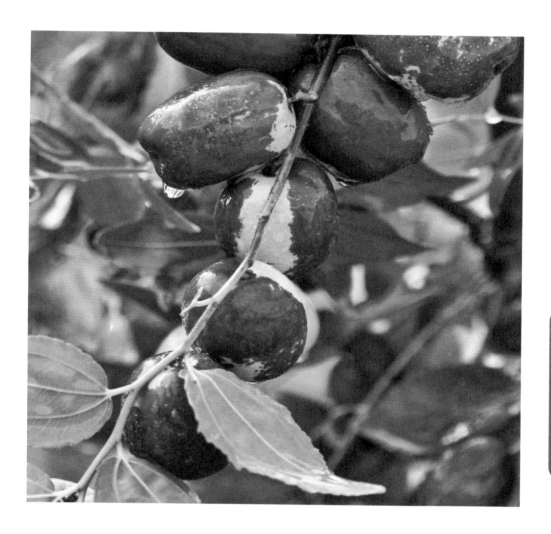

【**植物形态**】落叶小乔木，稀灌木，高达 10 余米；树皮褐色或灰褐色；具 2 个托
叶刺，叶纸质，卵形，卵状椭圆形，或卵状矩圆形；顶端钝或圆形，
稀锐尖，边缘具圆齿状锯齿，基生三出脉；核果矩圆形或长卵圆形，
种子扁椭圆形。

【**生境分布**】全国各地均有栽培。主产于河南、河北、山东、山西、陕西、甘肃、
内蒙古。

【**采集加工**】秋季采摘成熟果实，晒干；或烘炕至皮软再晒干。

甘草

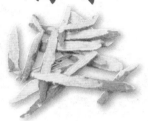

别　名： 甜草根、红甘草、粉甘草、粉草

拉丁名： Glycyrrhizae Radix Et Rhizoma

来　源： 为豆科甘草属植物甘草、胀果甘草或光果甘草的干燥根及根茎。

【药材性状】 外皮松紧不一。表面红棕色或灰棕色，具显著的纵皱纹、沟纹、皮孔及衡疏的细根痕。质坚实，断面略显纤维性，黄白色，粉性，形成层环明显，射线放射状，有的有裂隙。根茎呈圆柱形，表面有芽痕，断面中部有髓。气微，味甜而特殊。

【性味归经】 性平，味甘。归心、肺、脾、胃经。

【功效主治】 补中益气、清热解毒、润肺止咳、调和诸药。主治咽喉肿痛、咳嗽、脾胃虚弱、胃及十二指肠溃疡、肝炎等。

【用法用量】 内服：煎服，2.5～15克；或入丸、散。外用：研末或煎水洗。

【用药禁忌】 忌与大戟、芫花、甘遂同用。实证中满腹胀者忌服。

验方精选

①治荣卫气虚，脏腑怯弱，心腹胀满，全不思食，肠鸣泄泻，呕哕吐逆：人参（去芦）、茯苓（去皮）、甘草（炙）、白术各等份，上为细末，每服10克，水煎，通口服，不拘时。入盐少许，白汤点亦得。

②治肺痿吐涎沫而不咳：甘草200克（炙），干姜100克（炮），上药细切，以水3升，煮取1.5升，去滓，分温再服。

③治热嗽：甘草100克，猪胆汁浸五宿，漉出炙香，捣罗为末，炼蜜和丸，如绿豆大，食后薄荷汤下15丸。

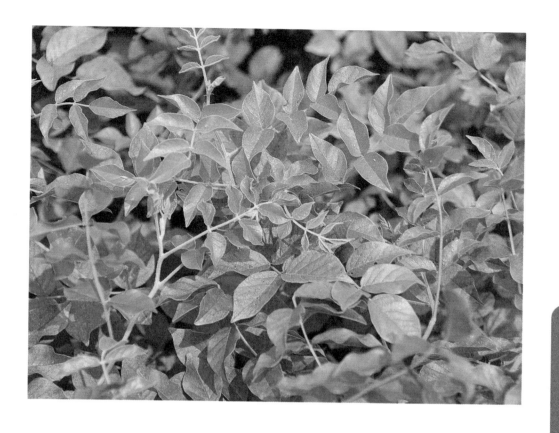

【植物形态】多年生草本；根与根状茎粗状，外皮褐色。茎直立，多分枝，密被鳞片状腺点、刺毛状腺体及白色或褐色的绒毛；托叶三角状披针形，两面密被白色短柔毛。总状花序腋生，具多数花；荚果弯曲呈镰刀状或呈环状，密生瘤状凸起和刺毛状腺体。种子暗绿色，圆形或肾形。

【生境分布】生长于干燥草原及向阳山坡。分布在东北、西北、华北等地。

【采集加工】春、秋二季采挖，除去须根，晒干。

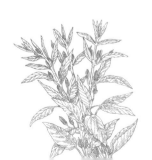

黄芪

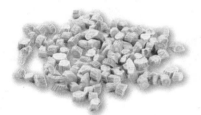

别　名： 棉芪、黄耆、蜀脂、百本、黄参、血参

拉丁名： Astragali Radix

来　源： 为豆科黄芪属植物蒙古黄芪或膜荚黄芪的干燥根。

【药材性状】 呈圆柱形，有的有分枝，上端较粗，略扭曲，长 30 ~ 90 厘米，直径 0.7 ~ 3.5 厘米。表面淡棕黄色至淡棕褐色，有不规则纵皱纹及横长皮孔，栓皮易剥落而露出黄白色皮部，有的可见网状纤维束。质坚韧，断面强纤维性。气微，味微甜，嚼之微有豆腥味。

【性味归经】 性微温，味甘。归肺、脾经。

【功效主治】 补气固表、托疮生肌。主治体虚自汗、久泻、脱肛、子宫脱垂、慢性肾炎、体虚浮肿、慢性溃疡等。

【用法用量】 内服：煎服，9 ~ 30 克。

【用药禁忌】 内有积滞、疮疡者不宜用。

验方精选

①治小便不通：黄芪 10 克，加水二碗，煎成一碗，温服。小儿减半。

②治白浊：黄芪 25 克，茯苓 50 克，用盐炒，共研细。每服 5 克。

③治吐血：黄芪 10 克，紫背浮萍 25 克，共研为末。每服 5 克，姜蜜水送下。

④治咳脓咯血、咽干：黄芪 200 克，甘草 50 克，共研为末。每服 10 克，热水送下。

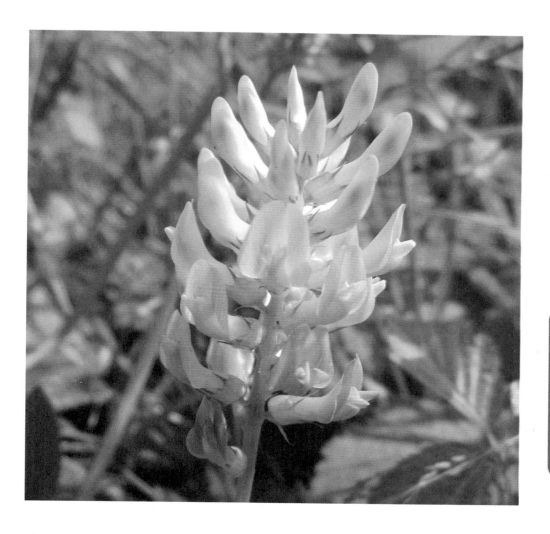

【植物形态】多年生草本。茎直立，上部有分枝。奇数羽状复叶互生，小叶片宽
　　　　　　椭圆形或椭圆形，托叶披针形。总状花序腋生。荚果膜质，半卵圆形，
　　　　　　无毛。

【生境分布】生长于向阳草地及山坡，现广为栽培。主产于内蒙古、山西及黑龙江。

【采集加工】春、秋两季采挖，除去泥土、须根及根头，晒至六七成干，理直扎
　　　　　　捆后晒干。

绞股蓝

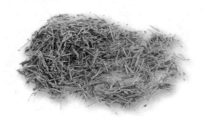

别　名：七叶胆、五叶参、七叶参、小苦药
拉丁名：Herba Gynostemmatis Pentaphylli
来　源：为葫芦科绞股蓝属植物绞股蓝的干燥根茎或全草。

【**药材性状**】茎纤细灰棕色或暗棕色，表面有纵沟纹，被稀疏毛茸。润湿展开后，叶为复叶，小叶膜质，通常5～7枚，叶柄长2～4厘米，被糙毛。侧生小叶卵状长圆形或长圆披针形，先端渐尖，基部楔形，两面被粗毛。味苦，具草腥气。

【**性味归经**】性寒，味苦。归肺、脾经。

【**功效主治**】清热解毒、止咳祛痰。主治慢性支气管炎、冠心病、慢性胃炎及慢性肠炎等。

【**用法用量**】内服：煎服，3～9克。

【**用药禁忌**】暂无明显禁忌。

验方精选

①治慢性支气管炎：绞股蓝晒干，研成粉，每次6克，吞服，每日3次。

②治劳伤虚损、遗精：绞股蓝30克，水煎服，每日1剂。

③治冠心病：绞股蓝30克，葫芦茶20克，水煎当茶服。

④治慢性胃炎：绞股蓝30克，蒲公英20克，白毛将军15克，川三七6克，葫芦茶10克，水煎服。

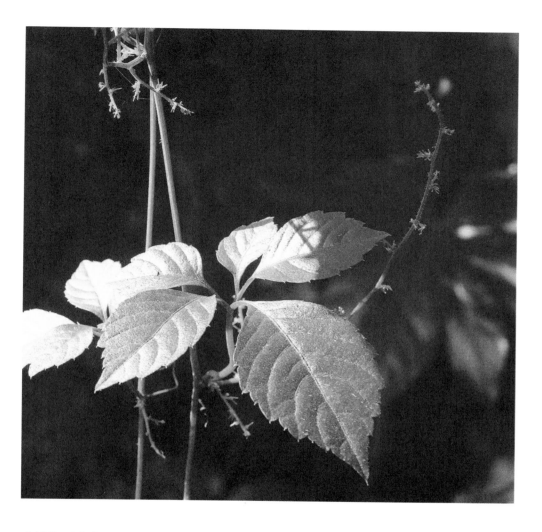

【植物形态】多年生攀缘草本。茎细长，节上有毛或无毛，卷须常 2 裂或不分裂。
叶鸟足状，常有 5 ～ 7 小叶组成，小叶片长椭圆状披针形至卵形。

【生境分布】生长于山间阴湿处。分布在安徽、浙江、江西、福建、广东、贵州。

【采集加工】秋季采收，晒干。

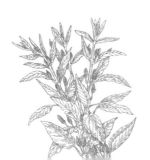

人参

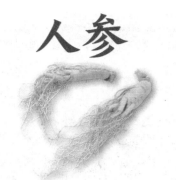

别　名： 黄参、地精、神草、人衔

拉丁名： Ginseng Radix Et Rhizoma

来　源： 为五加科人参属植物人参的干燥根和根茎。

【药材性状】主根呈纺锤形或圆柱形，长 3 ~ 15 厘米，直径 1 ~ 2 厘米。表面灰黄色，上部或全体有疏浅断续的粗横纹及明显的纵皱，下部有支根 2 ~ 3 条，并着生多数细长的须根，须根上常有不明显的细小疣状突出。根茎（芦头）长 1 ~ 4 厘米，直径 0.3 ~ 1.5 厘米，多拘挛而弯曲，具不定根（芋）和稀疏的凹窝状茎痕（芦碗）。质较硬，断面淡黄白色，显粉性，形成层环纹棕黄色，皮部有黄棕色的点状树脂道及放射状裂隙。香气特异，味微苦、甘。

【性味归经】性温，味甘。归脾、肺、心经。

【功效主治】大补元气、固脱生津、安神。主治劳伤虚损、反胃吐食、大便滑泄、虚咳喘促、惊悸以及一切气血津液不足之证。

【用法用量】内服：煎服，2.5 ~ 15 克，大剂 15 ~ 30 克；亦可熬膏，或入丸、散。

【用药禁忌】实证、热证忌服。反藜芦，畏五灵脂。

验方精选

① 治营卫气虚，脏腑怯弱，心腹胀满，全不思食，肠鸣泄泻，呕哕吐逆：人参（去芦）、白术、茯苓（去皮）、甘草（炙）各等份，上为细末，每服 10 克，水煎，通口服，不拘时，入盐少许，白汤点亦得。

② 治胃虚冷，中脘气满：人参末 10 克，生附子末 2.5 克，生姜 0.5 克（切碎），上三味和匀，用水煎，以鸡蛋 1 枚取清，打转，空心顿服。

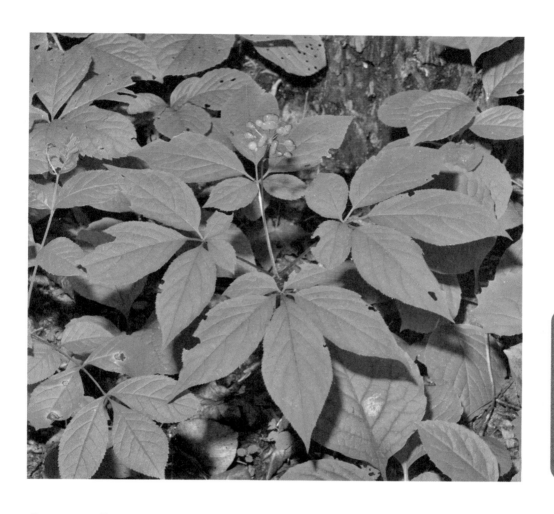

【植物形态】多年生草本；根状茎（芦头）短。主根肥大，纺锤形或圆柱形。地
　　　　　　上茎单生；叶为掌状复叶；伞形花序单个顶生，果实扁球形，鲜红色。
　　　　　　种子肾形，乳白色。

【生境分布】生长于茂密的林中。分布在黑龙江、吉林、辽宁和河北等地。

【采集加工】5 ~ 9月间采挖。用骨针拨松泥土，将根及须根细心拔出，防止折断，
　　　　　　去净泥土，茎叶。

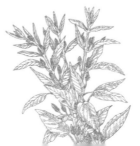

补阳药

巴戟天

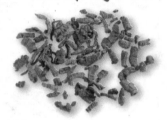

别　名： 鸡肠风、鸡眼藤、黑藤钻、兔仔肠、三角藤

拉丁名： Morindae Officinalis Radix

来　源： 为茜草科巴戟天属植物巴戟天的干燥根。

【**药材性状**】干燥的根呈弯曲扁圆柱形或圆柱形，长度不等，直径约 1 ～ 2 厘米。表面灰黄色，有粗而不深的纵皱纹及深陷的横纹，甚至皮部断裂而露出木部，形成长约 1 ～ 3 厘米的节，形如鸡肠，故土名"鸡肠风"。折断面不平，横切面多裂纹；皮部呈鲜明的淡紫色，木郎黄棕色，皮部宽度为木部的两倍。气无，味甜而略涩。

【**性味归经**】性微温，味辛。归肾、肝经。

【**功效主治**】补肾阳、壮筋骨、祛风湿。主治阳痿、少腹冷痛等。

【**用法用量**】内服：煎服，7.5 ～ 15 克；捣汁或入丸、散。外用：捣敷。

【**用药禁忌**】阴虚火旺者忌服。

验方精选

①**治虚羸阳道不举，五劳七伤百病：** 巴戟天、生牛膝各 1500 克，以酒 5 升浸之，去滓温服，常令酒气相及，勿至醉吐。

②**治妇人子宫久冷，月脉不调，或多或少，赤白带下：** 巴戟 150 克，良姜 300 克，紫金藤 500 克，盐 100 克，肉桂（去粗皮）、吴茱萸各 200 克，上为末，酒糊为丸。每服 20 丸，暖盐酒送下，盐汤亦得。日午、夜卧各一服。

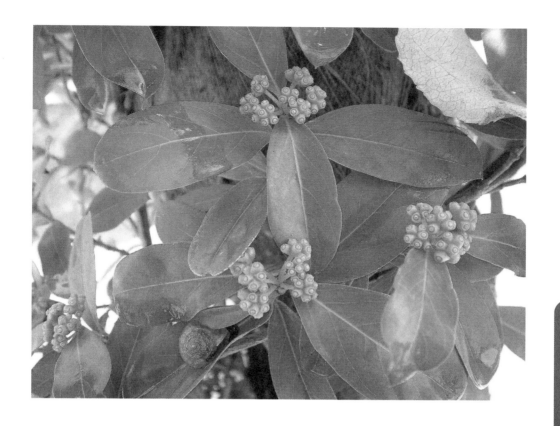

【**植物形态**】藤本；肉质根，根肉略紫红色，干后紫蓝色；嫩枝被长短不一粗毛，
后脱落变粗糙，老枝无毛，具棱，棕色或蓝黑色。叶薄或稍厚，纸质，
干后棕色，长圆形，卵状长圆形或倒卵状长圆形，花序 3～7 伞形
排列于枝顶；聚花核果扁球形或近球形，种子熟时黑色，略呈三棱
形，无毛。

【**生境分布**】生长于山谷、溪边或山林下，亦有栽培。分布在广东、广西、福建
等地。

【**采集加工**】冬、春二季采挖，洗净泥土，除去须根，晒至六七成干，用木槌轻
轻捶扁，晒干；或先蒸过，晒至半干后，捶扁，晒干。

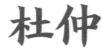

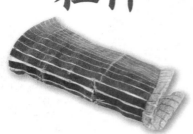

别　名： 丝棉皮、扯丝皮、思仲、思仙

拉丁名： Eucommiae Cortex

来　源： 为杜仲科杜仲属植物杜仲的干燥树皮。

【药材性状】 呈板片状或两边稍向内卷，大小不一，厚3～7毫米。外表面淡棕色或灰褐色，有明显的皱纹或纵裂槽纹，有的树皮较薄，未去粗皮，可见明显的皮孔。内表面暗紫色，光滑。质脆，易折断，断面有细密、银白色、富弹性的橡胶丝相连。气微，味稍苦。

【性味归经】 性温，味甘。归肝、肾经。

【功效主治】 补肝肾、强筋骨、安胎。主治腰脊酸疼、足膝痿弱、小便余沥、阴下湿痒、胎漏欲坠、胎动不安。

【用法用量】 内服：煎服，15～25克；浸酒或入丸、散。

【用药禁忌】 阴虚火旺者慎服。

验方精选

①治腰痛：杜仲、五味子各500克，二物切，分14剂，每夜取1剂，以水1升，浸至五更，煎至300毫升，滤取汁，以羊肾3个，切下之，再煮沸，如作羹法，空腹顿服。用盐、醋和之亦得。

②治腰痛：川木香5克，八角茴香15克，杜仲（炒去丝）15克，水适量，酒少许，煎服，渣再煎。

③治腰痛不可忍：杜仲100克（去粗皮，炙微黄，锉），丹参100克，川芎75克，桂心50克，上药捣粗罗为散，每服20克，以水煎，去滓，后加入酒，煎两沸，每于食前温服。

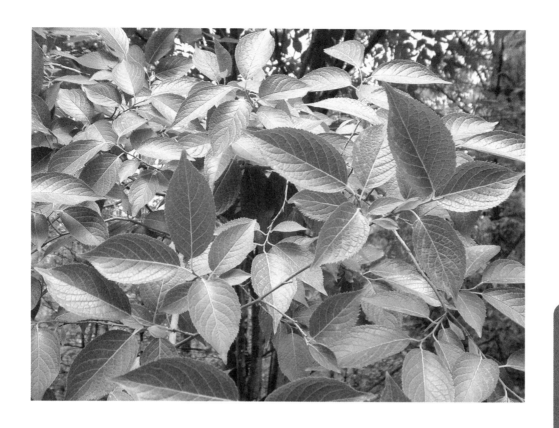

【植物形态】落叶乔木，高达 20 米。树皮灰褐色，粗糙，内含橡胶，折断拉开有
多数细丝。小枝光滑，黄褐色或较淡，具片状髓心。嫩枝有黄褐色毛，
不久变秃净，老枝有明显的皮孔。芽体卵圆形，外面发亮，红褐色，
有鳞片 6 ~ 8 片，边缘有微毛。

【生境分布】生长于山地林中或栽培。分布在长江中游及南部各省，河南、陕西、
甘肃等地。

【采集加工】为了保护资源，一般采用局部剥皮法。在清明至夏至间，选取生长
15 ~ 20 年以上的植株，按药材规格大小，剥下树皮，刨去粗皮，晒
干。置于通风干燥处。

韭菜子

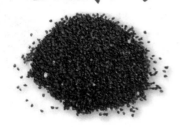

别　名: 韭子

拉丁名: Allii Tuberosi Semen

来　源: 为百合科葱属植物韭菜的干燥成熟种子。

【**药材性状**】种子半圆形或卵圆形，略扁，长 3 ～ 4 毫米，宽约 2 毫米。表面黑色，一面凸起，粗糙，有细密的网状皱纹，另一面微凹，皱纹不甚明显，基部稍尖，有点状凸起的种脐。质硬。气特异，味微辛。

【**性味归经**】性温，味辛、甘。归肝、肾经。

【**功效主治**】温补肝肾、壮阳固精、暖腰膝。主治阳痿遗精、腰膝酸痛、遗尿、尿频、白浊带下。

【**用法用量**】内服：煎服，5 ～ 10 克。

【**用药禁忌**】孕妇慎用。

验方精选

①治前列腺炎：炒车前子 10 克，韭菜子 6 克，核桃仁 3 个，薏米 30 克。韭菜子炒黄，与核桃仁、薏米、炒车前子加水煮成粥，待温饮服。每天 1 次，连服 10 ～ 15 天。

②治阳痿、早泄、腰膝冷痛：韭菜子 60 克，白酒 500 毫升。将韭菜子研碎置于容器中，加入白酒，密封，每日摇动数下，浸泡 7 天后去渣，即成韭子酒。每日服 2 次，每次 10 ～ 15 毫升。

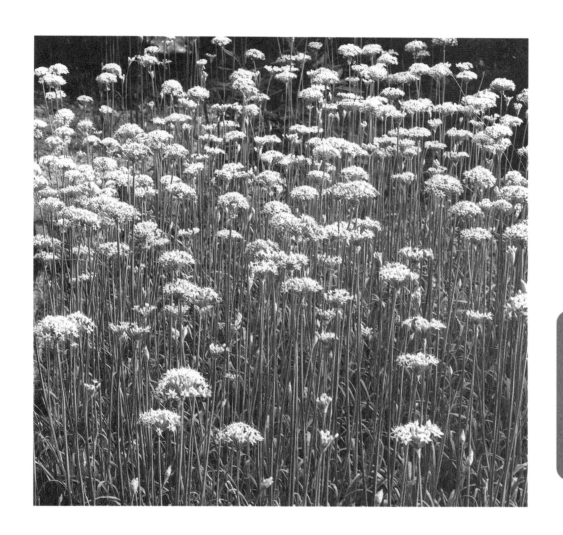

【**植物形态**】多年生草本，全草有异臭。鳞茎狭圆锥形。叶基生，扁平，狭线形，长 15 ～ 30 厘米，宽 1.5 ～ 6 厘米。花茎长 30 ～ 50 厘米，顶生伞形花序，具 20 ～ 40 朵花；总苞片膜状，宿存；花梗长为花被的 2 ～ 4 倍；花被基部稍合生，裂片 6 片，白色，长圆状披针形。蒴果倒卵形，有 3 棱。种子 6 个，黑色。

【**生境分布**】生长于田园，全国各地均有栽培。以河北、山西、吉林、江苏、山东等地产量较大。

【**采集加工**】秋季果实成熟时采收，晒干，搓出种子，除去杂质。

菟丝子

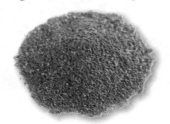

别　名：菟丝实、吐丝子、黄藤子
拉丁名：Cuscutae Semen
来　源：为旋花科菟丝子属植物菟丝子的
　　　　干燥成熟种子。

【药材性状】呈类球形，直径 1 ~ 1.5 毫米。表面灰棕色或黄棕色，具细密凸起的
　　　　　　小点，一端有微凹的线形种脐。质坚实，不易以指甲压碎。气微，味淡。

【性味归经】性温，味甘。归肝、肾、脾经。

【功效主治】补肾益精、养肝明目、滋养肝肾。主治目昏暗、尿血、腰膝酸痛、
　　　　　　小便不禁、补肾壮阳等。

【用法用量】内服：煎服，10 ~ 15 克。外用：捣烂外敷。

【用药禁忌】孕妇忌服。

验方精选

①治腰痛：菟丝子（酒浸）、杜仲（去皮，炒断丝）等份，为细末，以山药糊
　丸如梧子大。每服 50 丸，盐酒或盐汤下。

②治腰膝积冷痛，或顽麻无力：菟丝（洗）50 克，牛膝 50 克，同用酒浸 5 日，
　曝干，为末，将原浸酒再入少醇酒作糊，和丸，如桐子大。空腹酒下 20 丸。

③治眉间生疮：菟丝子炒后研末，油调敷之。

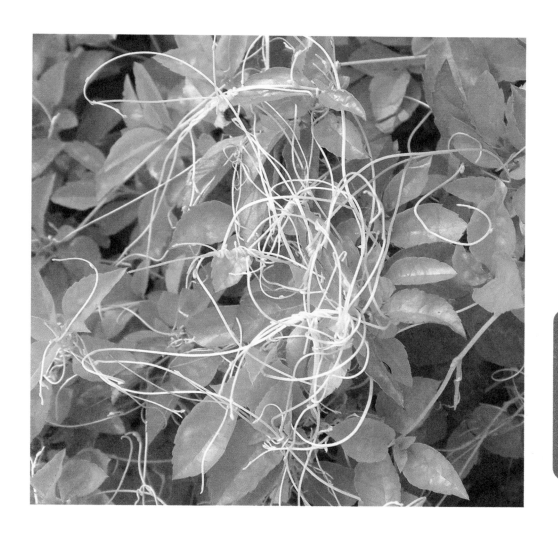

【**植物形态**】一年生寄生草本。茎缠绕，黄色，纤细，无叶。花序侧生，少花或多花簇生成小伞形或小团伞花序，近于无总花序梗；花冠白色，壶形。蒴果球形。种子淡褐色，卵形，表面粗糙。

【**生境分布**】生长于田边、路边荒地及灌木丛间，寄生于草本植物。全国大部分地区均有分布。

【**采集加工**】秋季果实成熟时采收植株，晒干，打下种子，除去杂质。

续断

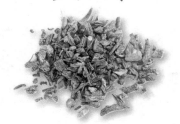

别　名：龙豆、属折、接骨、南草、接骨草、川断

拉丁名：Dipsaci Radix

来　源：为川续断科川续断属植物川续断的干燥根。

【药材性状】干燥根呈长圆柱形，向下渐细，或稍弯曲，长5～15厘米，直径0.5～2厘米。表面灰褐色或黄褐色，有扭曲的纵皱及浅沟纹，皮孔横裂，并有少数根痕。质硬而脆，易折断。断面不平坦，微带角质性，皮部褐色，宽度约为木部的一半，形成层略呈红棕色，本部淡褐色或灰绿色。维管束呈放射状排列，微显暗绿色。气微香，味苦甜而涩。

【性味归经】性微温，味辛。归肝、肾经。

【功效主治】补肝肾、续筋骨、调血脉。主治腰背酸痛、足膝无力、崩漏、带下、遗精、跌打损伤、痈疽疮肿。

【用法用量】内服：煎服，10～20克；或入丸、散。外用：捣敷。

【用药禁忌】初痢者勿用，怒气郁者忌用。

验方精选

①治妊娠胎动两三月堕：续断（酒浸）、杜仲（姜汁炒去丝）各100克，为末，枣肉煮烂，杵和丸梧子大。每服30丸，米酒饮下。

②治滑胎：菟丝子200克（炒，炖），桑寄生、续断、阿胶各100克，将前三味轧细，水化阿胶和为丸。每服20丸，开水送下，日再服。

③治乳汁不行：续断25克，当归、川芎各7.5克，麻黄、穿山甲（火煅）各10克，天花粉15克，水600毫升，煎至500毫升，食后服。

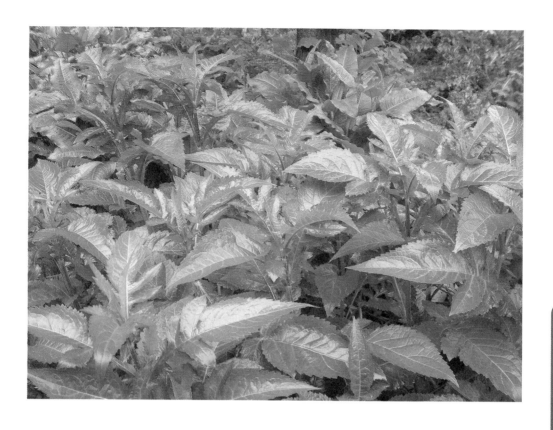

【**植物形态**】多年生草本。茎中空，具6～8条棱，棱上疏生下弯粗短的硬刺。基生叶稀疏丛生，叶片琴状羽裂，茎生叶在茎之中下部为羽状深裂，中裂片披针形，先端渐尖，边缘具疏粗锯齿；头状花序球形，瘦果长倒卵柱状，长约4毫米，仅顶端外露于小总苞外。

【**生境分布**】生长于山野或路旁。分布在江西、湖北、湖南、广西、四川、贵州、云南、西藏、湖北等地。

【**采集加工**】8～10月采挖，洗净泥沙，除去根头、尾梢及细根，阴干或炕干。

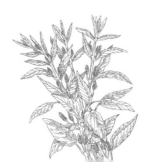

益智

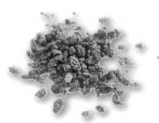

别　　名：益智仁、益智子

拉丁名：Alpiniae Oxyphyllae Fructus

来　　源：为姜科山姜属植物益智的干燥成
熟果实。

【**药材性状**】干燥果实呈纺锤形或椭圆形，外皮红棕色至灰棕色，有纵向断续状
的隆起线 13 ～ 18 条。皮薄而稍韧，与种子紧贴。种子集结成团，
分 3 瓣，中有薄膜相隔，每瓣有种子 6 ～ 11 粒。种子呈不规则扁圆形，
略有钝棱，直径约 3 毫米，厚约 1.5 毫米，表面灰褐色或灰黄色；种
脐位于腹面的中央，微凹陷，自种脐至背面的合点处，有一条沟状种
脊；破开后里面为白色，粉性。臭特殊，味辛、微苦。

【**性味归经**】性温，味辛。归脾、肾经。

【**功效主治**】温脾止泻摄唾、暖肾固精缩尿。主治脾寒泄泻、腹中冷痛、口多唾涎、
肾遗尿、小便频数、遗精白浊。

【**用法用量**】内服：煎服，5 ～ 15 克；或入丸、散。

【**用药禁忌**】阴虚火旺或因热而患遗滑崩带者忌服。

验方精选

①**治脾虚多涎，口水自流：**益智仁、白术、党参、茯苓各 9 克，陈皮 6 克，
水煎服，每日 1 剂。

②**治伤寒阴盛，心腹痞满，呕吐泄利，手足厥冷，以及一切冷气奔冲，心胁
脐腹胀满绞痛：**川乌（炮，去皮、脐）200 克，益智（去皮）100 克，干姜（炮）
25 克，青皮（去白）150 克，上件为散。每服 15 克，生姜 5 片，枣 2 枚，
同煎，去滓，温服，食前。

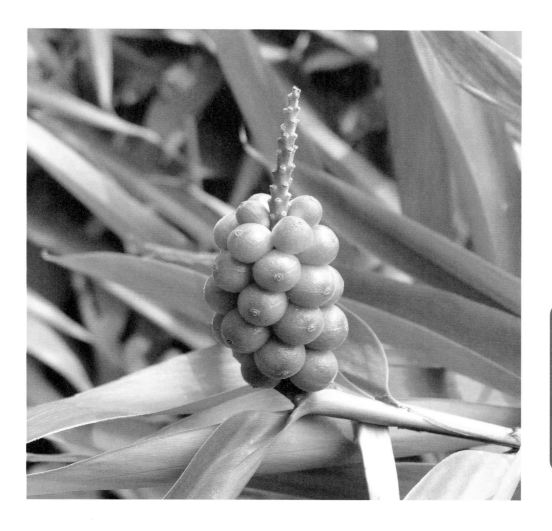

【**植物形态**】多年生草本。根茎延长。茎直立。叶 2 列，叶片披针形，边缘具脱落性小刚毛。蒴果椭圆形至纺锤形，被疏毛，表面有纤维束线条，果柄短。

【**生境分布**】生长于阴湿林下，亦有栽培。主产于海南、广东、广西。

【**采集加工**】夏、秋二季间果实由绿变红时采收，晒干或低温干燥。

淫羊藿

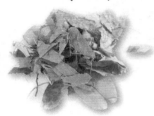

别　名：仙灵脾、刚前

拉丁名：Epimedii Folium

来　源：为小檗科淫羊藿属植物淫羊藿的干燥地上部分。

【药材性状】干燥茎细长圆柱形，中空，长 20 ～ 30 厘米。棕色或黄色，具纵棱，无毛。叶生茎顶，多为一茎生三枝，一枝生三叶。叶片呈卵状心形，先端尖，基部心形。边缘有细刺状锯齿，上面黄绿色，光滑，下面灰绿色，中脉及细脉均突出。叶薄如纸而有弹性。有青草气，味苦。

【性味归经】性温，味辛、甘。归肝、肾经。

【功效主治】补肾阳、强筋骨、祛风湿。主治阳痿遗精、筋骨痿软、风湿痹痛、麻木痉挛等。

【用法用量】内服：煎服 3 ～ 9 克；亦可浸酒、熬膏。

【用药禁忌】孕妇慎用。阴虚火旺者忌服。

验方精选

①治偏风，手足不遂，皮肤不仁：淫羊藿 500 克，细锉，以生绢袋盛，于不津器中，用无灰酒二斗浸之，以厚纸重重密封，不得通气，春夏三日，秋冬五日。每日随性暖饮之，常令醺醺，不得大醉。

②治风走注疼痛，来往不定：淫羊藿、威灵仙、川芎、桂心、苍耳子各 50 克，捣细罗为散。每服，不计时候，以温酒调下 5 克。

③治目昏生翳：淫羊藿、生王瓜（即小栝楼红色者）各等份，为末。每服 5 克，茶下，日服 2 次。

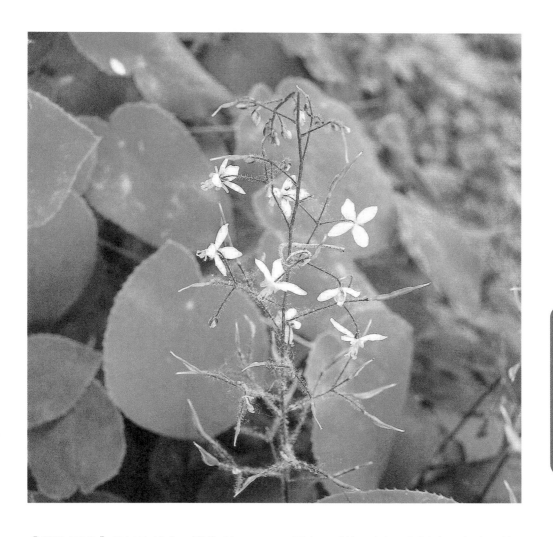

【植物形态】多年生草本，植株高 20 ~ 60 厘米。叶为 2 回 3 出复叶，小叶 9 片，有长柄，小叶纸质或厚纸质，卵形或阔卵形，长 3 ~ 7 厘米，宽 2.5 ~ 6 厘米，先端尖，叶缘具刺齿，基部深心形，侧生小叶基部裂片稍偏斜，上面常有光泽，网脉显著。圆锥花序白色或淡黄色。

【生境分布】生长于多荫蔽的树林及灌丛中。分布在黑龙江、吉林、辽宁、山东、江苏等地。

【采集加工】夏、秋间茎叶茂盛时采割，除去粗梗及杂质，晒干或阴干。

补血药

当归

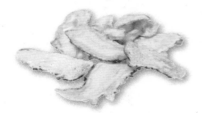

别　名: 干归、马尾当归、秦归、马尾归、
云归、西当归、岷当归

拉丁名: Angelicae Sinensis Radix

来　源: 为伞形科当归属植物当归的干
燥根。

【药材性状】 略呈圆柱形，下部有支根 3 ~ 5 条或更多。表面黄棕色至棕褐色，
具纵皱纹和横长皮孔样突起。根头（归头）具环纹，上端圆钝，或具
数个明显突出的根茎痕，有紫色或黄绿色的茎和叶鞘的残基；主根
（归身）表面凹凸不平；支根（归尾）上粗下细，多扭曲，有少数
须根痕。质柔韧，断面黄白色或淡黄棕色，皮部厚，有裂隙和多数棕
色点状分泌腔，木部色较淡，形成层环黄棕色。有浓郁的香气，味甘、
辛、微苦。

【性味归经】 性温，味甘、辛。归肝、心、脾经。

【功效主治】 补血和血、调经止痛、润燥滑肠。主治月经不调、经闭腹痛、症瘕
结聚、崩漏、血虚头痛、眩晕等。

【用法用量】 内服：煎服，7.5 ~ 15 克；浸酒、熬膏或入丸、散。

【用药禁忌】 湿阻中满及大便溏泄者慎服。

验方精选

①治月水不调，**血瘕硬块，妊娠宿冷:** 当归（去芦，酒浸，炒）、川芎、白芍
药、熟地黄（酒洒蒸）各等份，共为粗末。每服 15 克，水煎，去渣热服。

②治室女月水不通: 当归（切，焙）50 克，干漆（炒烟出）、川芎各 25 克，
上三味，捣罗为末，炼蜜和丸如梧桐子大。每服 20 丸，温酒下。

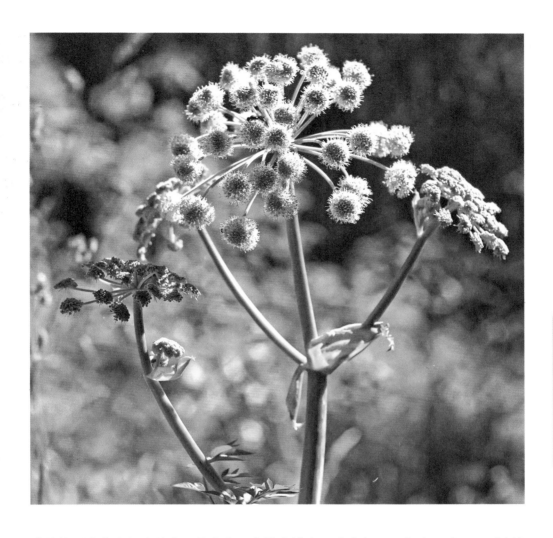

【植物形态】多年生草本。茎直立,有纵直槽纹。叶片卵形,小叶 3 对,近顶端的
小叶无柄。复伞形花序。双悬果椭圆形。

【生境分布】生长于凉爽、湿润的高海拔山区。主产于甘肃东南部,以岷县产量多,
质量好;其次为云南、四川、陕西、湖北等省,均为栽培。

【采集加工】秋末采挖,除去须根和泥沙,待水分稍蒸发后,捆成小把,上棚,
用烟火慢慢熏干。

何首乌

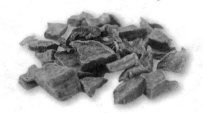

别　名：多花蓼、紫乌藤、夜交藤

拉丁名：Polygoni Multiflori Radix

来　源：为蓼科何首乌属植物何首乌的干
燥块根。

【药材性状】呈团块状或不规则纺锤形，长 6 ～ 15 厘米，直径 4 ～ 12 厘米。
表面红棕色或红褐色，皱缩不平，有浅沟，并有横长皮孔及细根痕。
体重，质坚实，不易折断，断面浅黄棕色或浅红棕色，显粉性，皮部
有 4 ～ 11 个类圆形异型维管束环列，形成云锦状花纹，中央木部较大，
有的呈木心。

【性味归经】性微温，味苦、甘、涩。归肝、肾经。

【功效主治】补肝、益肾、养血、祛风。主治肝肾阴亏、须发早白、血虚头晕、
腰膝软弱、筋骨酸痛、遗精、久疟、久痢、慢性肝炎、痈肿、肠风、
痔疾。

【用法用量】内服：煎服，15 ～ 25 克；熬膏、浸酒或入丸、散。外用：煎水洗、
研末撒或调涂。

【用药禁忌】孕妇慎用。

验方精选

①治骨软风，腰膝疼，行履不得，遍身瘙痒：首乌大而有花纹者，同牛膝（锉）
各 500 克，以好酒 1 升，浸七宿，曝干，于木臼内捣末，蜜丸。每日空
心食前酒下 30 ～ 50 丸。

②治遍身疮肿痒痛：防风、苦参、何首乌、薄荷各等份，上为粗末，每用药
25 克，水、酒各一半，煎沸，热洗，于避风处睡一觉。

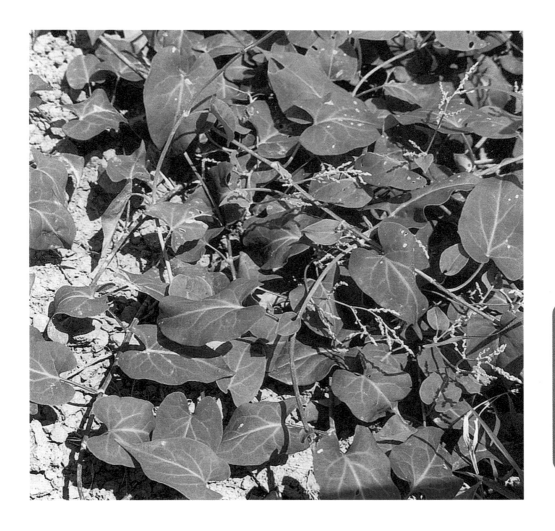

【**植物形态**】多年生草本。块根肥厚，长椭圆形，黑褐色。茎缠绕，具纵棱，下部木质化。叶卵形或长卵形，长 3 ～ 7 厘米，宽 2 ～ 5 厘米，顶端渐尖，基部心形或近心形，两面粗糙，边缘全缘；托叶鞘膜质，偏斜。白色花序圆锥状顶。瘦果卵形，具 3 棱，黑褐色，有光泽。

【**生境分布**】生长于草坡、路边、山坡及灌木丛中。分布在河南、山东、安徽、江苏等地。

【**采集加工**】栽后 3 ～ 4 年秋、冬二季采挖，洗净晒干。

龙眼肉

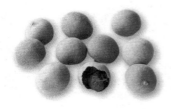

別　名：桂圆肉、龙眼干
拉丁名：Longan Arillus
来　源：为无患子科龙眼属植物龙眼的假
　　　　种皮。

【药材性状】本品为纵向破裂的不规则薄片，或呈囊状，长约 1.5 厘米，宽 2~4
　　　　　　厘米，厚约 0.1 厘米。棕黄色至棕褐色，半透明。外表面皱缩不平，
　　　　　　内表面光亮而有细纵皱纹。薄片者质柔润，囊状者质稍硬。气微香，
　　　　　　味甜。

【性味归经】性温，味甘。归心、脾经。

【功效主治】补益心脾、养血安神。主治气血不足、心悸怔忡等。

【用法用量】内服：煎服，10 ~ 25 克；熬膏、浸酒或入丸剂。

【用药禁忌】内有痰火及湿滞停饮者忌服。

验方精选

①治产后浮肿：龙眼肉、生姜、大枣各 10 克，煎汤服。

②治脾虚泄泻：龙眼肉 14 枚，生姜 3 片，煎汤服。

③治思虑过度，劳伤心脾，健忘怔忡：白术、茯苓（去木）、黄芪（去芦）、
　龙眼肉、酸枣仁（炒，去壳）各 50 克，人参、木香（不见火）各 25 克，
　甘草（炙）12.5 克，以上细切，每服 200 克，水适量，生姜 5 片，枣 1 枚，
　煎后去滓温服，不拘时候。

④治脾胃虚弱，视物不清：龙眼肉 900 克，菊花、当归各 150 克，枸杞子
　300 克，用黄酒 3000 毫升浸 1 个月。每次服 30 毫升，每日 2 次。

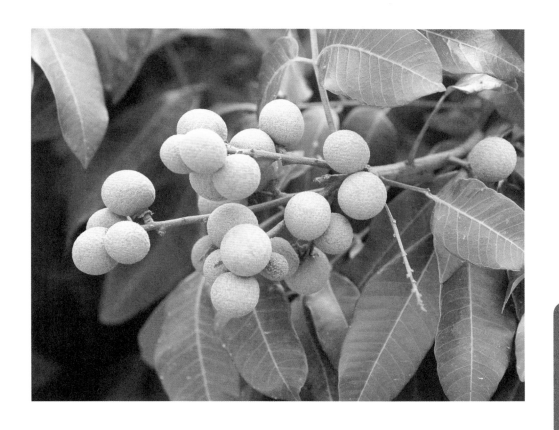

【植物形态】常绿乔木，高达 10 米以上。幼枝被锈色柔毛。小叶 4～5 对，薄革质，长圆状椭圆形至长圆状披针形，两侧常不对称，长 6～15 厘米，宽 2.5～5 厘米，顶端短尖，基部极不对称。花序大型，顶生，花瓣乳白色，披针形。果近球形，黄褐色或灰黄色。

【生境分布】多为栽培，亦有见野生或半野生于疏林中。分布在福建、台湾、广东、广西、云南、贵州、四川等地。

【采集加工】7～10 月果实成熟时采摘，烘干或晒干，剥去果皮，取其假种皮。或将果实入开水中煮 10 分钟，捞出摊放，使水分散失，再烤一昼夜，然后剥取假种皮，晒干。

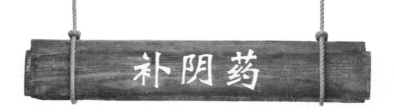

补阴药

百合

别　名： 韭番、重迈、中庭、重箱、摩罗、强瞿、百合蒜

拉丁名： Lilii Bulbus

来　源： 为百合科百合属植物卷丹、百合或细叶百合的干燥肉质鳞叶。

【**药材性状**】呈长椭圆形，披针形或长三角形，肉质肥厚，中心较厚，边缘薄而成波状，或向内卷曲，表面乳白色或淡黄棕色，光滑细腻，略有光泽，瓣内有数条平行纵走的白色维管束。质坚硬而稍脆，折断面较平整，黄白色似蜡样。气微，味微苦。药用百合有家种与野生之分，家种的鳞片阔而薄，味不甚苦；野生的鳞片小而厚，味较苦。

【**性味归经**】性微寒，味甘。归心、肺经。

【**功效主治**】润肺止咳、清心安神。主治肺燥久嗽、咳唾痰血、热病后余热来清、虚烦惊悸、神志恍惚、脚气水肿。

【**用法用量**】内服：煎服，15 ~ 50 克；蒸食或煮粥食。外用：捣敷。

【**用药禁忌**】风寒痰嗽、中寒便滑者忌服。

验方精选

①**治咳嗽不已，或痰中有血：** 款冬花、百合（焙，蒸）各等份，上为细末，炼蜜为丸，如龙眼大。每服 1 丸，食后临卧细嚼，姜汤咽下，含化尤佳。

②**治支气管扩张、咯血：** 百合、蛤粉、百部各 100 克，白及 200 克，共为细末，炼蜜为丸，每重 10 克，每次 1 丸，日服 3 次。

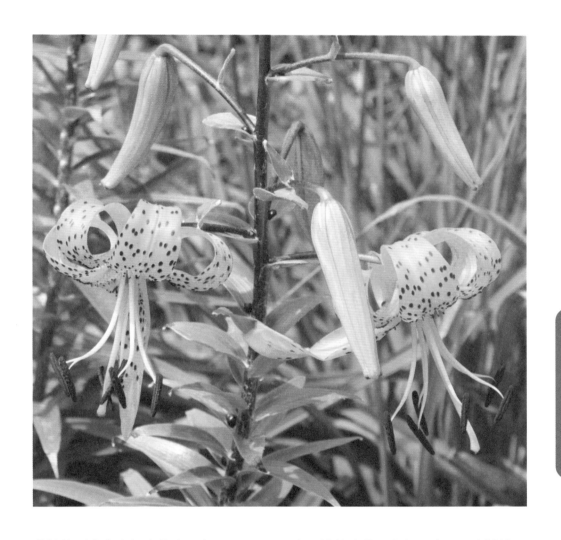

【植物形态】多年生草本，高 60 ~ 100 厘米。鳞茎球状，白色，肉质，先端常开
　　　　　　放如荷花状，长 3.5 ~ 5 厘米，直径 3 ~ 4 厘米，下面着生多数须根。
　　　　　　茎直立，圆柱形，常有褐紫色斑点。叶 4 ~ 5 列互生；无柄；叶片
　　　　　　线状披针形至长椭圆状披针形。花大，单生于茎顶，少有 1 朵以上者；
　　　　　　花梗长 3 ~ 10 厘米。

【生境分布】生长于土壤深肥的林边或草丛中。全国大部分地区均有栽培。

【采集加工】秋、冬两季采挖，除去地上部分，洗净泥土，剥取鳞片，用沸水捞
　　　　　　过或微蒸后，焙干或晒干。

枸杞

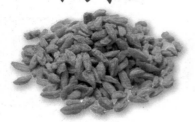

别　名：枸忌、枸杞子、狗牙子

拉丁名：Lycii Fructus

来　源：为茄科枸杞属植物宁夏枸杞的干燥成熟果实。

【**药材性状**】呈长圆柱形，略扁，少有分枝，长4～18毫米，直径0.3～1.6厘米。表面黄白色或淡黄棕色，半透明，具纵皱纹及微隆起的环节，有白色圆点状的须根痕和圆盘状茎痕。质硬而脆或稍软，易折断，断面角质样或显颗粒性。气微，味甘，嚼之发黏。

【**性味归经**】性平，味甘。归肝、肾经。

【**功效主治**】滋肾、润肺、补肝、明目。主治肝肾阴亏、腰膝酸软、头晕、目眩、目昏多泪、虚劳咳嗽、糖尿病、遗精。

【**用法用量**】内服：煎服，10～20克；熬膏、浸酒或入丸、散。外用：煎水洗或捣汁滴眼。

【**用药禁忌**】外邪实热、脾虚有湿及泄泻者忌服。

验方精选

①**治肝肾不足，目生花歧视，或干涩眼痛：**熟地黄、山萸肉、茯苓、山药、丹皮、泽泻、枸杞、菊花各等量，炼蜜为丸。

②**治劳伤虚损：**枸杞1,500克，干地黄（切）、天门冬各1,000克，上三物细捣，曝令干，以绢罗之，蜜和作丸，大如弹丸，日服2次。

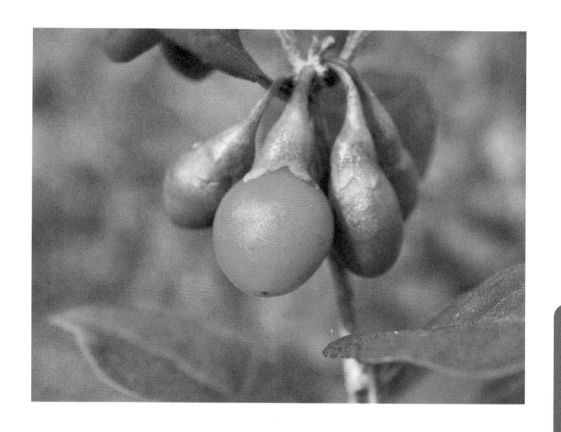

【植物形态】 多分枝灌木,高 0.5 ~ 1 米。枝条细弱,淡灰色,有纵条纹,生叶和花的棘刺较长,小枝顶端锐尖成棘刺状。叶纸质或栽培者质稍厚,单叶互生或 2 ~ 4 枚簇生,卵形、卵状菱形,端急尖,基部楔形,长 1.5 ~ 5 厘米,宽 0.5 ~ 2.5 厘米,花在长枝上单生或双生于叶腋,在短枝上则同叶簇生;花冠漏斗状,长 9 ~ 12 毫米,淡紫色。浆果红色,卵状。种子扁肾形,黄色。

【生境分布】 生长于山坡、田埂及丘陵地带。主产于宁夏、新疆、内蒙古。

【采集加工】 夏、秋二季果实成熟时采摘,除去果柄,置于阴凉处晾至果皮起皱纹后,再曝晒至外皮干硬、果肉柔软即得。遇阴雨可用微火烘干。

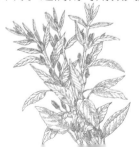

南沙参

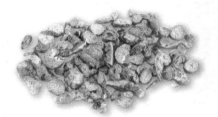

别　名： 沙参、泡参、泡沙参

拉丁名： Adenophorae Radix

来　源： 为桔梗科沙参属植物沙参的干燥根。

【药材性状】呈长纺锤形或圆柱形，上粗下细，有时稍弯曲或扭曲，偶有分歧。顶端有根茎（芦头）长 0.5 ~ 10 厘米，直径 0.3 ~ 2 厘米，偶有 2 个根茎并生，上有显著横纹。带皮者表面黄白色至棕色，有横纹，上部尤多，稍有短段细根或根痕；去皮者表面黄白色，有纵皱。体轻质松，易折断，断面白色，不平坦，有多数裂隙。气微弱，味甘、微苦。

【性味归经】性微寒，味甘。归肺、胃经。

【功效主治】养阴清肺、化痰、益气。主治肺热燥咳、阴虚劳嗽、干咳痰黏、气阴不足、烦热口干。

【用法用量】内服：煎服，15 ~ 25 克，鲜品 50 ~ 150 克；或入丸、散。

【用药禁忌】不能与含藜芦制品同服。风寒作嗽者忌服。

验方精选

①治肺热咳嗽：南沙参 25 克，水煎服之。

②治失血后脉微手足厥冷之症：南沙参适量，浓煎频频而少少饮服。

③治赤白带下，皆因七情内伤，或下元虚冷：米饮调南沙参末服。

④治产后无乳：南沙参 20 克，煮猪肉食。

⑤治虚火牙痛：南沙参 100 克，煮鸡蛋服。

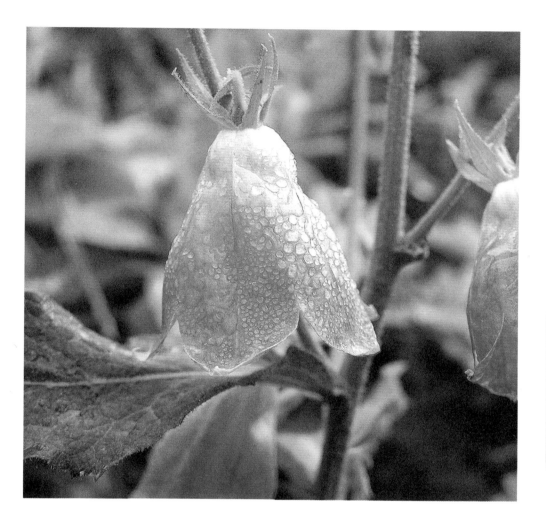

植物形态】多年生草本。根粗壮，胡萝卜形，具皱纹。茎直立，单一。叶通常 4
片轮生，叶片椭圆形或披针形，边缘有锯齿。圆锥状花序大形。蒴果
卵圆形。

【生境分布】生长于山野的阳坡草丛。分布在东北和河北、山东、河南、安徽、
江苏、浙江、广东、江西等地。

【采集加工】春、秋两季采挖，去须根，洗后趁鲜刮粗皮，干燥。

第八章 补虚类 补阴药

天门冬

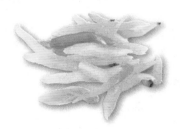

别　名： 大当门根、天冬

拉丁名： Asparagi Radix

来　源： 为百合科天门冬属植物天门冬的干燥块根。

【药材性状】呈长纺锤形，略弯曲。表面黄白色至淡黄棕色，半透明，光滑或具深浅不等的纵皱纹，偶有残存的灰棕色外皮。质硬或柔润，有黏性，断面角质样，中柱黄白色。气微，味甜、微苦。

【性味归经】性寒，味甘、苦。归脾、胃、肾经。

【功效主治】滋阴润燥、清肺降火。主治阴虚发热、咳嗽吐血、肺痿、肺痈、咽喉肿痛、糖尿病、便秘。

【用法用量】内服：煎服，10～20克；熬膏或入丸、散。

【用药禁忌】虚寒泄泻及外感风寒致嗽者皆忌服。

验方精选

①治吐血、咯血：天门冬（水泡，去心）50克，甘草（炙）、杏仁（去皮、尖，炒熟）、贝母（去心，炒）、白茯苓（去皮、阿胶僻之，蛤粉炒成珠子）各25克，上为细末，炼蜜丸如弹子大，含化一丸咽津。

②治肺痿咳嗽，吐涎沫，心中温温，咽燥而不渴：生天冬捣取汁10升，酒10升，饴1升，紫菀20克，入铜器煎至可丸，服如杏子大一丸，日可三服。

③治血虚肺燥，皮肤拆裂，以及肺痿咳脓血证：天门冬，新掘者不拘多少，净洗，去心、皮，细捣，绞取汁澄清，以布滤去粗滓，用银锅或砂锅慢火熬成膏，每用一二匙，空腹温酒调服。

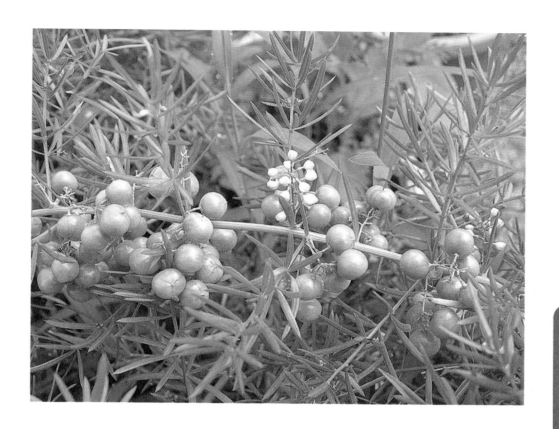

【植物形态】攀缘状多年生草本。块根肉质，簇生，长椭圆形或纺锤形，灰黄
　　　　　　色。茎细，有纵槽纹。叶状枝 2 ~ 3 枚束生叶腋，线形，稍弯曲，
　　　　　　先端锐尖。叶退化为鳞片，主茎上的鳞状叶常变为下弯的短刺。
　　　　　　花 1 ~ 3 朵簇生叶腋，淡绿色，下垂。浆果球形，熟时红色。

【生境分布】多生长于山野林缘阴湿地、丘陵地灌木丛中或山坡草丛。分布在
　　　　　　华东、中南、河北、河南、陕西、山西、甘肃、四川、贵州、台
　　　　　　湾等地。

【采集加工】秋、冬两季采挖，但以冬季采者质量较好。挖出后洗净泥土，除
　　　　　　去须根，按大小分开，入沸水中煮或蒸至外皮易剥落时为度。捞
　　　　　　出浸入清水中，趁热除去外皮，洗净，微火烘干或用硫黄熏后再
　　　　　　烘干。

玉竹

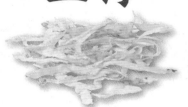

别　名： 葳蕤、萎蕤、葳参

拉丁名： Polygonati Odorati Rhizoma

来　源： 为百合科黄精属植物玉竹的干燥根茎。

【药材性状】呈长圆柱形，略扁，少有分枝。表面黄白色或淡黄棕色，半透明，具纵皱纹及微隆起的环节，有白色圆点状的须根痕和圆盘状茎痕。质硬而脆或稍软，易折断，断面角质样或显颗粒性。气微，味甘，嚼之发黏。

【性味归经】性平，味甘。归肺、胃经。

【功效主治】养阴润燥、除烦止渴。主治热病阴伤、咳嗽烦渴、虚劳发热、消谷易饥、小便频数等。

【用法用量】内服：煎服，10～15克；熬膏或入丸、散。

【用药禁忌】胃有痰湿气滞者忌服。

验方精选

①**治发热口干，小便涩：** 玉竹250克，煮汁饮之。

②**治秋燥伤胃阴：** 玉竹、麦冬各15克，沙参10克，生甘草5克，水5杯，煮取2杯，分2次服。

③**治阳明温病，下后汗出，当复其阴：** 沙参15克，麦门冬、细生地各25克，冰糖5克，玉竹7.5克（炒香），水5杯，煮取2杯，分2次服，渣再煮1杯服。

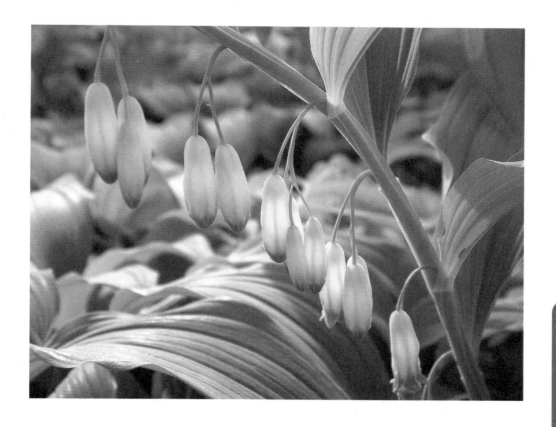

【植物形态】 多年生草本。地下根茎横走，黄白色。茎单一，光滑无毛。叶互生
于茎的中部以上，叶片略带革质，椭圆形或狭椭圆形，叶脉隆起。
花腋生，花被筒状，白色。浆果球形，成熟后紫黑色。

【生境分布】 生长于山野林下或石隙间，喜阴湿处。全国大部分地区均有分布。

【采集加工】 春、秋二季都可采挖，除去茎叶、须根和泥土，晾晒至外表有黏液
渗出，轻撞去毛，分开大小个，继续晾晒至微黄色，进行揉搓、晾
晒，如此反复数次，至柔润光亮、无硬心，再晒至足干；或将鲜玉
竹蒸透后，边晒边揉，至柔软而透明时再晒干。

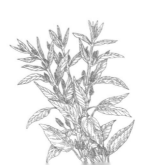

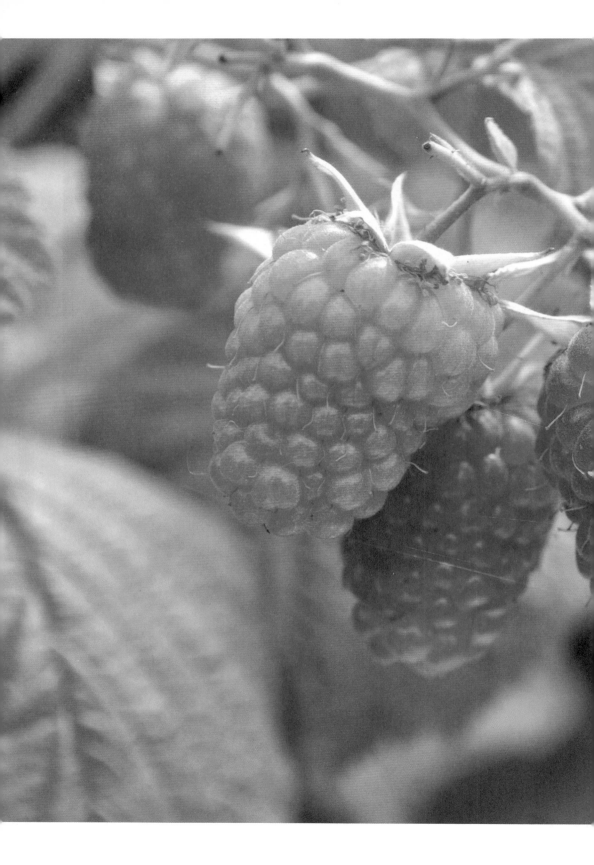

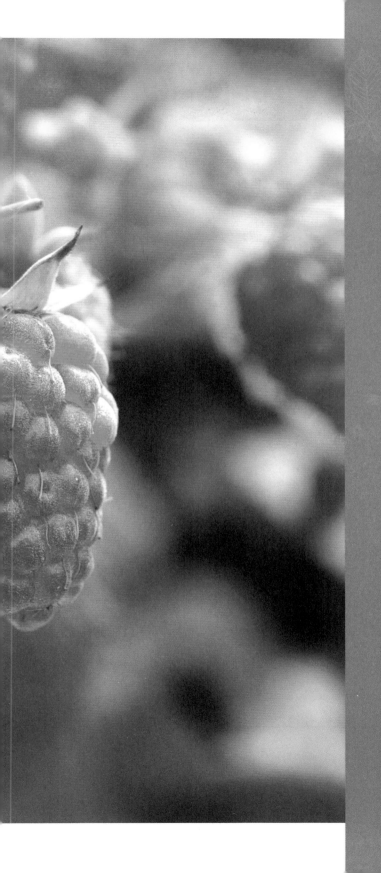

第九章　收涩类

固表止汗药

浮小麦

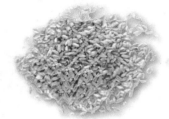

别　名： 浮麦、小麦粉、浮水麦

拉丁名： Fructus Tritici Levis

来　源： 为禾本科小麦属植物小麦成熟果
实中轻浮干瘪的干燥颖果。

【**药材性状**】果实呈长圆形，两端略尖，长约 7 毫米，直径约 2.6 毫米。表面黄白
色，稍皱缩。有时尚带有未脱尽的外稃于内稃。腹面有一深陷的纵沟，
顶端盾形，带有浅黄棕色柔毛，另一端成斜尖形，有脐。质硬而脆，
易断，断面白色，粉性。无臭，味淡。

【**性味归经**】性凉，味甘。归心经。

【**功效主治**】除虚热、止汗。主治骨蒸劳热、自汗盗汗。

【**用法用量**】内服：煎服，15 ~ 25 克；或炒焦研末。

【**用药禁忌**】无汗而烦躁或虚脱汗出者忌用。

验方精选

①**治盗汗及虚汗不止：** 浮小麦适量，文武火炒令焦，为末。每服 10 克，米饮
汤调下，频服为佳。一法取陈小麦用干枣煎服。

②**治男子血淋不止：** 浮小麦加童便炒为末，砂糖煎水调服。

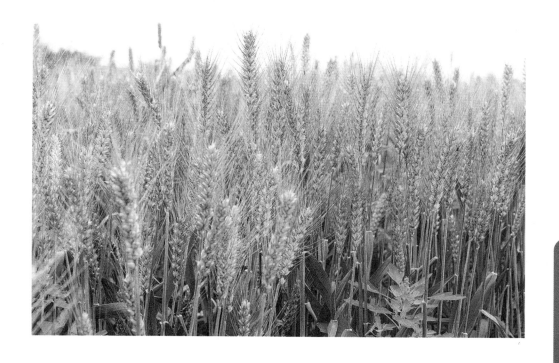

【**植物形态**】一年生或二年生草本，高 0.6 ～ 1 米。杆直立，通常具有 6 ～ 9 节。
　　　　　　　叶鞘光滑，叶舌膜质，短小，叶片扁平，长披针形，先端渐尖，基部
　　　　　　　方圆形。花丝细长；子房卵形。

【**生境分布**】全国各地均有栽培。

【**采集加工**】果实成熟时采收，取瘪瘦轻浮与未脱净皮的麦粒，去杂质，筛去灰屑，
　　　　　　　用水漂洗，晒干。

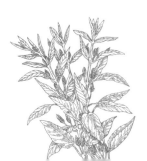

麻黄根

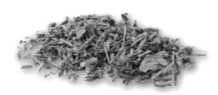

别　　名： 苦椿菜

拉丁名： Ephedrae Radix Et Rhizoma

来　　源： 为麻黄科麻黄属植物草麻黄或中麻黄的干燥根及根茎。

【药材性状】 干燥根弯曲不整，长约 20 厘米，粗约 2 厘米。表面红棕色，有明显的纵沟，根茎有突起的节。质坚硬，纵劈之，内部有众多之纵行纤维；横断面木质部有很多空隙，从中心向外放射，色淡黄。

【性味归经】 性平，味甘。归肺经。

【功效主治】 收敛止汗。主治体虚自汗、盗汗。

【用法用量】 内服：煎服，15 ~ 25 克；或入丸、散。外用：研细做扑粉。

【用药禁忌】 有表邪者忌服。

验方精选

①治诸虚不足，以及新病暴虚，津液不固，体常自汗，夜卧即甚，久而不止，赢瘠枯瘦，心忪惊惕，短气烦倦：黄芪（去苗、土）、麻黄根（洗）、牡蛎（米泔浸，刷去土，火烧通赤）各 50 克；材料为粗散。每服 15 克，水适量，小麦百余粒，同煎，去滓热服，日服 2 次，不拘时候。

②治虚汗无度：麻黄根、黄芪各等份，为末，飞面糊，作丸梧子大。每用浮麦汤下百丸，以止为度。

③治产后虚汗不止：当归 50 克（锉，微妙），麻黄根 100 克，黄芪 50 克（锉），上药捣粗为散。每服 20 克，以水煎，去滓，不计时候温服。

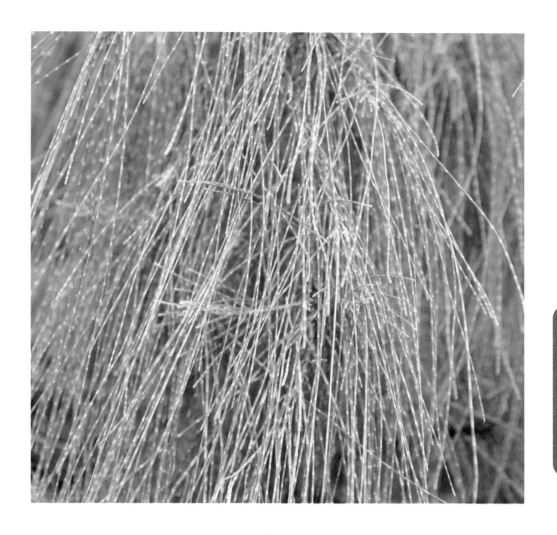

【植物形态】小灌木，常呈草本状。分枝少，匍匐状；小枝圆，对生或轮生，叶膜质鞘状。雌雄异株。种子通常2粒。

【生境分布】生长于多沙地带、沙漠或干燥山地。主产于内蒙古、辽宁、江西、河北、陕西、甘肃等地。

【采集加工】立秋后采挖，去净须根及茎苗，晒干。

糯稻根须

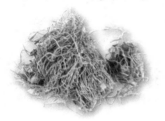

别　名： 稻根须、糯谷根、糯稻草根

拉丁名： Radix Et Radix Oryzae Glutinosae

来　源： 为禾本科稻属植物稻（糯稻）的根茎及根。

【**药材性状**】簇生成卵形或半圆形的团块，根茎呈圆锥形，黄棕色，极短，长至1厘米，直径3~6毫米，上端留有圆形中空的茎基，其周围有叶鞘部分，四周密生无数的须根；须根长10~15厘米，粗约1毫米，外表棕黄色或黄白色，有稀疏的纵皱纹，有时生有极微细的支根。很柔软，韧曲，断面为黄白色。具微臭，味淡。以干燥、根长、黄棕色、无茎叶者为佳。

【**性味归经**】性平，味甘。归肝、肺、心经。

【**功效主治**】养阴除热、止汗。主治阴虚发热、自汗盗汗、口渴咽干、肝炎。

【**用法用量**】内服：煎服，25~50克，大剂量可用60~120克，鲜品为佳。

【**用药禁忌**】孕妇慎用。

验方精选

①治虚汗、口渴：糯稻根须适量，烧灰浸水饮。

②治病后阴虚口渴：糯稻根须15克，沙参、麦冬、地骨皮各10克，水煎服。

③治自汗、盗汗：糯稻根须20克，浮小麦15克，水煎服。

④治小儿虚汗：鲜糯稻根须120克，煎汤，沐浴。

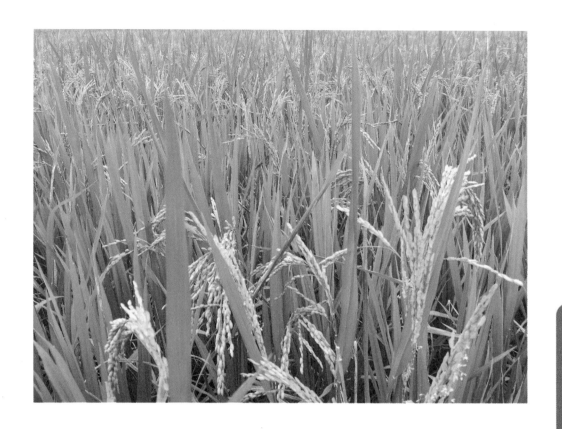

【**植物形态**】一年生草本。秆直立，中空，有节。叶片线形，叶脉明显。圆锥花
序疏松。果实成熟时向下弯垂；颖果矩圆形，淡黄色、白色。种子
具明显的线状种脐。

【**生境分布**】我国南方为主要产稻区，北方各省均有栽种。

【**采集加工**】稻子收割后采挖，除去残茎，洗净，晒干。

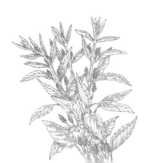

敛肺涩肠药

诃子

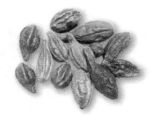

别　名： 诃黎勒、诃黎、随风子
拉丁名： Chebulae Fructus
来　源： 为使君子科诃子属植物诃子的干燥成熟果实。

【药材性状】干燥果实呈卵形或近圆球形，长 3.5 厘米，直径 1.5 ～ 2 厘米。表面黄绿色或灰棕色，微带光泽，有 5 条纵棱及多数纵皱纹，并有细密的横向纹理，基部有一圆形的果柄残痕。质坚实，断面灰黄色，显沙性，陈久则呈灰棕色。内有黄白色坚硬的核，钝圆形。核壳厚，砸碎后，里有白色细小的种仁。气微，味酸涩。

【性味归经】性平，味苦、酸、涩。归肺、大肠经。

【功效主治】敛肺、涩肠、下气。主治久咳失音、久泻、久痢、脱肛等。

【用法用量】内服：煎服，5 ～ 15 克；或入丸、散。外用：煎水熏洗。

【用药禁忌】内有湿热火邪者忌服。

验方精选

①**治久咳语声不出：** 诃子（去核）50 克，杏仁（泡，去皮、尖）50 克，通草 10 克，上细切，每服 20 克，煨生姜切 5 片，水煎，去滓，食后温服。

②**治结膜炎：** 诃子、栀子、楝子各等量，共研细末，每次 10 克，水煎服，每日服 3 次。

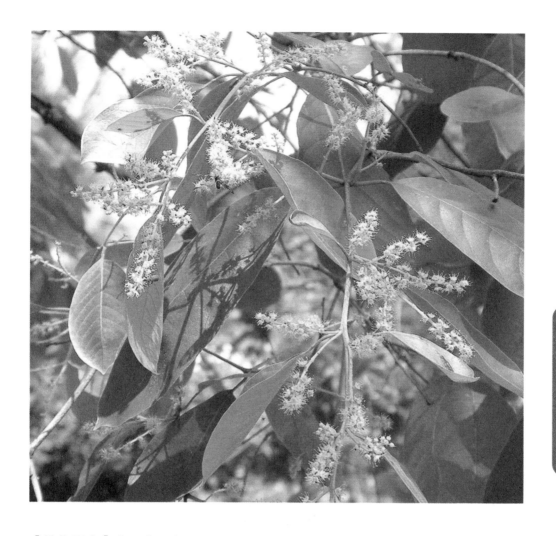

【植物形态】大乔木，高 20 ～ 30 米。叶互生或近对生，卵形或椭圆形。核果倒
　　　　　　卵形或椭圆形，长 2.5 ～ 4.5 厘米，幼时绿色，熟时黄褐色。种子 1 颗。

【生境分布】生长于海拔 800 ～ 1,840 米的疏林中。分布在西藏、云南、广东、
　　　　　　广西等地。

【采集加工】秋末冬初果实成熟时采摘，晒干。

肉豆蔻

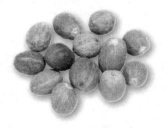

别　名：迦拘勒、豆蔻、肉果

拉丁名：Myristicae Semen

来　源：为肉豆蔻科肉豆蔻属植物肉豆蔻的干燥种仁。

【药材性状】 呈卵圆形或椭圆形，长 2 ~ 3 厘米，直径 1.5 ~ 2.5 厘米。表面灰棕色或灰黄色，有时外被白粉（石灰粉末）。全体有浅色纵行沟纹和不规则网状沟纹。种脐位于宽端，呈浅色圆形凸起，合点呈暗凹陷。种脊呈纵沟状，连接两端。质坚，断面显棕黄色相杂的大理石花纹，宽端可见干燥皱缩的胚，富油性。气香浓烈，味辛。

【性味归经】 性温，味辛。归脾、胃、大肠经。

【功效主治】 温中、下气、消食、固肠。主治心腹胀痛、虚泻冷痢、呕吐。

【用法用量】 内服：煎服，2.5 ~ 10 克；或入丸、散。

【用药禁忌】 阴虚血少、津液不足者忌服，无寒湿者慎服。

验方精选

①**治水湿胀如鼓**：肉豆蔻、槟榔、轻粉各 0.5 克，黑牵牛 75 克（取头末），研为末，面糊为丸，如绿豆大。每服 20 丸，煎连翘汤下，食后，日服 3 次。

②**治脾虚泄泻、肠鸣不食**：肉豆蔻 1 枚，剜小窍子，入乳香三小块在内，以面裹煨，面熟为度，去面，碾为细末。每服 5 克，米饮送下，小儿 2.5 克。

③**治脾肾虚弱，大便不实，饮食不思**：肉豆蔻、补骨脂、五味子、吴茱萸各适量，研为末；生姜 200 克，红枣 50 枚；用水一碗，煮姜、枣，去姜，水干，取枣肉丸桐子大。每服 60 丸，空心食前服。

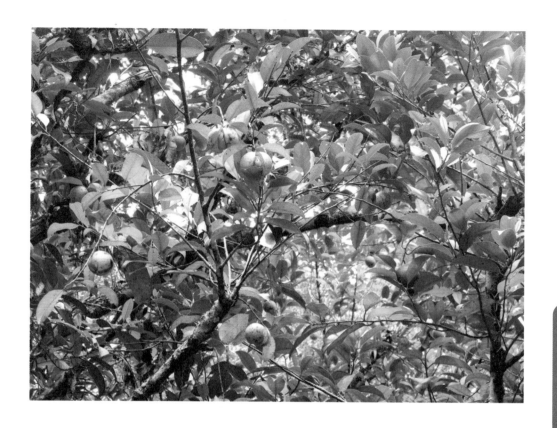

【**植物形态**】小乔木。叶革质，椭圆状披针形或长圆状披针形，长 5 ~ 15 厘米，
革质，先端尾状，基部急尖，全缘，上面淡黄棕色，下面并有红棕
色的叶脉；侧脉 8 ~ 10 对。果常单生，具短柄；假种皮红色。

【**生境分布**】热带地区广为栽培。我国广东、云南等地有试种。

【**采集加工**】4 ~ 6 月与 11 ~ 12 月各采一次。早晨摘取成熟果实，剖开果皮，
剥去假种皮，再敲脱壳状的种皮，取出种仁用石灰乳浸一天后，缓火
焙干。

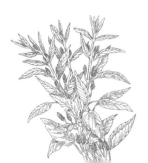

石榴皮

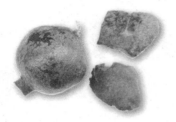

别　名： 石榴壳、酸石榴皮、酸榴皮、西榴皮、安石榴酸实壳

拉丁名： Granati Pericarpium

来　源： 为石榴科植物石榴的干燥果皮。

【药材性状】 干燥的果皮呈不规则形或半圆形的碎片状，厚2～3毫米。外表面暗红色或棕红色，粗糙，具白色小凸点；顶端具残存的宿萼；基部有果柄。内表面鲜黄色或棕黄色，并有隆起呈网状的果蒂残痕。质脆而坚，易折断。气微弱，味涩。以皮厚实、色红褐者为佳。

【性味归经】 性温，味酸、涩。归大肠经。

【功效主治】 杀虫、止泻、涩肠。主治久泻久痢、滑精、白带异常等。

【用法用量】 内服：煎服，25～100克。外用：捣烂外敷。

【用药禁忌】 泻痢初期不宜用；空腹时亦不宜用。

验方精选

①**治久痢不瘥：** 石榴皮焙干，为细末，米汤调下15克。

②**治妊身暴下不止，腹痛：** 石榴皮100克，当归150克，阿胶100克（炙），熟艾如鸡子大2枚，上四物，以水9升煮取2升，分服3次。

③**治粪前有血，令人面黄：** 石榴皮，炙研末，每服10克，用茄子枝煎汤服。

④**治脱肛：** 石榴皮、陈壁土加白矾少许，浓煎熏洗，再加五倍子炒研敷托上之。

⑤**驱绦虫、蛔虫：** 石榴皮、槟榔各等份，研细末，每次服10克（小儿酌减），每日2次，连服2天。

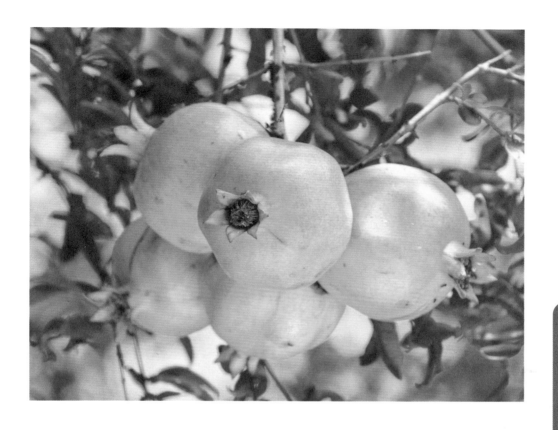

【植物形态】落叶灌木或乔木，高通常 3 ~ 5 米，稀 10 米，枝顶常成尖锐长刺，
　　　　　幼枝具棱角。叶对生，纸质，矩圆状披针形，长 2 ~ 9 厘米，上面光亮。
　　　　　花大，1 ~ 5 朵生枝顶；花瓣通常大，红色、黄色或白色，顶端圆形；
　　　　　花丝无毛，长达 13 毫米。浆果近球形，常为淡黄褐色或淡黄绿色。
　　　　　种子外种皮为肉质，具汁液，富含清香与酸甜味。

【生境分布】生长于山坡向阳处或栽培于庭园。全国大部分地区均有分布。

【采集加工】秋季果实成熟，顶端开裂时采摘，除去种子及隔瓤，切瓣晒干，或
　　　　　微火烘干。

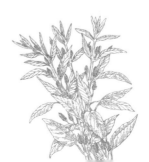

五味子

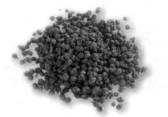

别　名： 玄及、会及、五梅子、山花椒、五味、吊榴

拉丁名： Schisandrae Chinensis Fructus

来　源： 为木兰科五味子属植物五味子的干燥成熟果实。

【药材性状】 干燥果实略呈球形或扁球形，直径 5 ～ 8 毫米。外皮鲜红色、紫红色或暗红色，显油润，有不整齐的皱缩。果内柔软，常数个粘连一起；内含种子 1 ～ 2 枚，肾形，棕黄色，有光泽，坚硬，种仁白色。果肉气微弱而特殊，味酸。种子破碎后有香气，味辛而苦。

【性味归经】 性温，味酸、甘。归肺、肾、心经。

【功效主治】 收敛固涩、益气生津、补肾宁心。主治肺虚喘嗽、自汗、盗汗、慢性腹泻、痢疾、遗精、神经衰弱等。

【用法用量】 内服：煎服，3 ～ 6 克；研末服；泡茶服。

【用药禁忌】 外有表邪、内有实热、咳嗽初起者忌服。

验方精选

①治肺经感寒，咳嗽不已：五味子 100 克，白茯苓 200 克，甘草、干姜、细辛各 150 克，上为细末。每服 10 克，水煎，去滓，温服，不以时。

②治痰嗽并喘：五味子、白矾各等份，为末。每服 15 克，以生猪肺炙熟，蘸末细嚼，白汤下。

③治肺虚寒：五味子，方红熟时采得，蒸烂、研滤汁，去子，熬成稀膏。量酸甘入蜜，再上火待蜜熟，放凉，器中贮，作汤，时时服。

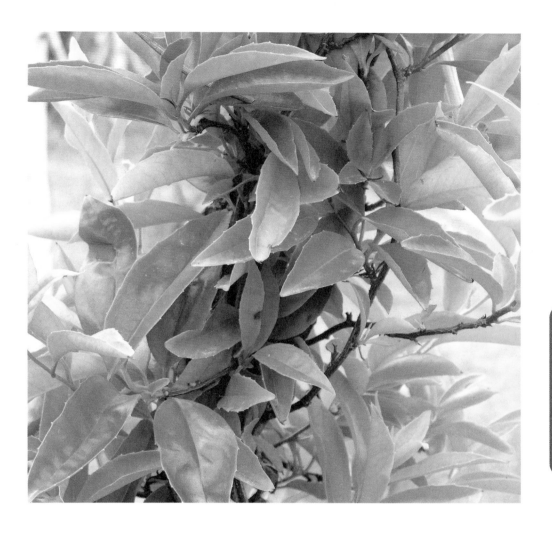

【植物形态】落叶木质藤本；幼枝红褐色，老枝灰褐色，常起皱纹，片状剥落。叶膜质，宽椭圆形、倒卵形，长 5 ~ 14 厘米，宽 3 ~ 9 厘米，先端急尖，基部楔形，上部边缘具胼胝质的疏浅锯齿，近基部全缘。小浆果红色，近球形或倒卵圆形。种子肾形，淡褐色，种皮光滑，种脐明显凹入成 U 形。

【生境分布】生长于阳坡杂木林中，缠绕在其他植物上。分布在东北、华北及湖北、湖南、江西、四川等地。

【采集加工】秋季果实成熟时采摘，晒干或蒸后晒干，除去果梗及杂质。

覆盆子

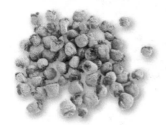

别　名： 覆盆、乌藨子、小托盘

拉丁名： Rubi Fructus

来　源： 为蔷薇科植物华东覆盆子的干燥果实。

【药材性状】干燥聚合果为多数小果集合而成，全体呈圆锥形、扁圆形或球形。表面灰绿色带灰白色茸毛。上部钝圆，底部扁平，有棕褐色的总苞，5裂，总苞上生有棕色毛，下面常带果柄，脆而易脱落。小果易剥落，每个小果具3棱，呈半月形，背部密生灰白色毛茸，两侧有明显的网状纹，内含棕色种子1枚。气清香，味甘微酸。

【性味归经】性微温，味甘、酸。归肝、肾经。

【功效主治】益肾、固精、缩尿。主治肾虚遗尿、小便频数、阳痿早泄。

【用法用量】内服：煎服，7.5～10克；浸酒、熬膏或入丸、散。

【用药禁忌】肾虚有火、小便短涩者慎服。

验方精选

①治阳痿：覆盆子适量，酒浸，焙研为末，每次酒服9克。

②治肺虚寒：覆盆子适量，取汁作煎为果，加少量蜜，或熬为稀膏，温服。

③治肾虚遗精、滑精：覆盆子10克，山茱萸12克，芡实15克，龙骨30克，莲须10克，沙苑子10克，水煎服。

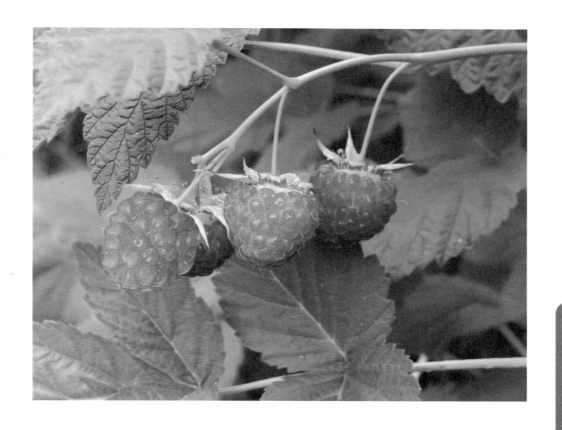

【**植物形态**】藤状灌木，高 1.5 ～ 3 米；枝细，具皮刺。单叶，近圆形，直径 4 ～ 9
厘米，基部心形，边缘掌状，深裂，稀 3 或 7 裂，裂片椭圆形或菱
状卵形，顶端渐尖，基部狭缩，具重锯齿，有掌状 5 脉。单花腋生；
花瓣椭圆形或卵状长圆形，白色。果实近球形，红色；核有皱纹。

【**生境分布**】生长于溪旁或山坡林中。分布在安徽、江苏、浙江、江西、福建等地。

【**采集加工**】夏初果实由绿变绿黄时采收，除去梗、叶，置沸水中略烫或略蒸，
取出，干燥。

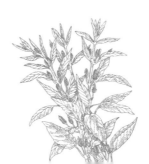

荷梗

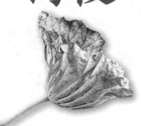

別　名：藕杆、莲蓬杆、荷叶梗

拉丁名：Lotus Petiole

来　源：为睡莲科莲属植物莲的叶柄及花柄。

【药材性状】近圆柱形，长 40 ～ 80 厘米，直径 8 ～ 15 毫米，表面棕黄或黄褐色，有数条深浅不等的纵沟和细小的刺状突起。体轻，质脆，易折断，断面有大小不等的孔道。气微，味淡。

【性味归经】性平，味微苦。归心、肝、脾经。

【功效主治】清热解暑、通气行水、清心火、通气宽胸。主治胸闷不畅、暑湿胸闷、痢疾、泄泻、白带异常。

【用法用量】内服：煎服，15 ～ 25 克；冲泡开水服；捣烂绞汁服；研细末开水送服；或煮食作为点心或菜肴。

【用药禁忌】暂无明显禁忌。

验方精选

①治中暑烦热：荷梗 25 克，白糖 50 克，先用清水洗净，水煎，去渣，加糖调服。

②治胸闷、乳水不通：荷梗 100 克，木通 25 克，水煎，早、晚各服 1 次。

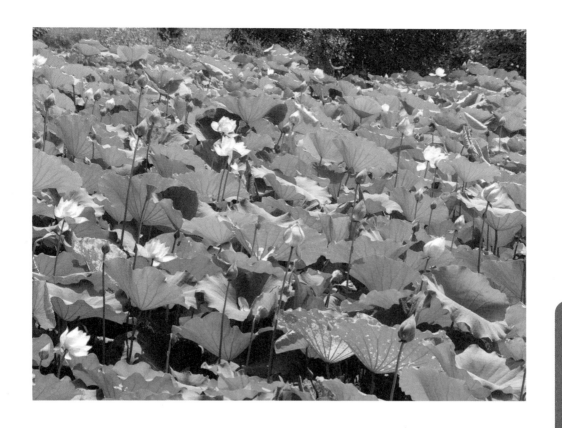

【植物形态】多年生水生草本。根茎横生，肥厚，节间膨大，内有多数纵行通气孔洞，外生须状不定根。节上生叶，露出水面；叶柄着生于叶背中央，粗壮，圆柱形，多刺；叶片圆形，全缘或稍呈波状，上面粉绿色，下面叶脉从中央射出，有 1 ～ 2 次叉状分枝。花单生于花梗顶端，花梗与叶柄等长或稍长，也散生小刺；花直径 10 ～ 20 厘米，芳香，红色、粉红色或白色；花瓣椭圆形或倒卵形，长 5 ～ 10 厘米，宽 3 ～ 5 厘米。花后结莲蓬，倒锥形，直径 5 ～ 10 厘米，有小孔 20 ～ 30 个，每孔内含果实 1 枚。坚果椭圆形或卵形，长 1.5 ～ 2.5 厘米，果皮革质，坚硬，熟时黑褐色。种子卵形，或椭圆形，长 1.2 ～ 1.7 厘米，种皮红色或白色。

【生境分布】自生或栽培于池塘或水田内。全国各地均有分布。

【采集加工】夏、秋二季间采收，洗净，鲜用或晒干备用。

金樱子

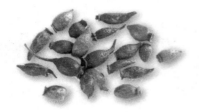

别　名： 刺榆子、刺梨子、金罂子、山石榴、山鸡头子

拉丁名： Rosae Laevigatae Fructus

来　源： 为蔷薇科蔷薇属植物金樱子的干燥成熟果实。

【药材性状】干燥果实呈倒卵形，略似花瓶，长约3厘米，直径1～2厘米。外皮红黄色或红棕色，上端宿存花萼如盘状，下端渐尖。全体有凸起的棕色小点，系毛刺脱落后的残痕，触之刺手。质坚硬，切开观察，肉厚约1.5毫米，内壁附有淡黄色绒毛，有光泽，内有多数淡黄色坚硬的核。无臭，味甘、微酸涩。

【性味归经】性平，味酸、涩。归肾、膀胱、大肠经。

【功效主治】固精涩肠、缩尿止泻。主治滑精、遗尿、小便频数等。

【用法用量】内服：煎服，7.5～15克；或入丸、散或熬膏。

【用药禁忌】有实火、邪热者忌服。

验方精选

①治梦遗、精不固：金樱子5千克，剖开去子毛，于木臼内杵碎，水2升，煎成膏子服。

②治小便频数，多尿小便不禁：金樱子（去净外刺和内瓤）适量，猪小肚1个，水煮服。

③治男子下消、滑精，女子白带：金樱子（去毛、核）50克，水煎服，或和猪膀胱，或和冰糖炖服。

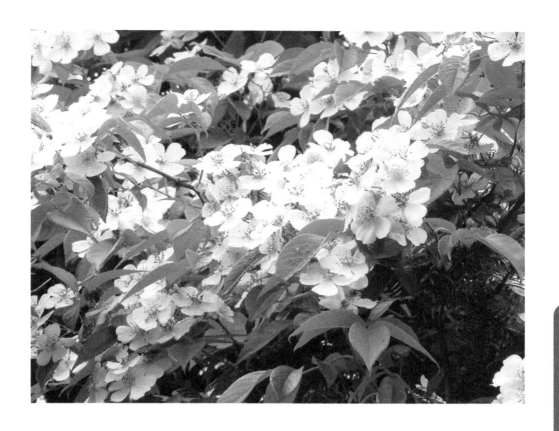

【植物形态】常绿攀缘灌木，高达 5 米；小枝粗壮，散生扁弯皮刺。小叶革质，
通常 3，稀 5，小叶片椭圆状卵形或披针状卵形，长 2 ~ 6 厘米，
宽 1.2 ~ 3.5 厘米，先端急尖或圆钝，缘有锐锯齿，上面亮绿色下
面黄绿色，小叶柄和叶轴有皮刺和腺毛。花单生于叶腋，花梗和
萼筒密被腺毛，随果实成长变为针刺；花瓣白色。果梨形、倒卵形，
紫褐色，外面密被刺毛。

【生境分布】生长于向阳的山野、田边。分布在华中、华南、华东及四川、贵
州等地。

【采集加工】10 ~ 11 月间，果实红熟时采摘，晒干，除去毛刺。

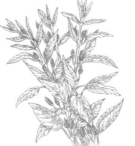

莲子

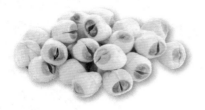

别　名： 藕实、水芝丹、莲实、莲蓬子、莲肉

拉丁名： Nelumbinis Semen

来　源： 为睡莲科莲属植物莲的干燥成熟种子。

【药材性状】 略呈椭圆形或类球形，长 1.2 ~ 1.8 厘米，直径 0.8 ~ 1.4 厘米。表面浅黄棕色至红棕色，有细纵纹和较宽的脉纹。一端中心呈乳头状突起，深棕色，多有裂口，其周边略下陷。质硬，种皮薄，不易剥离。子叶 2 枚，黄白色，肥厚，中有空隙，具绿色莲子心。无臭，味甘、微涩。

【性味归经】 性平，味甘、涩。归心、脾、肾经。

【功效主治】 养心、益肾、补脾。主治夜寐多梦、遗精、淋浊、久痢、虚泻、崩漏带下。

【用法用量】 内服：煎服，10 ~ 20 克；或入丸、散。

【用药禁忌】 中满痞胀及大便燥结者忌服。

验方精选

①治久痢不止：老莲子 100 克（去心），为末，每服 5 克，陈米汤调下。

②治下痢饮食不入，俗名噤口痢：鲜莲肉 100 克，黄连、人参各 25 克，水煎浓，细饮。

③治心火上炎，湿热下盛，小便涩赤，淋浊崩带，遗精等证：黄芩、麦门冬（去心）、地骨皮、车前子、甘草（炙）各 25 克，石莲肉（去心）、白茯苓、黄芪（蜜炙）、人参各 35 克，上锉散。每 15 克，麦门冬 10 粒，水适量，煎，食前服。

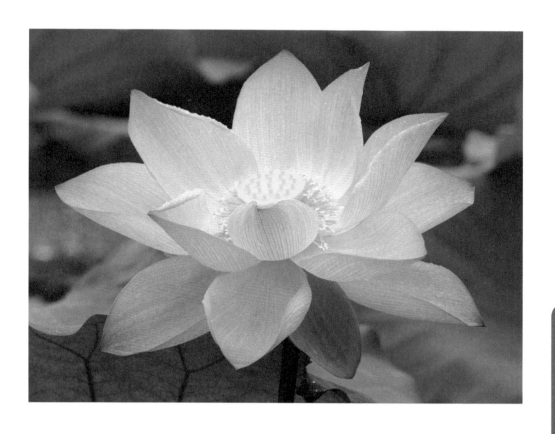

【植物形态】多年生水生草本。根茎肥厚横走，外皮黄白色，节部缢缩，生有鳞
叶与不定根，节间膨大，内白色，中空而有许多条纵行的管。叶片圆
盾形，高出水面，直径30～90厘米，全缘，稍呈波状。坚果椭圆
形或卵形，果皮坚硬、革质；内有种子1枚，俗称"莲子"。

【生境分布】自生或栽培于池塘内。我国大部分地区有分布。

【采集加工】秋末、冬初割取莲房，取出果实，除去果壳，晒干；或收集坠入水中、
沉于汗泥内的果实，除去果壳后洗净、晒干。经霜老熟而带有灰黑色
果壳的称为"石莲子"；除去果壳的种子称为"莲肉"。

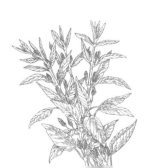

芡实

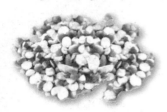

别　名： 卵菱、鸡头果、鸡头米、鸡头实

拉丁名： Euryales Semen

来　源： 为睡莲科芡属植物芡的干燥成熟种仁。

【**药材性状**】干燥种仁呈圆球形，直径约 6 毫米。一端呈白色，约占全体 1/3，有圆形凹陷；另一端为棕红色，约占全体 2/3。表面平滑，有花纹。质硬而脆，破开后，断面不平，色洁白，粉性。无臭，味淡。

【**性味归经**】性平，味甘、涩。归脾、肾经。

【**功效主治**】益肾固精、健脾止泻、除湿止带。主治遗精、滑精、带下病。

【**用法用量**】内服：煎服，15 ~ 25 克；或入丸、散。

【**用药禁忌**】食不运化者皆忌食。

验方精选

①**治梦遗漏精：** 芡实末、莲花蕊末、龙骨（别研）、乌梅肉（焙干取末）各 50 克，上件煮山药糊为丸，如鸡头大。每服 1 粒，温酒、盐汤任下，空心。

②**治精滑不禁：** 沙苑蒺藜（炒）、芡实（蒸）、莲须各 100 克，龙骨（酥炙）、牡蛎（盐水煮一日一夜，煅粉）各 50 克，共为末，莲子粉糊为丸，盐汤下。

③**治浊病：** 芡实粉、白茯苓粉各适量，黄蜡化蜜和丸，梧桐子大。每服百丸，盐汤下。

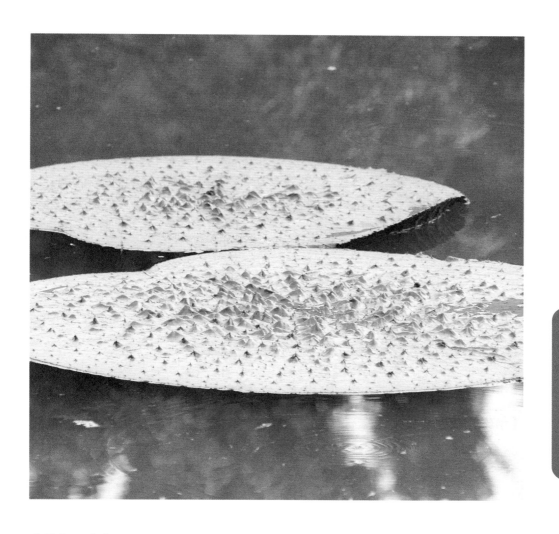

【植物形态】一年生水生草本，具白色须根及不明显的茎。初生叶沉水，箭形；后生叶浮于水面，表面生多数刺，叶片椭圆状肾形或圆状盾形，具多数隆起，叶脉分歧点有尖刺，有茸毛。

【生境分布】生长于池沼湖泊中。产于我国南北各省，从黑龙江至云南、广东。

【采集加工】秋末冬初采收成熟果实，去果皮，取种仁，再去硬壳，晒干。

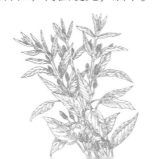

山茱萸

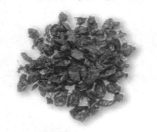

别　名：山萸肉、肉枣、鸡足、萸肉、药枣、天木籽、实枣儿

拉丁名：Corni Fructus

来　源：为山茱萸科山茱萸属植物山茱萸的干燥成熟果肉。

【药材性状】呈不规则的片状或囊状，长 1 ~ 1.5 厘米，宽 0.5 ~ 1 厘米。表面紫红色至紫黑色，皱缩，有光泽。顶端有的有圆形宿萼痕，基部有果梗痕。质柔软。气微，味酸、涩、微苦。

【性味归经】性微温，味酸。归肝、肾经。

【功效主治】补益肝肾、涩精止汗。主治肝肾不足之腰酸遗精等证。

【用法用量】内服：煎服，7.5 ~ 15 克；或入丸、散。

【用药禁忌】强阳不痿、素有湿热、小便淋涩者忌服。

验方精选

①治五种腰痛，下焦风冷，腰脚无力：牛膝（去苗）50 克，山茱萸 50 克，桂心 1.5 克，上药捣细罗为散，每于食前，以温酒调下 10 克。

②治脚气上入少腹不仁：熟地黄 400 克，山茱萸、山药各 200 克，泽泻、茯苓、牡丹皮各 150 克，桂枝、附子（炮）各 50 克，上八味，末之，炼蜜和丸梧子大，酒下 15 丸，日再服。

③治肾怯失音，囟开不合，神不足，目中白睛多，面色刮白：熟地黄 40 克，山萸肉、干山药各 20 克，泽泻、牡丹皮、白茯苓（去皮）各 15 克，上为末，炼蜜丸如梧子大。空腹服，温水化下 3 丸。

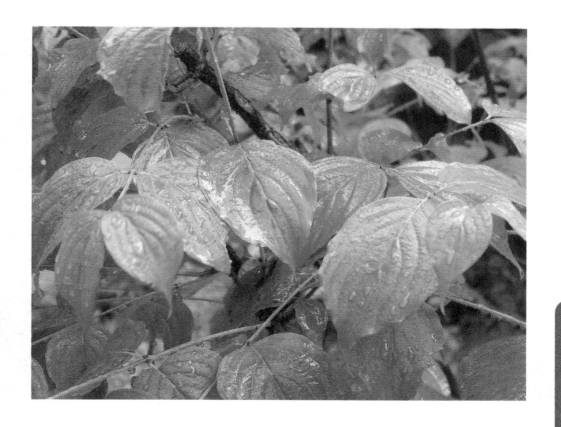

【植物形态】落叶乔木或灌木，高 4 ~ 10 米；树皮灰褐色。叶对生，纸质，卵状披针形或卵状椭圆形，长5.5 ~ 10厘米，宽2.5 ~ 4.5厘米，先端渐尖，基部宽楔形或近于圆形，全缘。伞形花序生于枝侧；花小，两性，先叶开放。核果长椭圆形，红色至紫红色。

【生境分布】生长于阴湿沟畔、溪旁。分布在山西、陕西、甘肃、山东、江苏、浙江、安徽、江西、河南、湖南等地。

【采集加工】秋末冬初果皮变红时采收果实，用文火烘或置沸水中略烫后，及时除去果核，干燥。

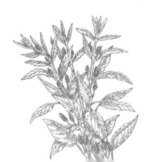

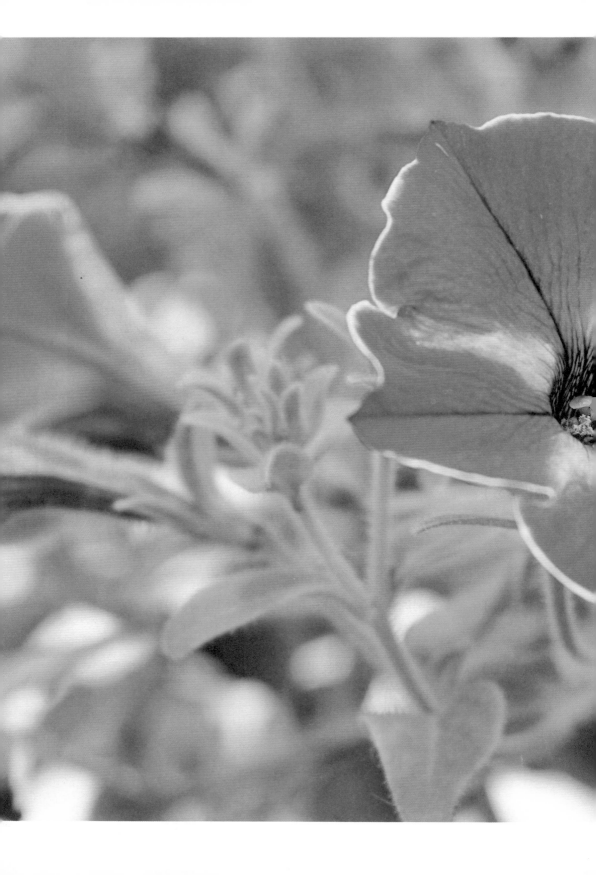

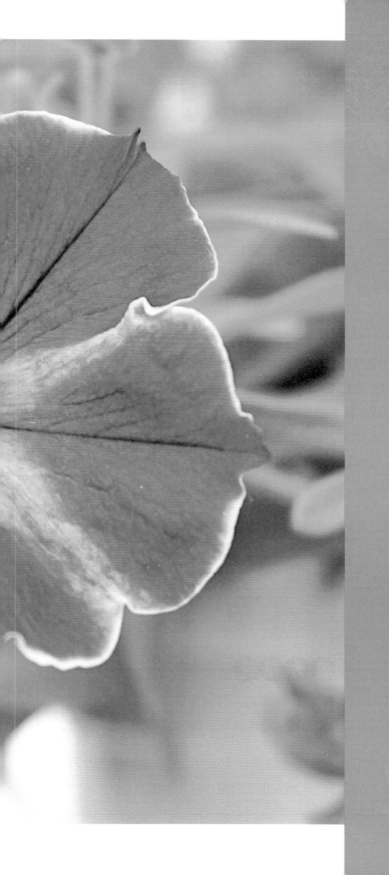

第十章　其他类

泻下药

大黄

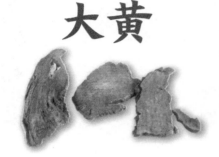

别　名： 葵叶大黄、北大黄、天水大黄、将军

拉丁名： Rhei Radix Et Rhizoma

来　源： 为蓼科大黄属植物掌叶大黄的干燥根及根茎。

【药材性状】呈类圆柱形、圆锥形、卵圆形或不规则块状。外皮已除去或有少量残留，除尽外皮者表面黄棕色或红棕色，有的可见到类白色菱形的网状纹理，有时可见菊花状螺旋形星点，一端常有绳孔及粗皱纹。质地坚硬，横断面淡红棕色或黄棕色，显颗粒性（习称高粱碴），微有油性，近外围有时可见暗色形成层及半径放射向的橘红色射线，髓部中有紫褐色星点，紧密排列成圈环状，并有黄色至棕红色的弯曲线纹。气特殊，味苦而微涩，嚼之黏牙，有沙粒感。

【性味归经】性寒，味苦。归脾、胃、大肠、肝、心经。

【功效主治】清热泻火、止血解毒、泻下攻积。主治实热便秘、积滞腹痛等。

【用法用量】内服：煎服，5～20克；研末入丸、散。外用：研末，调敷。

【用药禁忌】孕妇慎用。

验方精选

①**治大便秘结：** 大黄100克，牵牛头末25克，共研为细末，每次服15克。有厥冷者用酒调服，无厥冷而手足烦热者用蜂蜜水调下，以食后微利为度。

②**治泻痢久不愈：** 大黄50克，细锉，酒1升，同浸半日，再同煎至0.5升，去大黄不用，将酒分2次服下。一剂未止则再服，以止为度。

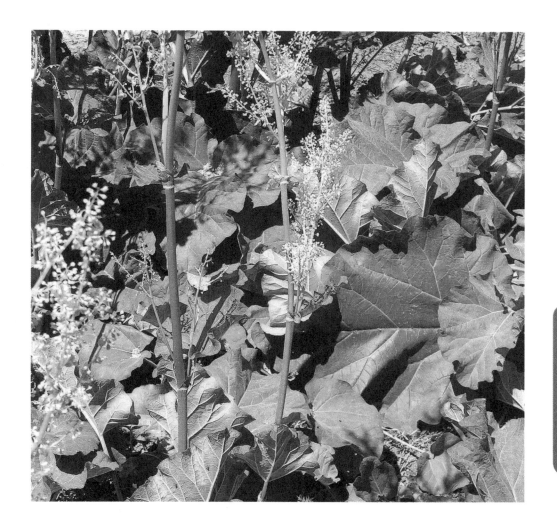

【植物形态】多年生高大草本，根粗壮，茎直立。根生叶大，叶片宽心形或近圆形；
　　　　　　茎生叶较小，互生。圆锥花序大型，花小，数朵成簇。瘦果三角形。

【生境分布】生长于山地林缘半阴湿地或草坡。分布在四川西部、云南西北部、
　　　　　　陕西、甘肃东南部等地。

【采集加工】秋末茎叶枯萎或次春发芽前采挖，除去细根，刮去外皮，切瓣或段，
　　　　　　用绳穿成串干燥或直接干燥。

火麻仁

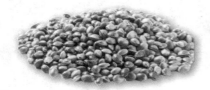

别　名： 麻子、麻子仁、大麻子、大麻仁、
白麻子、冬麻子

拉丁名： Cannabis Semen

来　源： 为桑科大麻属植物大麻的干燥成
熟果实。

【**药材性状**】干燥果实呈扁卵圆形，长 4 ~ 5 毫米，直径 3 ~ 4 毫米。表面光滑，
灰绿色或灰黄色，有微细的白色、棕色或黑色花纹，两侧各有 1 条
浅色棱线。一端钝尖，另端有一果柄脱落的圆形凹点。外果皮菲薄，
内果皮坚脆。绿色种皮常黏附在内果皮上，不易分离。气微、味淡，
嚼后稍有麻舌感。

【**性味归经**】性平，味甘。归脾、大肠经。

【**功效主治**】润肠通便。主治肠燥便秘等。

【**用法用量**】内服：煎服，15 ~ 30 克；研末入丸、散。外用：捣敷或榨油涂。

【**用药禁忌**】孕妇慎服。

验方精选

①**治大便不通：** 火麻仁 9 克，大米适量，煮粥服。

②**治产后多汗便秘：** 火麻仁、紫苏各 9 克，研细末，加水煮沸，药汤加入米粥
中服食。

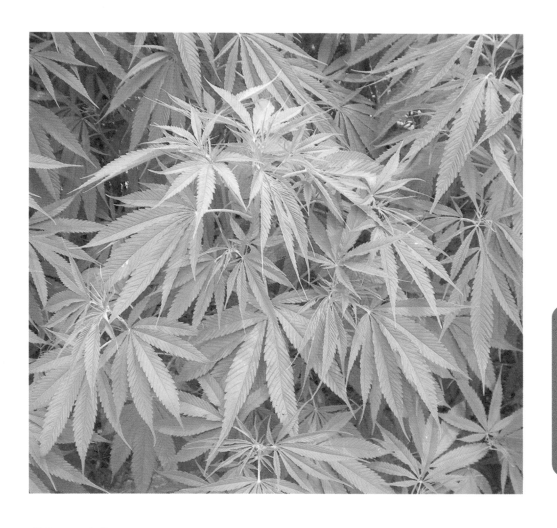

【植物形态】一年生草本，高 1 ～ 3 米。茎直立，分枝，表面有纵沟。掌状复叶互生；小叶 3 ～ 11 片，披针形至线状披针形。瘦果扁卵形，有细网纹。

【生境分布】全国各地均有栽培。

【采集加工】秋、冬二季果实成热时，割取全株，晒干，打下果实，除去杂质。

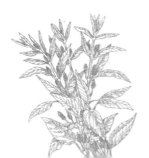

京大戟

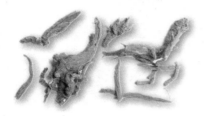

别　名： 大戟、龙虎草、天平一枝香
拉丁名： Euphorbiae Pekinensis Radix
来　源： 为大戟科大戟属植物大戟的干燥根。

【药材性状】呈长圆锥形或圆柱形，稍弯曲，常有分枝，长10～20厘米，直径1.5～4厘米。表面灰棕色或棕褐色，有扭曲纵沟纹、横长皮孔样凸起及支根痕。根头膨大，有多数圆形茎痕。质坚硬，不易折断，断面类白色或淡黄色，纤维性。气微，味微苦涩。

【性味归经】性寒，味苦、辛，有毒。归肺、大肠、肾经。

【功效主治】泻下逐饮。主治水肿胀满、胸腹积水、痰饮积聚、气逆喘咳、小便不利。

【用法用量】内服：煎服，1.5～3克。外用：适量，生用。

【用药禁忌】体弱者及孕妇忌用。反甘草。

验方精选

①治水肿：枣700克，放入锅内，加水至高出枣面4厘米，用带根苗的大戟覆盖住大枣，盖上锅盖，煮熟，去大戟不用，无时吃。

②治通身肿满，喘息，小便涩：大戟（去皮，细切，微炒）100克，干姜（炮）25克，上二味捣为散，每次服15克，用生姜汤调下，以大小便通利为度。

③治水气肿胀：大戟50克，广木香25克，共研为末，每次以酒调服7.5克，然后吃适量粥。忌咸物。

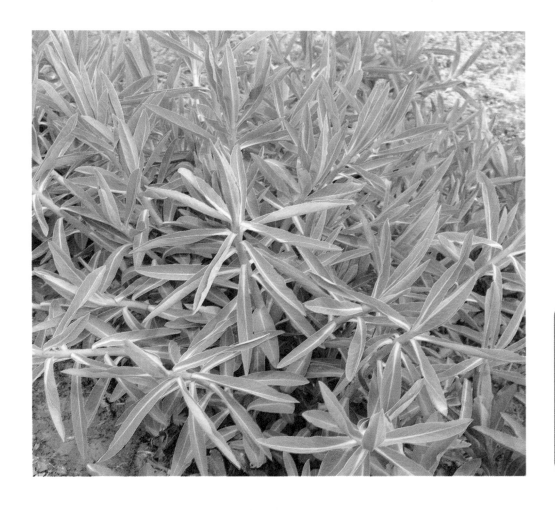

【植物形态】多年生草本，全株含乳汁。茎直立。叶长圆状披针形至披针形，全缘。
伞形聚伞花序顶生。蒴果三棱状球形。

【生境分布】生长于山坡林下或路旁。分布在江苏、四川、广西等地。

【采集加工】秋、冬二季采挖，晒干。生用或醋煮后用。

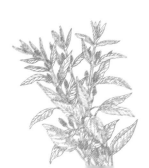

牵牛子

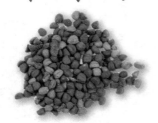

别　名： 牵牛、草金铃、金铃、黑丑、白丑

拉丁名： Pharbitidis Semen

来　源： 为旋花科牵牛属植物圆叶牵牛的干燥成熟种子。

【药材性状】 似橘瓣状，长4～8毫米，宽3～5毫米，略具3棱。表面灰黑色（黑丑）或淡黄白色（白丑）。背面1条浅纵沟，腹面棱线的下端有一点状种脐，微凹。质硬，横切面可见淡黄色或黄绿色皱缩折叠的子叶，微显油性。无臭，味辛、苦，有麻舌感。

【性味归经】 性寒，味苦，有毒。归肺、肾、大肠经。

【功效主治】 泻下通便、消痰涤饮、杀虫攻积。主治水肿胀满、二便不通、痰饮积聚、气逆喘咳、虫积腹痛等。

【用法用量】 内服：煎服，7.5～15克；研末入丸、散，每次0.3～1克，每日2～3次。

【用药禁忌】 孕妇忌服，体质虚弱者慎服。

验方精选

①治水肿：牵牛子研成末，水服，日服1次，以小便利为度。

②治停饮肿满：黑牵牛头末200克，茴香50克（炒），或加木香适量，共研为细末，以生姜汁调服，每次10克，晚睡前服，每日1次。

③治腰脚湿气疼痛：黑牵牛、大黄各100克，白术50克，共研为末，滴清水做成如梧桐子大小的丸，每次服30丸，饭前以生姜汤调下。

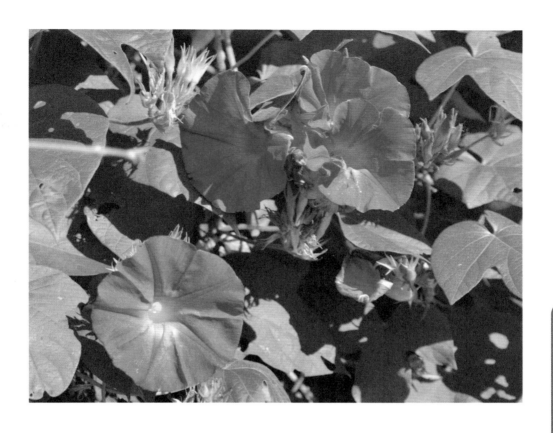

【植物形态】一年生缠绕草本。叶宽卵形或近圆形，深或浅的3裂，长4～15厘米，宽4.5～14厘米。花腋生，花冠漏斗状，单一或通常2朵着生于花序梗顶，蓝紫色或紫红色。蒴果近球形。

【生境分布】生长于山野、田野、墙脚路旁。全国各地均有分布。

【采集加工】8～10月果实成熟时将藤割下，打出种子，除去果壳杂质，晒干。

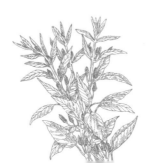

商陆

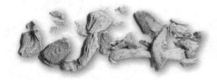

别　名： 山萝卜、水萝卜、当陆

拉丁名： Phytolaccae Radix

来　源： 为商陆科商陆属植物商陆的干燥根。

【药材性状】 干燥根横切或纵切成不规则的块片，大小不等。横切片弯曲不平，边缘皱缩，直径约2.5～6厘米，厚约4～9毫米，外皮灰黄色或灰棕色；切面类白色或黄白色，粗糙，具多数同心环状凸起。纵切片卷曲，长约4.5～10厘米，宽约1.5～3厘米，表面凹凸不平，木质部成多数凸起的纵条纹。质坚，不易折断。气微，味稍甜后微苦，久嚼之麻舌。

【性味归经】 性寒，味苦，有毒。归肺、肾、大肠经。

【功效主治】 逐水消肿、通利二便、解毒散结。主治水肿胀满、二便不通、颈淋巴结结核、疮毒。

【用法用量】 内服：煎服，3～10克；入散剂。外用：捣敷。

【用药禁忌】 体虚水肿者慎服，孕妇忌服。

验方精选

① **治温气脚软：** 将商陆根切成小豆大小，先煮熟，再加绿豆同煮成饭，每日进食，病愈为止。

② **治水气肿满：** 商陆根去皮，切成黄豆大小，装一碗，加糯米一碗，同煮成粥，每日空腹吃下。以微泻为好，不得杂食。

③ **治腹中症结（硬如石块、刺痛异常）：** 将商陆根捣汁或蒸烂，摊布上，放在患处，药冷即换，昼夜不停。

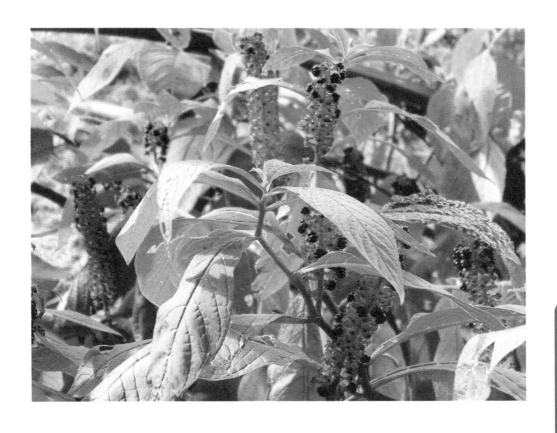

【植物形态】多年生草本。全株光滑无毛。根粗壮，圆锥形，肉质，外皮淡黄
色，有横长皮孔，侧根甚多。茎绿色或紫红色。单叶互生，具柄；
叶片卵圆形或椭圆形，先端急尖或渐尖，基部渐狭。总状花序顶
生或与叶对生。浆果扁圆状，有宿萼，熟时呈深红紫色或紫黑色。
种子肾形黑色。

【生境分布】生长于路旁、水边、林下、田野。分布在河南、湖北、安徽、陕
西等地。

【采集加工】直播的在播种后2～3年收获，育苗移栽的在移栽后1～2年收获。
冬季倒苗时采挖，割去茎秆，挖出根部，横切成1厘米厚的薄片，
晒干或烘干。

郁李仁

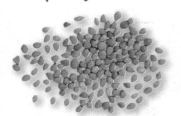

別　名：山梅子、小李仁、郁子、郁里仁、李仁肉

拉丁名：Pruni Semen

来　源：为蔷薇科郁李属植物欧李、郁李或长柄扁桃的干燥成熟种子。

【药材性状】小李仁：呈卵形，长5～8毫米，直径3～5毫米。表面黄白色或浅棕色，一端尖，另端钝圆。尖端一侧有线形种脐，圆端中央有深色合点，自合点处向上具多条纵向维管束脉纹。种皮薄，子叶2片，乳白色，富油性。气微，味微苦。大李仁：长6～10毫米，直径5～7毫米，表面黄棕色。

【性味归经】性平，味辛、苦、甘。归小肠、大肠经。

【功效主治】润肠通便、利水消肿。主治小便不利、腹胀便秘、脚气。

【用法用量】内服：煎服，5～15克，打碎入煎，研末入丸、散。

【用药禁忌】阴虚液亏者及孕妇慎服。

验方精选

①治风热气秘：郁李仁（去皮、尖，炒）、陈橘皮（去白，酒300毫升煮干）、京三棱各50克，共捣为散，每次服15克，空腹用开水调下。

②治产后肠胃燥热、大便秘结：郁李仁（研如膏）、朴硝（研）各50克，当归（切、焙）、生干地黄（焙）各100克，上四味各粗捣，过筛，和匀，每次取15克，加适量水煎，去滓温服。

③治便秘：桃仁、松子仁、郁李仁各10～20克，熬粥服用。

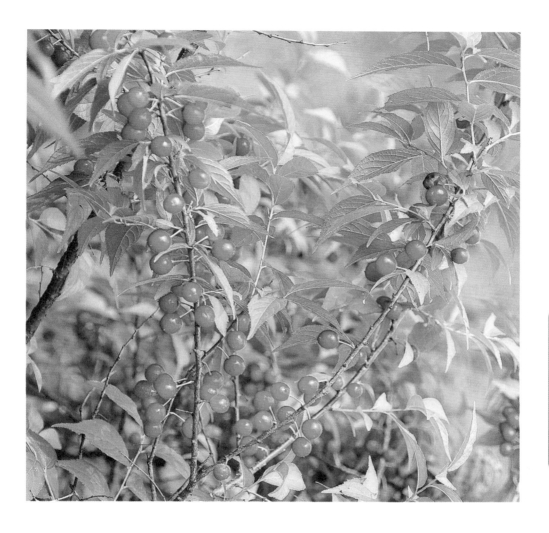

【植物形态】落叶灌木，高1～1.5米。小枝灰褐色或棕褐色，被短柔毛。叶互生；叶柄长2～4毫米，无毛或被稀疏短柔毛；托叶2枚，线形，呈篦状分裂。核果近圆球形，暗红色。

【生境分布】生长于阳坡砂地、山地灌丛中，或庭园栽培。分布在辽宁、内蒙古、河北、河南、山西、山东、江苏、浙江、福建、湖北、广东等地。

【采集加工】当果实呈鲜红色后采收。将果实堆放在阴湿处，待果肉腐烂后，取其果核，稍晒干，将果核压碎去壳，即得种子。

化湿药

草豆蔻

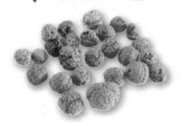

别　　名： 豆蔻、豆蔻子、漏蔻、草果、草蔻、大草蔻、草蔻仁

拉丁名： Alpiniae Katsumadai Semen

来　　源： 为姜科山姜属植物草豆蔻的干燥成熟种子。

【**药材性状**】种子团类圆球形，直径 1.5 ～ 2.7 厘米。表面褐色，中间有白色隔膜将种子团分成 3 瓣，每瓣有种子 22 ～ 100 粒，粘连紧密，略光滑，不易散落。种子呈卵圆状多面体，长 3 ～ 5 毫米，直径约 3 毫米，外被淡棕色膜质假种皮，种脊为 1 条纵沟，一端有种脐；质硬，将种子沿种脊纵剖两瓣，表面观呈斜心形；胚乳灰白色。气香，味辛、微苦。

【**性味归经**】性温，味辛。归脾、胃经。

【**功效主治**】温中燥湿、行气健脾。主治寒湿阻滞脾胃之脘腹冷痛、口臭等。

【**用法用量**】内服：煎服，3 ～ 6 克；入丸、散。

【**用药禁忌**】阴虚血少、无寒湿者忌服。

验方精选

①治脘腹胀痛：草豆蔻、砂仁、白术各 10 克，陈皮 9 克，藿香 12 克，水煎服。

②治寒湿阻胃，气逆作呕：草豆蔻 10 克，吴茱萸 6 克，半夏 10 克，生姜 5 克，水煎服。

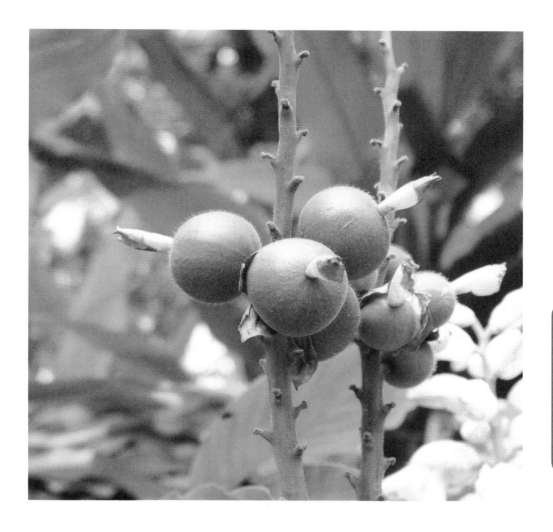

【植物形态】多年生丛生草本，株高达 3 米。叶片线状披针形，长 50 ~ 65 厘米，
宽 6 ~ 9 厘米，顶端渐尖，基部渐狭，两边不对称。总状花序顶生。
果球形，熟时金黄色。

【生境分布】生长于山地、疏林、沟谷、河边及林缘湿处。分布在广东、海南、
广西等地。

【采集加工】8 ~ 10 月果实略变黄色时采收，采后晒至八九成干，剥去果皮，再
晒至足干。或将果实用沸水略烫后晒至半干，去其果皮，再晒至足干。
置阴凉干燥处。

苍术

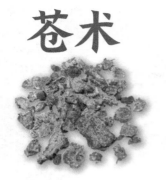

别　名：山精、赤术、马蓟、青术、仙术

拉丁名：Atractylodis Rhizoma

来　源：为菊科苍术属植物茅苍术、北苍术或关苍术的干燥根茎。

【药材性状】 表面灰褐色，有根痕及短小的须根，可见茎残痕。质坚实，折断面平坦，黄白色，有明显的棕红色油腺散在，习称朱砂点。断面暴露稍久，可析出白霉样的微细针状结晶。气芳香，味微甘而辛苦。以个大、坚实、无毛须、内有朱砂点、切开后断面起白霜者佳。

【性味归经】 性温，味辛、苦。归脾、胃经。

【功效主治】 燥湿健脾、祛风散寒、明目。主治脘腹胀满、泄泻、水肿、脚气痿躄、风湿痹痛、风寒感冒、夜盲。

【用法用量】 内服：煎服，3～9克；入丸、散。

【用药禁忌】 阴虚内热、气虚多汗者忌服。

验方精选

①治脾胃不和，不思饮食，口苦无味，呕吐恶心：苍术（去粗皮，用淘米水浸泡两日）2.5千克，厚朴（去粗皮，姜汁制，炒香）、陈皮（去白）各1.6升甘草（炒）1.5千克，上药均研为细末，每次取10克，加适量水，再加生姜2片、干枣2枚，同煎，去姜、枣，带热服，饭前服用。

②治太阴脾经受湿，水泄注下，困弱无力，不欲饮食：苍术100克，芍药50克，黄芩25克，锉细末，每次取50克，加淡味桂2.5克、水适量，同煎，温服。

③治湿气身痛：苍术适量，水煎，取浓汁熬膏，白汤点服。

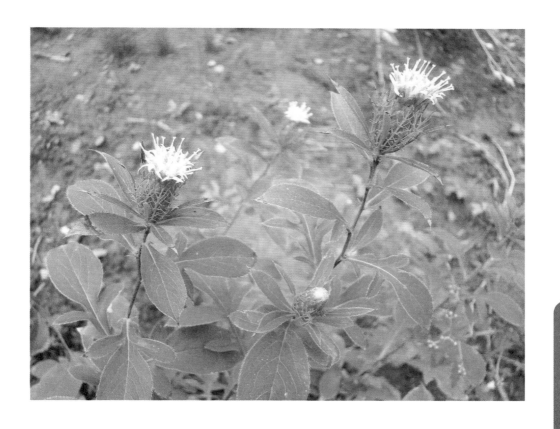

【植物形态】多年生草本。根茎粗大不整齐。茎直立，全部叶质硬纸质，边缘
或裂片边缘有针刺状缘毛或三角形刺齿或重刺齿。头状花序顶生，
小花白色。瘦果倒卵圆状，被白毛。

【生境分布】生长于山坡较干燥处。分布在江苏、浙江、安徽、江西、湖北、河北、
山东等地。

【采集加工】栽培2～3年后，9月上旬至11月上旬或翌年2～3月，挖掘根茎，
除净残茎，晒干，去除根须；或晒至九成干，然后用火燎掉须根，
再晒至全干。

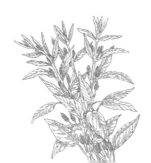

厚朴

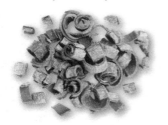

别　名： 厚皮、重皮、赤朴、烈朴

拉丁名： Magnoliae Officinalis Cortex

来　源： 为木兰科木兰属植物厚朴的干燥树皮、根皮和枝皮。

【**药材性状**】呈卷筒状或双卷筒状，长 30 ～ 35 厘米，厚 2 ～ 7 毫米；近根部的干皮一端展开如喇叭口，长 13 ～ 25 厘米，厚 0.3 ～ 0.8 厘米。外表面灰棕色或灰褐色，粗糙，栓皮呈鳞片状，较易剥落，有明显的椭圆形皮孔和纵皱纹，刮去栓皮者显黄棕色。内表面紫棕色或深紫褐色，较平滑，具细密纵纹，划之显油痕。质坚硬，不易折断，断面颗粒性，外层灰棕色，内层紫褐色或棕色，有油性，有的可见多数小亮星。气香，味辛辣，微苦。

【**性味归经**】性温，味苦、辛。归脾、肺、胃、大肠经。

【**功效主治**】行气导滞、燥湿、降逆平喘。主治食积气滞、腹胀便秘、湿阻中焦、脘痞吐泻、痰壅气逆、胸满喘咳。

【**用法用量**】内服：煎服，3 ～ 10 克；或入丸、散。

【**用药禁忌**】孕妇慎用。

验方精选

①**治腹满而大便秘结：** 厚朴 400 克，大黄 200 克，枳实 5 枚，取水 12 升，先煮厚朴、枳实二味，取 5 升，再加入大黄煮取 3 升，温服 1 升，以利为度。

②**治反胃：** 厚朴（去皮，锉作小块子）、附子（去皮、脐，锉作小块子）各 50 克，生姜 400 克（去皮取汁），将厚朴、附子与姜汁同煮，尽汁为度，烤干研为末，加酒煮沸，做成如梧桐子大小的丸，每餐饭前以米汤送下 3 丸。

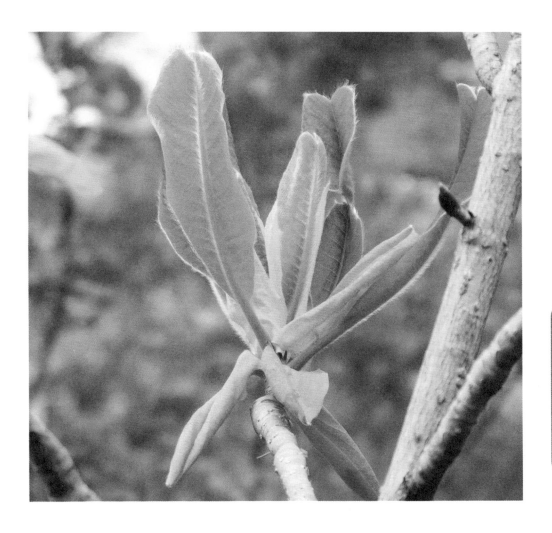

【植物形态】落叶乔木，树皮淡褐色。叶互生，革质，狭倒卵形，顶端有凹缺或
　　　　　成 2 钝圆浅裂片，基部楔形，侧脉 15 ～ 25 对，下面灰绿色，幼时
　　　　　有毛；叶柄有白色毛。花白色，芳香；花被片 9 ～ 12；雄蕊和心皮
　　　　　多数。

【生境分布】生长于海拔 300 ～ 1,500 米的山地林间。分布在浙江、江西、湖南、
　　　　　湖北、四川、贵州、陕西、甘肃等地。

【采集加工】定植 20 年以上即可采剥树皮，宜在 4 ～ 6 月生长盛期进行。树皮直
　　　　　接阴干或卷筒后干燥。

藿香

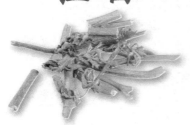

別　名：土藿香、排香草、大叶薄荷
拉丁名：Herba Agastaches
来　源：为唇形科草本植物广藿香或藿香的干燥地上部分。

【药材性状】地上部分长 30 ～ 90 厘米，常对折或切断扎成束。茎方柱形，多分枝，直径 0.2 ～ 1 厘米，四角有棱脊，四面平坦或凹入成宽沟状；表面暗绿色，有纵皱纹，稀有毛茸；节明显，常有叶柄脱落的瘢痕，节间长 3 ～ 10 厘米；老茎坚硬、质脆，易折断，断面白色，髓部中空。叶对生；叶片深绿色，多皱缩或破碎，完整者展平后呈卵形，长 2 ～ 8 厘米，宽 1 ～ 6 厘米，先端尖或短渐尖，基部圆形或心形，边缘有钝锯齿，上表面深绿色，下表面浅绿色，两面微具毛茸。茎顶端有时有穗状轮伞花序，呈土棕色。气芳香，味淡而微凉。

【性味归经】性微温，味辛。归脾、胃、肺经。

【功效主治】祛暑解表、化湿和胃。主治夏令感冒、寒热头痛、胸脘痞闷等。

【用法用量】内服：煎服，6 ～ 10 克；入丸、散。外用：煎水洗；研末擦。

【用药禁忌】阴虚火旺者忌服。

验方精选

①**治急性肠炎**：藿香 9 ～ 30 克，水煎（不可久煎），另用大蒜头 4 ～ 6 瓣，捣烂，和红糖 15 克拌匀，冲服，每日 1 ～ 3 次。

②**治胃腹冷痛**：藿香、肉桂各 6 克，共研细末，每次服用 3 克，以白酒送下，每日服 2 次。

③**治胃寒呕吐、胃腹胀痛**：藿香、丁香、陈皮、制半夏、生姜各 9 克，水煎服。

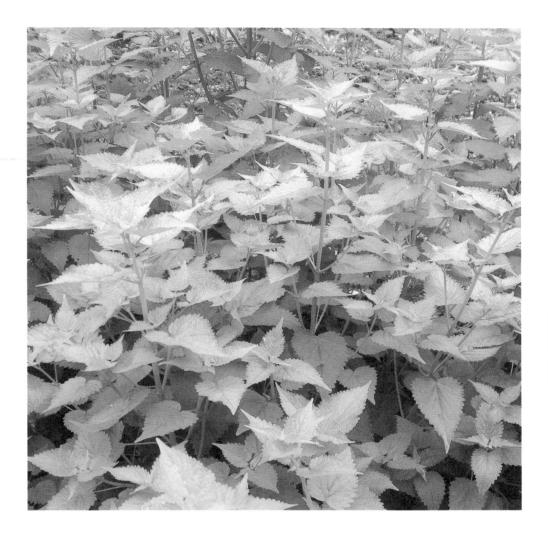

【植物形态】多年生草本，高达 1 米，有香气。茎方形，略带红色，上部微被柔毛。
　　　　　　叶对生，心状卵形或长圆状披针形，边缘有不整齐钝锯齿。

【生境分布】生长于路边、田野，亦有栽培。主产于四川、江苏、浙江、湖南。

【采集加工】夏、秋二季枝叶茂盛时或花初开时采割，趁鲜切段阴干。

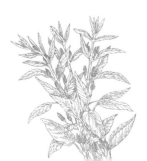

佩兰

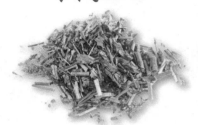

别　名：鸡骨香、香草

拉丁名：Eupatorii Herba

来　源：为菊科泽兰属植物佩兰的干燥地
上部分。

【药材性状】茎呈圆柱形，长 30 ~ 100 厘米，直径 0.2 ~ 0.5 厘米；表面黄棕色
或黄绿色，有的带紫色，有明显的节及纵棱线；质脆，断面髓部白
色或中空。叶对生，有柄，叶片多皱缩、破碎，绿褐色；完整叶片
3 裂或不分裂，分裂者中间裂片较大，展平后呈披针形或长圆状披
针形，基部狭窄，边缘有锯齿；不分裂者展平后呈卵圆形、卵状披
针形或椭圆形。气芳香，味微苦。

【性味归经】性平，味辛。归脾、胃、肺经。

【功效主治】解暑化湿、醒脾和中。主治发热头重、胸闷腹胀、恶心呕吐、口
中甜腻。

【用法用量】内服：煎服，6 ~ 10 克，鲜品 15 ~ 30 克。

【用药禁忌】阴虚血燥、气虚者慎服。

验方精选

①治中暑头痛：佩兰、青蒿、菊花各 9 克，绿豆衣 12 克，水煎服。

②治唇疮：用佩兰叶取汁洗之，每日 3 次。

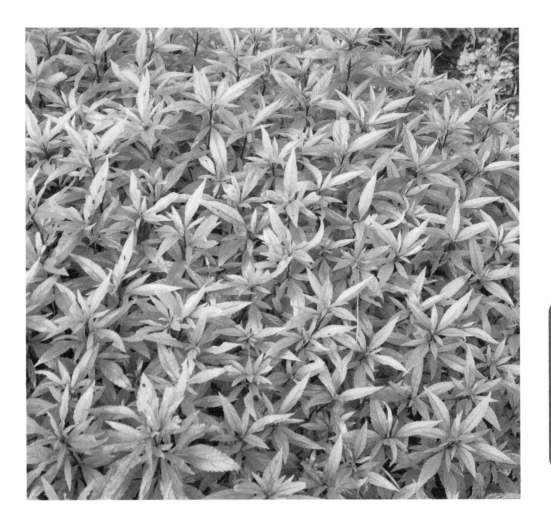

【植物形态】多年生草本。根茎横走。茎圆柱形，带紫绿色，无毛或有短柔毛。叶互生。头状花序，紫红色。

【生境分布】生长于路边灌丛或溪边，野生或栽培。分布在江苏、浙江、河北、山东等地。

【采集加工】夏、秋二季分两次采割，除去杂质，晒干。

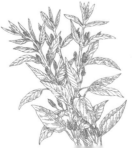

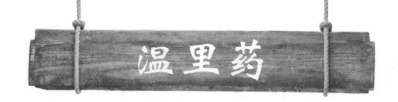

温里药

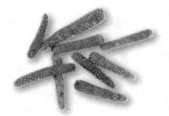

荜茇

别　名： 荜拔、鼠尾、荜拨、阿梨诃他、
椹圣

拉丁名： Piperis Longi Fructus

来　源： 为胡椒科胡椒属植物荜茇的干燥
近成熟或成熟的果穗。

【**药材性状**】果穗圆柱形，稍弯曲，由多数小浆果集合而成。表面黑褐色或棕色，
有斜向排列整齐的小凸起，基部有果穗梗残余或脱落痕。质硬而脆，
易折断，断面不整齐，颗粒状。小浆果球形。有特异香气，味辛辣。

【**性味归经**】性热，味辛。归大肠、胃经。

【**功效主治**】温中散寒、下气止痛。主治脘腹冷痛、呕吐、泄泻、头痛等。

【**用法用量**】内服：煎服，1～3克；入丸、散。外用：研末吹鼻；或做成丸放入
龋齿孔中或浸酒擦患处。

【**用药禁忌**】实热郁火、阴虚火旺者均忌服。

验方精选

①治伤寒积冷，脏腑虚弱，心腹痛，胁肋胀满，泄泻肠鸣，自利自汗：荜茇2
千克，高良姜、干姜（炮）各3千克，肉桂（去粗皮）2千克，上药均研为
细末，水煮药末成糊，和成如梧桐子大小的丸，每次服20丸，以米汤调下，
饭前服。

②治气痢：牛乳250毫升，荜茇15克，同煎减半，空腹时一次服完。

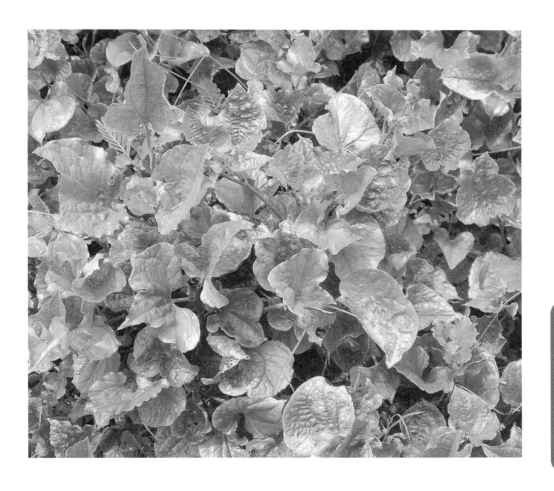

【植物形态】多年生草质藤本。根状茎直立，多分枝。茎下部匍匐，枝横卧，质柔软，幼时被粉状短柔毛。浆果下部与花序轴合生，先端有脐状凸起。

【生境分布】生长于海拔约600米的疏林中。主产于云南东南至西南部，福建、广东和广西亦有栽培。

【采集加工】9月果穗由绿变黑时采收，晒干。包装后放荫凉干燥处，注意防止霉变或虫蛀。

丁香

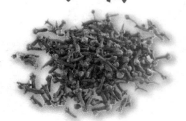

别　名：丁子香、支解香、雄丁香、公丁香

拉丁名：Caryophylli Flos

来　源：为桃金娘科蒲桃属植物丁子香。

【药材性状】花蕾略呈研棒状，长1～2厘米。花冠圆球形，直径0.3～0.5厘米，花瓣4片，覆瓦状抱合，棕褐色或黄褐色，花瓣内为雄蕊和花柱，搓碎后可见众多黄色细粒状的花药。萼筒圆柱状，略扁，有的稍弯曲，长0.7～1.4厘米，直径0.3～0.6厘米，红棕色或棕褐色，上部有4枚三角状的萼片，十字状分开。质坚实，富油性。气芳香浓烈，味辛辣，有麻舌感。

【性味归经】性温，味辛。归脾、胃、肾经。

【功效主治】温中、降逆、暖肾。主治胃寒呃逆、反胃、泻痢、脘腹冷痛等。

【用法用量】内服：煎服，2～5克；入丸、散。外用：研末撒或调敷。

【用药禁忌】阳热诸证及阴虚内热者忌服。

验方精选

①治伤寒咳噫不止及哕逆不定：丁香、干柿蒂各50克，焙干，捣罗为散，每次服5克，煎人参汤调下，不拘时。

②治小儿吐逆：丁香、半夏（生用）各50克，同研为细末，加姜汁和成绿豆大小的丸，每次以姜汤调下3～20丸。

③治朝食暮吐：丁香15个（研末），加甘蔗汁、姜汁和成莲子大小的丸，噙咽之。

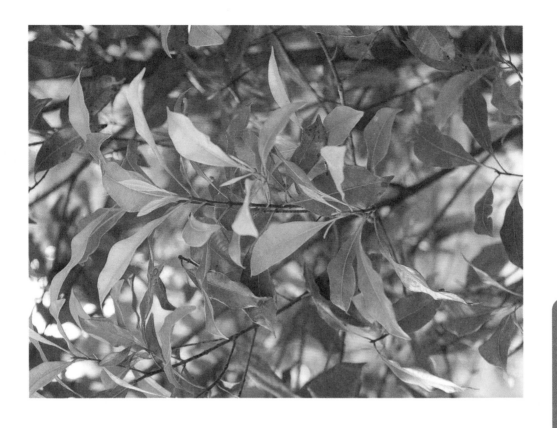

【植物形态】常绿乔木，高达 10 米。叶对生；叶柄明显，叶片长方卵形或长方
　　　　　倒卵形。花芳香，聚伞圆锥花序顶生；花萼肥厚，绿色后转紫色，
　　　　　长管状；花冠白色，稍带淡紫。

【生境分布】生长于山坡丛林、山沟溪边、山谷路旁及滩地水边，海拔
　　　　　300 ~ 2,400 米。广东、广西等地有栽培。

【采集加工】定植后 5 ~ 6 年开花，花蕾开始时呈白色，渐次变绿色，最后呈鲜
　　　　　红色时采集，除去花梗，晒干。

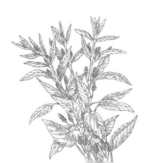

附子

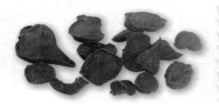

别　名： 乌头、附片、草乌、盐乌头、鹅儿花、铁花、五毒

拉丁名： Aconiti Lateralis Radix Praeparata

来　源： 为毛茛科乌头属植物乌头的子根的加工品。

【药材性状】 呈圆锥形，长4～7厘米，直径3～5厘米。表面灰黑色，被盐霜，顶端有凹陷的芽痕，周围有瘤状突起的支根或支根痕。体重，横切面灰褐色，可见充满盐霜的小空隙及多角形的形成层环纹，环纹内侧筋脉排列不整齐。气微，味咸而麻，刺舌。

【性味归经】 性大热，味辛、甘。有毒。归心、肾、脾经。

【功效主治】 回阳救逆、补火助阳。主治亡阳虚脱、肢冷脉微、阳痿等。

【用法用量】 内服：煎服，3～9克，宜先煎；入丸、散。外用：研末调敷。

【用药禁忌】 阴虚阳盛、真热假寒者及孕妇均忌服。

验方精选

① 治吐利汗出，发热恶寒，四肢拘急，手足厥冷：甘草100克（炙），干姜75克，附子1枚（生用，去皮，破八片），上三味，以水3升煮取1.2升，去滓，温时2次服完。身体强壮的人可用大附子1枚，干姜150克。

② 治阴毒伤寒，面青，四肢厥逆，腹痛身冷：大附子3枚（炮制，去皮、脐），研为末，每次服15克，以姜汁半盏、冷酒半盏调服，良久脐下如火暖为度。

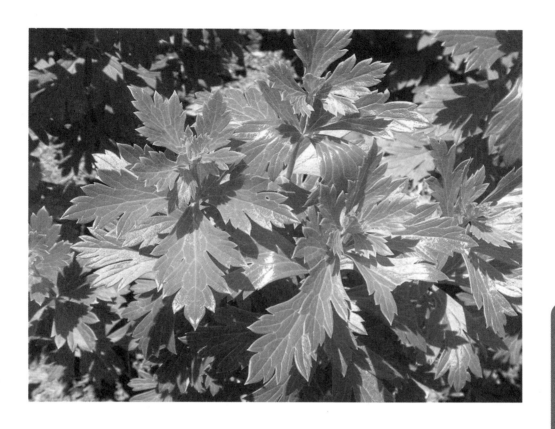

【植物形态】多年生草本。块根倒圆锥形。叶互生，叶片五角形，中央全裂片
　　　　　　宽菱形、倒卵状菱形或菱形。总状花序顶生。蓇葖果。种子三棱形。

【生境分布】生长于山地草坡或灌木丛。主要栽培于四川、陕西；野生种分布
　　　　　　在辽宁、河南、山东、陕西等地。

【采集加工】6月下旬至8月上旬挖出全株，摘取子根，即是泥附子，需立即加
　　　　　　工。选择个大、均匀的泥附子，洗净，浸入食用胆巴的水溶液中，
　　　　　　过夜，再加食盐，继续浸泡，每日取出晒晾，并逐渐延长晒晾时间，
　　　　　　直到表面出现大量结晶盐粒、质地变硬为止，习称"盐附子"。

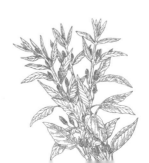

高良姜

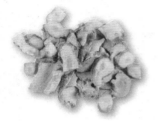

别　名：高凉姜、良姜、蛮姜、小良姜、海
　　　　良姜

拉丁名：Alpiniae Officinarum Rhizoma

来　源：为姜科山姜属植物高良姜干燥根茎。

【药材性状】根茎呈圆柱形，多弯曲，有分枝，长4～9厘米，直径1～1.5厘米。表面棕红色至暗褐色，有细密的纵皱纹及灰棕色的波状环节，节间长0.5～1厘米，下面有圆形的根痕。质坚韧，不易折断，断面灰棕色或红棕色，纤维性，中柱约占1/3，内皮层环较明显，散有维管束点痕。气香，味辛辣。

【性味归经】性热，味辛。归脾、胃经。

【功效主治】温中散寒、理气止痛。主治脘腹冷痛、呕吐、嗳气。

【用法用量】内服：煎服，3～6克；入丸、散。

【用药禁忌】阴虚有热者忌服。

验方精选

①治胃寒痛：高良姜10克，香附10克，水煎服；或高良姜100克，五灵脂100克，研细末，1次3克，开水冲服，1天2次；或高良姜6克，制川乌6克，肉桂3克，乳香9克，九香虫9克，水煎服。

②治胃及十二指肠溃疡：高良姜10克，茯苓10克，五灵脂10克，当归6克，肉桂3克，厚朴6克，菖蒲10克，枳实10克，白术10克，甘草6克，水煎服。

③治虚寒新呃逆：高良姜10克，半夏10克，竹茹15克，生姜3片，水煎服。

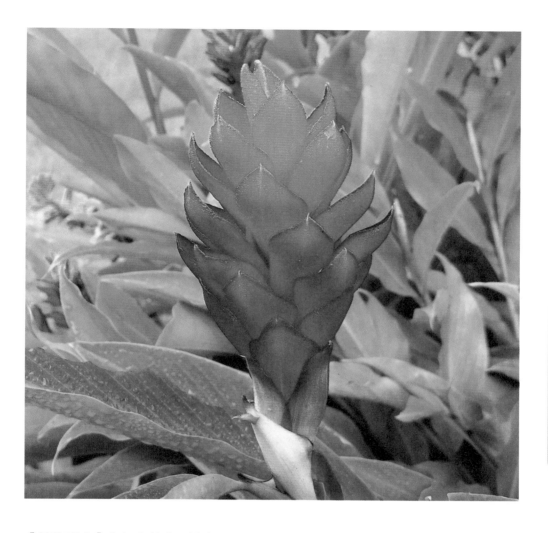

【植物形态】多年生草本，株高 40 ~ 110 厘米。根茎延长，圆柱形。叶片线形，
　　　　　　长 20 ~ 30 厘米，宽 1.2 ~ 2.5 厘米，顶端尾尖，基部渐狭。总状
　　　　　　花序顶生，直立。果球形，熟时红色。种子有钝棱角。

【生境分布】生长于荒坡灌丛或疏林中，亦有栽培。分布在广东、广西、海南、
　　　　　　云南、台湾等地。

【采集加工】8 ~ 10 月采挖生长 4 ~ 6 年的根茎，除去地上茎、须根及残留鳞片，
　　　　　　切段、晒干。

干姜

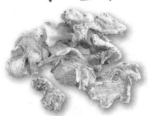

别　名： 白姜、均姜、干生姜

拉丁名： Zingiberis Rhizoma

来　源： 为姜科植物姜的干燥根茎。

【**药材性状**】根茎呈扁平块状，具指状分枝，长 3 ~ 7 厘米，厚 1 ~ 2 厘米。表面灰棕色或浅黄棕色，粗糙，具纵皱纹及明显的环节。分枝处常有鳞叶残存，分枝顶端有茎痕或芽。质坚实，断面黄白色或灰白色，粉性或颗粒性，内皮层环纹明显，维管束及黄色油点散在。气香、特异，味辛辣。

【**性味归经**】性热，味辛。归胃、脾、肾、心、肺经。

【**功效主治**】温中散寒、回阳通脉、温肺化饮。主治脘腹冷痛、呕吐、泄泻、亡阳厥逆、寒湿痹痛、寒饮喘咳。

【**用法用量**】内服：煎服，3 ~ 10 克；入丸、散。外用：煎服洗或研末调敷。

【**用药禁忌**】阴虚内热、血热妄行者忌服，孕妇慎服。

验方精选

①治卒心痛：干姜末适量，以温酒调服，每天服用 6 ~ 7 次。

②治一切寒冷，气郁心痛，胸腹胀满：白米 0.4 升，干姜、良姜各 50 克，煮食。

③治饭后吐酸水：干姜、食茱萸各 100 克，研为末，筛净，每次以酒调服 1 克，每日 2 次，胃冷服之，立验。

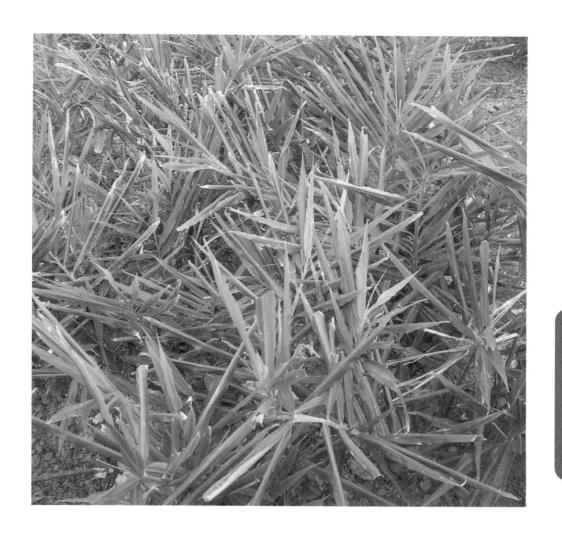

【植物形态】多年生草本。根茎肉质，扁圆横走。叶互生，无柄，长鞘抱茎；叶片线状披针形，先端渐尖、基部狭，光滑无毛。穗状花序椭圆形，稠密；苞片卵圆形，先端具硬尖，绿白色，背面边缘黄色；花萼管状；花冠绿黄色，唇瓣长圆状倒卵形，较花冠裂片短，稍为紫色，有黄白色斑点。蒴果3瓣裂，种子黑色。

【生境分布】全国大部分地区有产。主产于四川、贵州等地。

【采集加工】冬季茎叶枯萎时挖取，去净茎叶、须根、泥沙，晒干或微火烘干。

红豆蔻

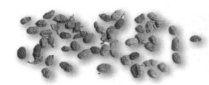

别　名： 红蔻、良姜子、红扣

拉丁名： Galangae Fructus

来　源： 为姜科山姜属植物大高良姜的干燥成熟果实。

【**药材性状**】果实呈长球形，中部略细，长 0.7 ~ 1.2 厘米，直径 0.5 ~ 0.7 厘米。表面红棕色或暗红色，略皱缩，顶端有黄白色管状宿萼，基部有果梗痕。果皮薄，易破碎。种子 6 枚，扁圆形或三角状多面形，黑棕色或红棕色，外被黄白色膜质假种皮，背面有凹陷种脐，合点位于腹面，种脊成一浅纵沟。胚乳灰白色。气香，味辛辣。

【**性味归经**】性温，味辛。归脾、肺经。

【**功效主治**】温中燥湿、醒脾消食。主治脘腹冷痛、食积腹胀、呕吐泄泻、噎膈反胃、痢疾。

【**用法用量**】内服：煎服 3 ~ 6 克；研末服。

【**用药禁忌**】阴虚有热者忌服。

验方精选

①治脘腹疼痛（包括慢性胃炎、神经性胃痛）：红豆蔻 3 克，研末，每次服 1 克，以红糖汤送服，每日 3 次。或红豆蔻、香附、生姜各 9 克，水煎，每日 1 剂，分 2 次服完。

②治风寒牙痛：红豆蔻适量，研为末，随左右以少许搐鼻中，并掺牙取涎，或加麝香。

③治慢性气管炎、咯痰不爽：红豆蔻 3 克，莱菔子、苏子各 6 克，水煎，白天分 2 次服完。

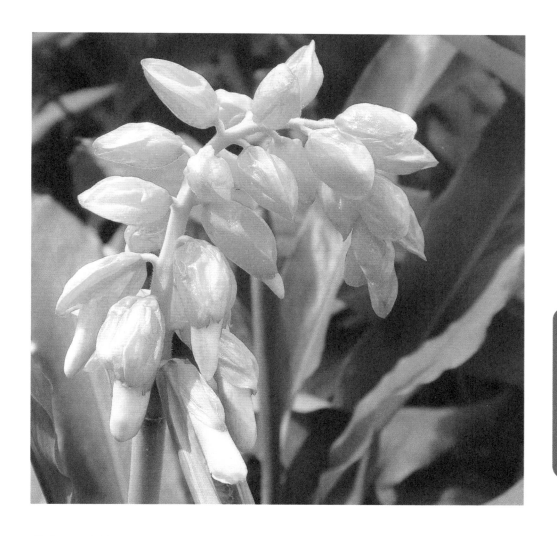

【植物形态】多年生丛生草本，株高达 2 米；根茎块状，稍有香气。叶片长圆形
　　　　　或披针形，长 25 ~ 35 厘米，宽 6 ~ 10 厘米，顶端短尖或渐尖，
　　　　　基部渐狭。圆锥花序密生多花；花绿白色，有异味。果长圆形，长
　　　　　1 ~ 1.5 厘米，宽约 7 毫米，中部稍收缩，熟时棕色或枣红色，手
　　　　　捻易破碎，内有种子 3 ~ 6 颗。

【生境分布】生长于山坡、旷野的草地或灌木丛中。分布在广东、广西、海南、
　　　　　云南。

【采集加工】秋季果实变红时采摘，晒干或阴干。

肉桂

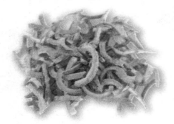

别　　名： 玉桂、牡桂、菌桂

拉丁名： Cinnamomi Cortex

来　　源： 为樟科樟属植物肉桂的干树皮。

【**药材性状**】呈槽状或卷筒状，长30～40厘米，宽或直径3～10厘米，厚0.2～0.8厘米。外表面灰棕色，稍粗糙，有不规则的细皱纹及横向凸起的皮孔，有的可见灰白色的斑纹；内表面红棕色，略平坦，有细纵纹，划之显油痕。质硬而脆，易折断，断面不平坦，外层棕色而较粗糙，内层红棕色而油润，两层间有1条黄棕色的线纹。气香浓烈，味甜、辣。

【**性味归经**】性热，味辛、甘。归肾、脾、心、肝经。

【**功效主治**】补火助阳、散寒止痛、温经通脉。主治肾阳不足、腰膝酸软、阳痿遗精、水肿尿少等。

【**用法用量**】内服：煎服，2～5克，不宜久煎；研末，0.5～1.5克；入丸剂。外用：研末调敷或浸酒涂擦。

【**用药禁忌**】阴虚火旺、里有实热、血热妄行出血及孕妇均忌服。畏赤石脂。

验方精选

①治心痛烦闷：肉桂4克，研末，以酒一杯，煎至半杯，去渣温服。

②治心下牵急懊痛：肉桂、生姜各150克，枳实5枚，加水1升，煮取0.3升，温时分3次服完。

③治脑头痛：肉桂（去粗皮）、荜茇、细辛（去苗叶）各等份，捣罗为散，每次取0.5克，先满含温水一口，即畜药于鼻中；偏头痛，随痛左右用之。

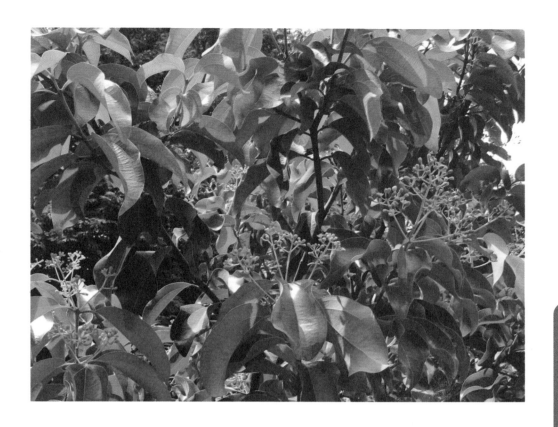

【植物形态】中等大乔木；树皮灰褐色，老树皮厚达 13 毫米。一年生枝条圆柱
形，黑褐色，有纵向细条纹，略被短柔毛，当年生枝条多少四棱形，
黄褐色，具纵向细条纹，密被灰黄色短绒毛。叶互生或近对生，
长椭圆形至近披针形，先端稍急尖，基部急尖，革质，边缘软骨质，
内卷。圆锥花序，白色。果椭圆形，成熟时黑紫色。

【生境分布】生长于常绿阔叶林中，多为栽培。广东、广西、海南、云南等地
均有栽培。

【采集加工】当树龄 10 年以上，韧皮部已积成油层时可采剥，春、秋季节均可
剥皮，以秋季 8 ~ 9 月采剥的品质为优。

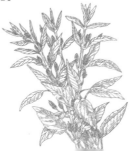

山奈

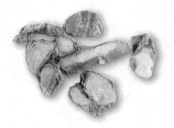

别　名：沙姜、山辣

拉丁名：Kaempferiae Rhizoma

来　源：为姜科山奈属植物山奈的干燥根茎。

【药材性状】根茎横切片圆形或近圆形，直径 1～2 厘米，厚 2～5 毫米。外皮浅褐色或黄褐色，皱缩，有的有根痕及残存须根；切面类白色，粉性，常略凸起，习称"缩皮凸肉"。质脆，易折断。气芳香特异，味辛辣。

【性味归经】性温，味辛。归胃经。

【功效主治】温中辟秽、消食止痛。主治瘴气、脘腹冷痛、霍乱吐泻、食积。

【用法用量】内服：煎服，6～9 克；研末入丸、散。外用：捣敷、研末敷或吹鼻。

【用药禁忌】阴虚血亏、胃有郁火者忌服。

验方精选

①治心腹冷痛：山奈、丁香、当归、甘草各等份，均研为末，加醋做成如梧桐子大小的丸，每次服 30 丸，以酒调下。

②治一切牙痛：山奈子 10 克（用面裹煨热），麝香 2.5 克，均研为细末，每次取 1.5 克，口含温水，随牙痛处一边鼻内搐之，漱水吐去，便可。

③治心腹冷痛：山奈、丁香、当归、甘草各等份，研为末，醋糊丸，如梧子大。每服 30 丸，以酒调下。

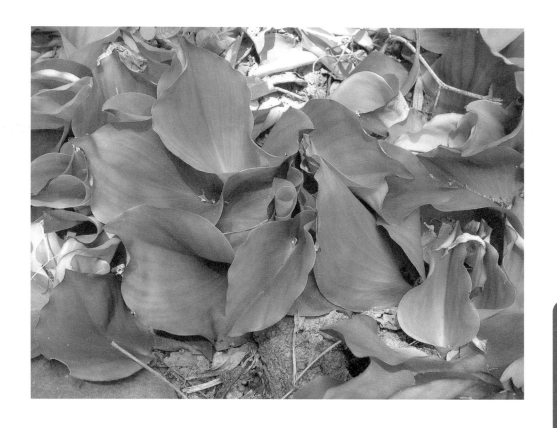

【植物形态】多年生草本。根茎块状，绿白色，芳香。叶通常2片贴近地面生长，
近圆形，长7～13厘米，宽4～9厘米。穗状花序自叶鞘中抽出，
花小，有香味。蒴果。

【生境分布】生长于山坡、林下、草丛，现多为栽培。分布在福建、广东、广西、
海南、云南、台湾等地。

【采集加工】12月至翌年3月收获，挖取二年生根茎，洗去泥沙，剪去须根，
切成1厘米厚的薄片，铺在竹席上晒干。切忌火炕，否则易变成
黑色，减弱香气。

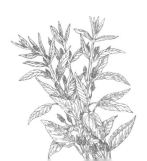

吴茱萸

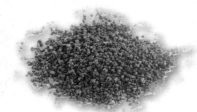

别　　名：食茱萸、榄子、吴萸

拉丁名：Euodiae Fructus

来　　源：为芸香科吴茱萸属植物吴茱萸的干燥近成熟果实。

【**药材性状**】果实类球形或略呈五角状扁球形，直径 2 ~ 5 毫米。表面暗绿黄色至褐色，粗糙，有多数点状凸起或凹下油点。顶端有五角星状的裂隙，基部残留被有黄色茸毛的果梗。质硬而脆，横切面可见子房室，每室有淡黄色种子 1 粒。气芳香浓郁，味辛辣而苦。

【**性味归经**】性热，味辛、苦。有小毒。归肝、脾、胃、肾经。

【**功效主治**】散寒止痛、疏肝降逆、助阳止泻。主治脘腹冷痛、厥阴头痛、痛经等。

【**用法用量**】内服：煎服，1.5 ~ 5 克；入丸、散。外用：研末调敷或煎水洗。

【**用药禁忌**】不宜多服、久服。

验方精选

①治肾气上哕，肾气自腹中起上筑于咽喉，逆气连属而不能吐，或至数十声，上下不得喘息：吴茱萸（醋炒）、橘皮、附子（去皮）各 50 克，均研为末，做成如梧桐子大小的丸，每次以姜汤调下 70 丸。

②**治食已吞酸，胃气虚冷：**吴茱萸（汤泡七次，焙）、干姜（炮）各等份，均研为末，每次以白开水调服 5 克。

③**治肝火：**黄连 300 克，吴茱萸 60 克，均研为末，加水做成丸或蒸饼丸，每次以白开水调下 50 丸。

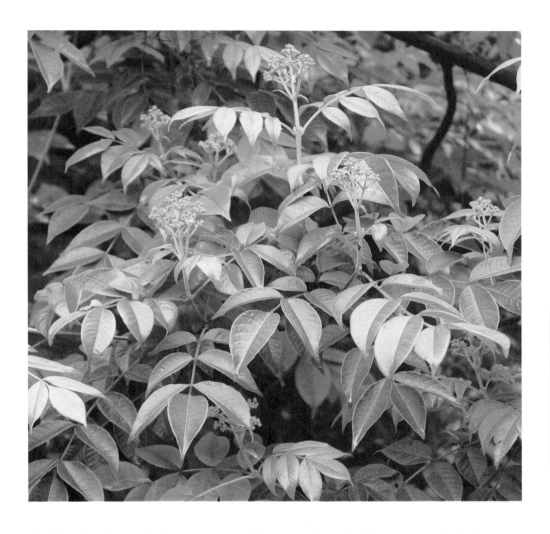

【植物形态】常绿灌木或小乔木。树皮青灰褐色，幼枝紫褐色。果实扁球形，成熟时裂开成 5 个果瓣，紫红色。种子黑色，有光泽。

【生境分布】生长于向阳疏林或林缘旷地。分布在浙江、安徽、福建、湖北、湖南、广东、广西、四川、贵州、云南、陕西、甘肃、台湾。

【采集加工】栽后 3 年，早熟品种 7 月上旬，晚熟品种 8 月上旬，待果实呈茶绿色而心皮未分离时采收。在露水未干前采摘整串果穗，切勿摘断果枝，晒干，用手揉搓，使果柄脱落，扬净。如遇雨天，用微火烘干。

理气药

陈皮

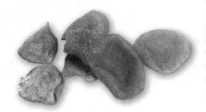

别　名：橘皮

拉丁名：Citri Reticulatae Pericarpium

来　源：为芸香科柑橘属植物橘及其栽培
变种的干燥成熟果皮。

【药材性状】常剥成数瓣，基部相连，有的呈不规则的片状，厚 1 ～ 4 毫米。
外表面橙红色或红棕色，有细皱纹及凹下的点状油室；内表面浅黄
白色，粗糙，附黄白色或黄棕色筋络状维管束。质稍硬而脆。气香，
味辛、苦。

【性味归经】性温，味辛、苦。归肺、脾经。

【功效主治】理气调中、燥湿化痰。主治脘腹胀满、食少吐泻、咳嗽痰多。

【用法用量】内服：煎服，3 ～ 10 克；入丸、散。

【用药禁忌】气虚、阴虚者慎服。

验方精选

①治大便秘结：陈皮（不去白，酒浸）煮至软，焙干研为末，每次以温酒调服
10 克。

②治卒食噎：陈皮 50 克（汤浸去瓤），焙干研为末，以水 300 毫升煎至
150 毫升，热服。

③治小儿脾疳泄泻：陈皮 50 克，青橘皮、诃子肉、甘草（炙）各 25 克，研
为粗末，每次取 10 克，以水 300 毫升煎至 180 毫升，饭前温服。

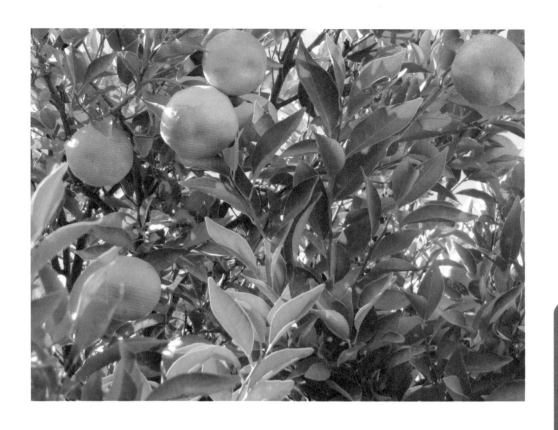

【植物形态】常绿小乔木或灌木，高 3 ~ 4 米。枝细，多刺。叶互生，叶柄长 0.5 ~ 1.5 厘米，有窄翼，顶端有关节；叶片披针形或椭圆形，长 4 ~ 11 厘米，宽 1.5 ~ 4 厘米，先端渐尖微凹，基部楔形，全缘 或为波状，具不明显的钝锯齿，有半透明油点。果近圆形或扁 圆形，横径 4 ~ 7 厘米，果皮薄而宽。

【生境分布】栽培于丘陵、低山地带、江河湖泊沿岸或平原。全国各地广泛 栽培。

【采集加工】9 ~ 12 月果实成熟时摘下果实，剥取果皮，阴干或晒干。

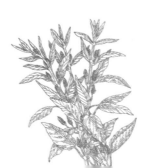

沉香

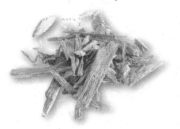

别　　名：蜜香、栈香、沉水香、奇南香、琪璃、伽俩香

拉丁名：Aquilariae Lignum Resinatum

来　　源：为瑞香科沉香属植物白木香含树脂的木材。

【药材性状】呈不规则块状、片状及小碎块状，有的呈盔帽状，大小不一。表面凹凸不平，淡黄白色，有黑褐色树脂与黄白色木部相间的斑纹，并有加工刀痕，偶见孔洞，孔洞及凹窝表面多呈朽木状。质较坚硬，不易折断，断面呈刺状，棕色。有特殊香气，味苦。燃烧时有油渗出，发浓烟。

【性味归经】性温，味辛、苦。归脾、肾、胃经。

【功效主治】温中降逆、暖肾纳气。主治脘腹冷痛、呕吐呃逆、气逆喘息、腰膝虚冷、小便气淋、精冷早泄。

【用法用量】内服：煎服，2～5克，不宜久煎，后下；研末，每次服0.5～1克；磨汁服。

【用药禁忌】阴虚火盛之证忌服。

验方精选

①治腹胀气喘，坐卧不安：沉香、枳壳各25克，萝卜子（炒）50克，加姜3片，水煎服。

②治一切哮症：沉香100克，莱菔子（淘净，蒸熟，晒干）250克，上二味均研为细末，加生姜汁和为细丸，每次服4克，白开水送下。

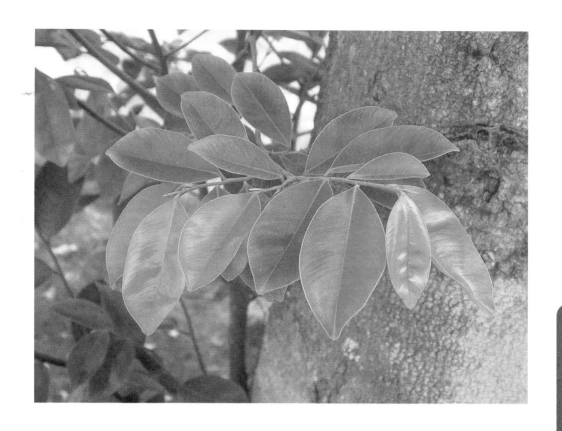

【植物形态】常绿乔木，高达15米。树皮灰褐色，小枝叶柄及花序均被柔毛或夹白色茸毛。叶互生；叶柄长约5毫米；叶片革质，长卵形、倒卵形或椭圆形，长5～14厘米，宽2～6厘米，先端渐尖，基部楔形，全缘。伞形花序顶生和腋生；花黄绿色，被茸毛；花被钟形，5裂，矩圆形，先端钝圆。

【生境分布】生长于平地、丘陵土岭的疏林酸性黄壤土或荒山中。分布在广东、海南、广西、福建等地。

【采集加工】7～10月采收。种植10年以上，树高10米、胸径15厘米以上者取香质量较好。

大腹皮

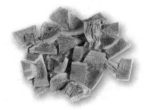

别　名：槟榔皮、大腹毛、茯毛

拉丁名：Arecae Pericarpium

来　源：为棕榈科槟榔属植物槟榔的干燥果皮。

【药材性状】果皮对半纵剖呈椭圆形或长卵形瓢状，长 4 ~ 7 厘米，宽约 3 厘米。外果皮深棕色至近黑色，具不规则的纵皱纹及隆起的横纹，顶端有花柱残痕，基部有果梗及残存萼片。内果皮凹陷，褐色或深棕色，光滑呈硬壳状。体轻，质硬，纵向撕裂后可见中果皮纤维。气微，味微涩。

【性味归经】性微温，味辛。归脾、胃、大肠、小肠经。

【功效主治】下气宽中、行水消肿。主治胸腹胀闷、水肿、脚气、小便不利。

【用法用量】内服：煎服，5 ~ 10 克；入丸、散。外用：煎水洗或研末调敷。

【用药禁忌】气虚体弱者慎服。

验方精选

①治脾胃停滞，头面上肢悉肿，心腹胀满，上气促急，胸膈烦闷，痰涎上壅，饮食不下，行步气奔，状如水病：生姜皮、桑白皮、陈橘皮、大腹皮、茯苓皮各等份，研为粗末，每次取 15 克，加水 450 毫升，煎至 350 毫升，去滓，不计时候，温服。忌生冷油腻硬物。

②治心中寒发痛甚：大腹皮 25 克（锉），吴茱萸（汤浸寸宿，焙干炒）5 克，高良姜、芍药各 50 克，研为散，每次服 10 克，以温酒调下。不饮酒，以生姜汤调下亦可。

③治胎前浮肿：大腹皮、五加皮、青皮、陈皮、姜皮各等量，水煎服。

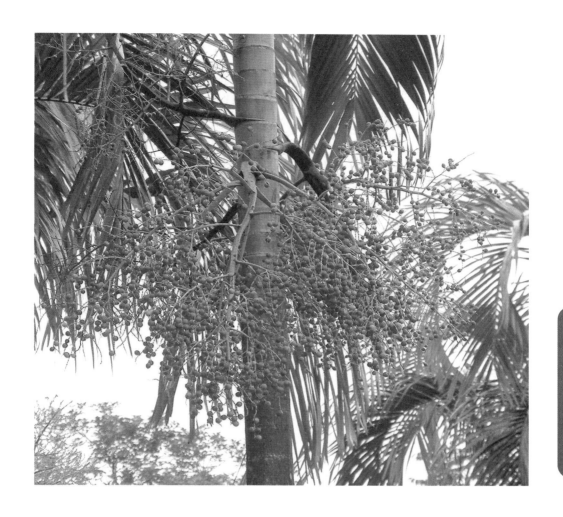

【植物形态】高大乔木，高 10 ～ 18 米。不分枝，叶脱落后形成明显的环纹。叶
　　　　　在顶端丛生，羽状复叶，长 1.3 ～ 2 米，光滑，叶轴三棱形；小叶片
　　　　　披针状线形或线形，长 30 ～ 70 厘米，宽 2.5 ～ 6 厘米，基部较狭，
　　　　　先端小叶愈合，有不规则分裂。

【生境分布】生长于亚洲热带地区。福建、广东、广西、云南、海南、台湾等地
　　　　　有栽培。

【采集加工】冬季至翌年春季采收未成熟的果实，煮后干燥，纵剖两瓣，剥取果皮，
　　　　　习称"大腹皮"；春末至秋初采收成熟果实，煮后干燥，剥取果皮，
　　　　　打松，晒干，习称"大腹毛"。

青木香

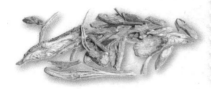

别　名： 土青木香、青藤香

拉丁名： Radix Aristolochiae

来　源： 为马兜铃科马兜铃属植物马兜铃的根。

【药材性状】呈圆柱形或扁圆柱形，略弯曲，长3～15厘米，直径0.5～1.5厘米。表面黄褐色或灰棕色，粗糙不平，有纵皱纹及须根痕。质脆，易折断，断面不平坦，皮部淡黄色，木部宽广，射线乳白色，木质部束淡黄色，呈放射状，导管孔明显，形成层环明显。香气特异，味苦。

【性味归经】性寒，味辛。归肺、胃经。

【功效主治】平肝止痛、解毒消肿。主治眩晕头痛、胸腹胀痛、痈肿疔疮、蛇虫咬伤。

【用法用量】内服：煎服，5～15克；或入散剂。外用：研末调敷或磨汁涂。

【用药禁忌】脾胃虚寒者慎服。

验方精选

①治肠炎，腹痛下痢：青木香9克，槟榔、黄连各4.5克，共研为细末，以温开水冲服。

②治中暑腹痛：青木香根（鲜）9～15克，捣汁，温开水送服。亦可用青木香根3～6克，研末，以温开水送服。

③治上气喘急：青木香根50克，木香、楝实（微炮）各1.5克，上三味均捣罗为散，每次服10克，以浓煎乌梅蜜汤调下，晚饭后临卧服。

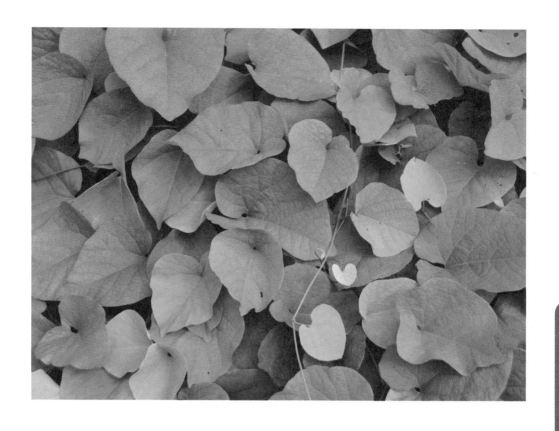

【**植物形态**】多年生草本，根状茎块状。茎直立，高60～150或达250厘米。
叶片椭圆状披针形，边缘有不规则的齿或重齿，顶端尖。头状花序
少数，排列成伞房状花序。瘦果四或五面形，有棱和细沟。

【**生境分布**】生长于山地草丛、灌丛或疏林中。分布在山东、河南及长江流域以
南各地。

【**采集加工**】10～12月采收，切片晒干。

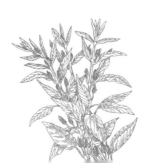

青皮

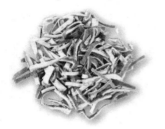

別　名：四花青皮、个青皮、青皮子
拉丁名：Citri Reticulatae Pericarpium Viride
来　源：为芸香科柑橘属植物橘及其栽培变种的幼果或未成熟果实的果皮。

【**药材性状**】四花青皮：果皮剖成 4 裂片，裂片长椭圆形，长 4 ～ 6 厘米，厚 0.1 ～ 0.2 厘米。外表面灰绿色或黑绿色，密生多数油室；内表面类白色或黄白色，粗糙，附黄白色或黄棕色小筋络。质稍硬，易折断，断面外缘有油室 1 ～ 2 列。气香，味苦、辛。个青皮：呈类球形，直径 0.5 ～ 2 厘米。表面灰绿色或黑绿色，微粗糙，有细密凹下的油点，顶端有稍凸起的柱基，基部有圆形果梗痕。质硬，断面果皮黄白色或淡黄棕色，厚 1 ～ 2 毫米，外缘有油室 1 ～ 2 列。瓤囊 8 ～ 10 瓣，淡棕色。气清香，味酸、苦、辛。

【**性味归经**】性温，味苦、辛。归肝、胆、胃经。

【**功效主治**】疏肝破气、消积化滞。主治胁肋、乳房、胃脘胀痛，乳核，乳腺炎，疝气，食积，症瘕积聚，久疟癖块。

【**用法用量**】内服：煎服，3 ～ 10 克；入丸、散。

【**用药禁忌**】气虚者慎服。

验方精选

①治疝气：青皮（炒黄色）、小茴香（炒黄）各适量，均研为末，空腹时以酒调服。

②治乳痈初发：青皮（去瓤）、穿山甲（炒）、白芷、甘草、贝母各 4 克，上药均研为细末，以温酒调服。

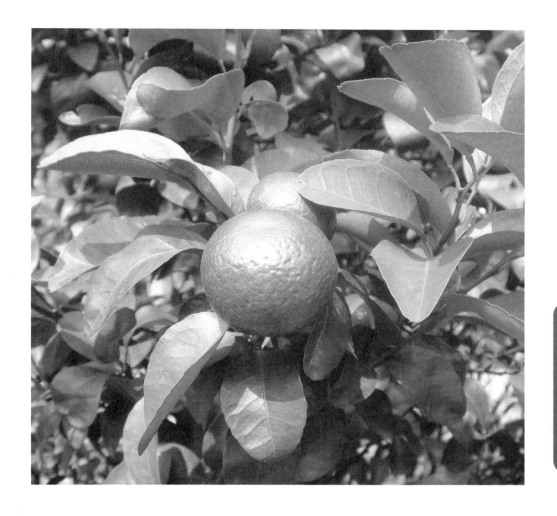

【植物形态】常绿小乔木或灌木，高3～4米。枝细，多刺。叶互生，叶柄长
0.5～1.5米；叶片披针形或椭圆形，先端渐尖微凹，全缘或为
波状，具不明显的钝锯齿，有半透明油点。

【生境分布】栽培于丘陵、低山地带、江河湖泊沿岸或平原。江苏、浙江、
安徽、江西、湖北、广东、海南、四川、贵州、云南、台湾等
地均有栽培。

【采集加工】5～6月收集自落的幼果，晒干，习称"个青皮"或"青皮子"；
7～8月采收未成熟的果实，在果皮上纵剖成四瓣至基部，除尽
瓤瓣，晒干，习称"四花青皮"，又称"四化青皮"。

檀香

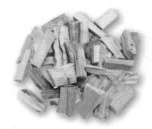

别　名：白檀、白檀木、旃檀

拉丁名：Santali Albi Lignum

来　源：为檀香科檀香属植物檀香树干的心材。

【**药材性状**】本品为长短不一的圆柱形木段，有的略弯曲，一般长约 1 米，直径 10 ~ 30 厘米。外表面灰黄色或黄褐色，光滑细腻，有的具疤节或纵裂，横截面呈棕黄色，显油迹；棕色年轮明显或不明显，纵向劈开纹理顺直。质坚实，不易折断。气清香，燃烧时香气更浓；味淡，嚼之微有辛辣感。

【**性味归经**】性温，味辛。归脾、肺、胃经。

【**功效主治**】行气散寒、止痛。主治胸腹胀痛、霍乱吐泻、寒疝腹痛及肿毒。

【**用法用量**】内服：煎服，1.5 ~ 3 克，不宜久煎，后下；入丸、散。外用：磨汁涂。

【**用药禁忌**】阴虚火盛之证忌服。

验方精选

①治心腹冷痛：白檀香 15 克（研为极细的末），干姜 25 克，以泡汤调下。

②治阴寒霍乱：白檀香、藿香梗、木香、肉桂各 7.5 克，研为极细的末，每次取 5 克，加炒姜 25 克，以泡汤调下。

③治头面风，头目昏眩，肩背疼痛，头皮肿痒，颈项拘急：白檀香（锉）25 克，甘菊花（择）150 克，芎劳 100 克，甘草（生用）50 克，上四味均捣罗为散，每次服 5 克，以温薄荷汤调下，以茶清或白开水调下亦得。

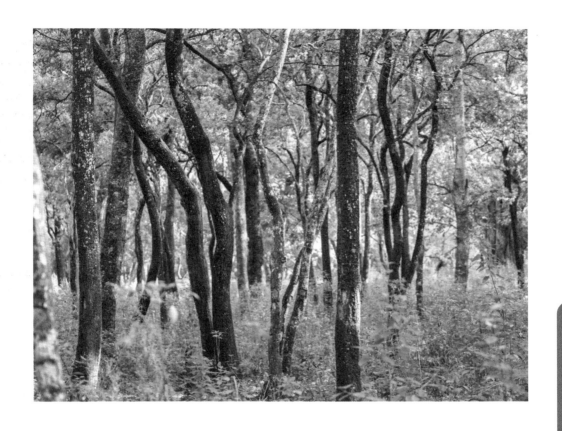

【植物形态】常绿小乔木，高约 10 米；枝具条纹，有多数皮孔和半圆形的叶痕；小枝细长，节间稍肿大。叶椭圆状卵形，膜质，顶端锐尖，基部楔形或阔楔形，边缘波状。三歧聚伞式圆锥花序腋生或顶生。外果皮肉质多汁，熟深紫黑色，内果皮具纵棱 3 ~ 4 条。

【生境分布】野生或栽培。广东、云南及台湾有栽培。

【采集加工】全年可采。采得后切小段，除去边材（制造檀香器具时，剩下的碎材亦可利用）。

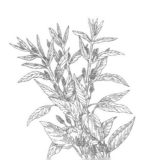

乌药

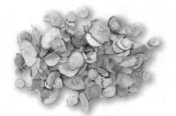

别　名： 矮樟、香桂樟、铜钱柴

拉丁名： Linderae Radix

来　源： 为樟科山胡椒属植物乌药的干燥根。

【**药材性状**】乌药个：多呈纺锤状，略弯曲，有的中部收缩成连珠状，习称"乌药珠"，长6～15厘米，直径1～3厘米。表面黄棕色或黄褐色，有纵皱纹及稀疏的细根痕。质坚硬，不易折断，断面黄白色。气香，味微苦、辛，有清凉感。乌药片：为横切圆形薄片，厚0.2～2毫米，切面黄白色或淡黄棕色，射线放射状，可见年轮环纹，中心颜色较深。质脆。质老、不呈纺锤状的直根，不可供药用。

【**性味归经**】性温，味辛。归肺、脾、肾、膀胱经。

【**功效主治**】行气止痛、温肾散寒。主治胸胁满闷、脘腹胀痛、头痛、寒疝疼痛、痛经及产后腹痛、尿频、遗尿。

【**用法用量**】内服：煎服，5～10克；入丸、散。外用：研末调敷。

【**用药禁忌**】气虚及内热证患者忌服，孕妇及体虚者慎服。

验方精选

①治气喘：乌药末、麻黄末各20克，韭菜汁一碗，以韭菜汁冲药末服，即止，不止再服。

②治心腹刺痛，调中快气：乌药（去心）500克，甘草50克，香附子（沙盆内断去皮、毛，焙干）1,000克，研为细末，每次取5克，加少许盐（也可不放盐），以白开水调服，不拘时。

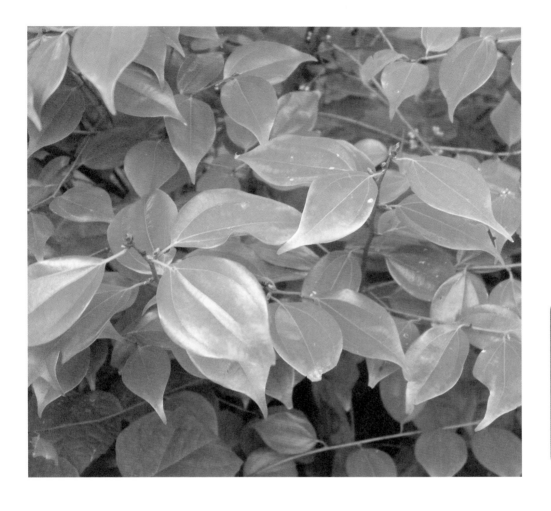

【植物形态】常绿灌木。根木质，膨大粗壮。叶互生，叶片椭圆形或卵形。伞形花序腋生。核果椭圆形或圆形。

【生境分布】生长于向阳山坡或林缘、旷野。分布在浙江、安徽、福建、江西、湖北、湖南、广东、广西、四川、陕西、台湾等地。

【采集加工】冬春季采挖根，除去细根，洗净晒干，称"乌药个"；趁鲜刮去棕色外皮，切片干燥，称"乌药片"。

香附

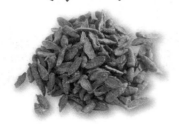

别　名： 莎草、香附子、雷公头

拉丁名： Cyperi Rhizoma

来　源： 为莎草科莎草属植物莎草的干燥根茎。

【**药材性状**】根茎多呈纺锤形，有的略弯曲，长2～3.5厘米，直径0.5～1厘米。表面棕褐色或黑褐色，有纵皱纹，并有6～10个略隆起的环节，节上有未除净的棕色毛须及须根断痕；去净毛须者较光滑，环节不明显。质硬，经蒸煮者断面黄棕色或红棕色，角质样；生晒者断面色白而显粉性，内皮层环纹明显，中柱色较深，点状维管束散在。气香，味微苦。

【**性味归经**】性平，味辛、微苦。归肝、三焦经。

【**功效主治**】理气疏肝、调经止痛。主治胁肋胀痛等。

【**用法用量**】内服：煎服，5～10克；入丸、散。外用：研末撒。

【**用药禁忌**】气虚无滞、阴虚、血热者慎服。

验方精选

① 治一切气疾，心腹胀满，胸膈噎塞，噫气吞酸，胃中痰逆呕吐以及宿酒不解，不思饮食：香附（炒去毛）1,600克，砂仁400克，甘草（炙）200克，研为细末，每次取5克，用盐水调下。

② 治脾胃不和，消食健脾，化痰顺气：香附500克（酒浸炒），山楂肉500克（饭上蒸），半夏曲200克（炒），萝卜子100克（炒），研为细末，加水做成丸，以白开水、姜汤随意服。

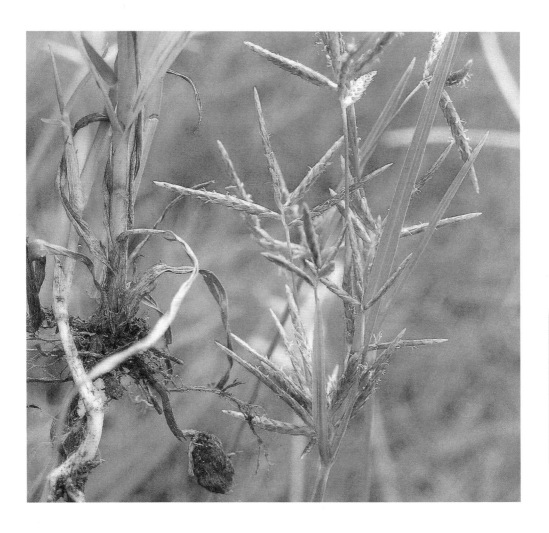

【植物形态】多年生宿根草本，高 15 ~ 50 厘米。茎直立，锐三棱形；根状茎匍
　　　　　匐延长，先端具肥大纺锤形的块茎，外皮紫褐色。

【生境分布】生长于山坡草地、耕地、路旁水边潮湿处。分布在华东、中南、西
　　　　　南及河北、山西、辽宁、陕西、甘肃、台湾等地。

【采集加工】春、秋二季采挖根茎，用火燎去须根，晒干。

香橼

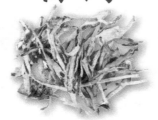

别　名： 枸橼、枸橼子

拉丁名： Citri Fructus

来　源： 为芸香科柑橘属植物香圆的干燥成熟果实。

【**药材性状**】类球形、半球形或圆片，直径 4 ~ 7 厘米，表面黑绿色或黄棕色，密被凹陷的小油点及网状隆起的粗皱纹，顶端有花柱残痕及隆起的环圈，基部有果梗残基。质坚硬。剖面或横切薄片，边缘油点明显；中果皮厚约 0.5 厘米；瓤囊 9 ~ 11 室，棕色或淡红棕色，间或有黄白色种子。气香，味酸而苦。

【**性味归经**】性温，味辛、苦、酸。归肝、脾、胃、肺经。

【**功效主治**】理气降逆、宽胸化痰。主治胸腹满闷、胁肋胀痛、咳嗽痰多。

【**用法用量**】内服：煎服，3 ~ 6 克；入丸、散。

【**用药禁忌**】阴虚血燥者、孕妇、气虚者慎服。

验方精选

①治鼓胀：陈香橼 1 枚（连瓤），大核桃肉 2 枚（连皮），缩砂仁 10 克（去膜），各煅存性，研为散，以砂糖拌调，空腹时一次服完。

②治咳嗽：香橼 1 枚，去核，切作细片，与适量酒同进放入砂瓶内，煮令熟烂，一般是从头天黄昏煮至第二天早上 3 ~ 5 点，用蜂蜜调匀，早上起床时用匙挑服。

③治三日疟：陈香橼 1 枚，去顶皮，拌入研细的明雄黄，一起放入火中煅之，取出研成极细的末，每次服 0.7 克，干咽下，不用水。

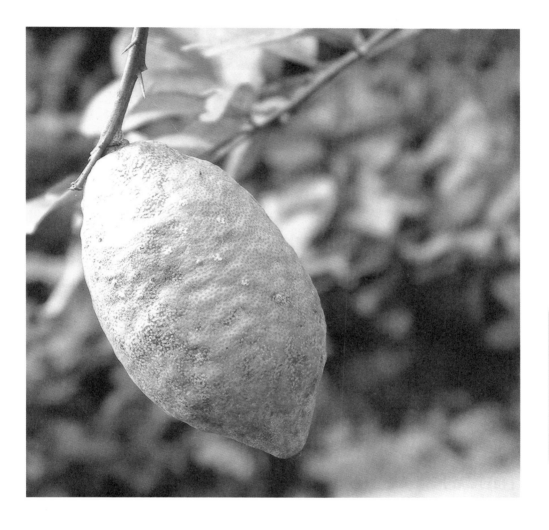

【植物形态】常绿乔木。分枝较密，有短刺。单身复叶互生，椭圆形或长圆形。
柑果长圆形、圆形或扁圆形，先端有乳头状凸起，果皮通常粗糙而
有皱纹或平滑，成熟时橙黄色。种子多数。

【生境分布】生长于海拔350～1,750米的高温多湿环境。江苏、浙江、安徽、
江西、湖北、四川、陕西等地有栽培。

【采集加工】定植后4～5年结果，9～10月果实变黄成熟时采摘，用糠壳堆
1星期，待皮变金黄色后，切成1厘米厚，摊开曝晒；遇雨天可烘干。

消食药

谷芽

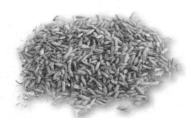

别　名: 粟芽、蘖米、谷蘖

拉丁名: Setariae Fructus Germinatus

来　源: 为禾本科稻属植物稻的颖果经发芽干燥而成。

【药材性状】本品呈类圆球形,直径约2毫米,顶端钝圆,基部略尖。外壳为革质的稃片,淡黄色,具点状皱纹,下端有初生的细须根,长3～6毫米,剥去稃片,内含淡黄色或黄白色颖果(小米)1粒。无臭,味微甘。

【性味归经】性平,味甘。归脾、胃经。

【功效主治】消食化积、健脾开胃。主治食积停滞、胀满泄泻、脾虚少食、脚气水肿。

【用法用量】内服:煎服,10～15克,大剂量可用至30克;研末用。

【用药禁忌】胃下垂者忌用。

验方精选

①**启脾进食:** 谷芽200克,研为末,加少许姜汁、盐,和匀,做成饼,焙干。入炙甘草、砂仁、白术(麸炒)各50克,研为末,以白开水点服之,或丸服。

②**治小儿消化不良,面黄肌瘦:** 谷芽9克,甘草、砂仁各3克,白术6克,水煎服。

③**治饮食停滞,胸闷胀痛:** 谷芽12克,陈皮9克,山楂、红曲各6克,水煎服。

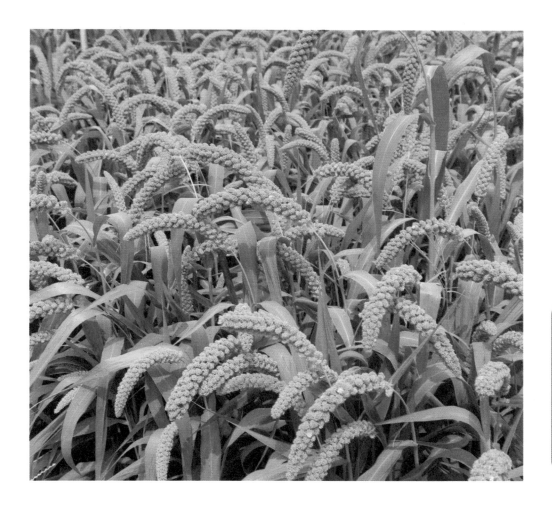

【**植物形态**】一年生栽培植物。秆直立，丛生，高约1米。叶鞘无毛，下部者
长于节间；叶舌膜质而较硬，披针形，基部两侧下延与叶鞘边缘
相结合。

【**生境分布**】我国南北地区均有栽培。

【**采集加工**】秋季颖果成熟时采收，将粟谷用水浸泡，保持适宜的温、湿度，
待须根长至约6毫米时，晒干或低温干燥。

莱菔子

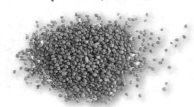

别　名：萝卜子、芦菔子、萝白子、菜头子

拉丁名：Raphani Semen

来　源：为十字花科莱菔属植物萝卜的干燥
成熟种子。

【药材性状】呈类圆形或椭圆形，略扁，长 2～4 毫米，宽 2～3 毫米。表面红
棕色、黄棕色或深灰棕色，放大镜下观察有细密网纹，一端有深棕
色圆形种脐，一侧有数条纵沟。种皮薄而脆，子叶 2 片，乳黄色，
肥厚，有油性，纵摺。气微，味略辛。

【性味归经】性平，味辛、甘。归肺、脾、胃经。

【功效主治】消食导滞、降气化痰。主治食积气滞、脘腹胀满、腹泻、下痢后重、
咳嗽多痰、气逆喘满。

【用法用量】内服：煎服，5～10 克；入丸、散，宜炒用。外用：研末调敷。

【用药禁忌】气虚及无食积、痰滞者慎用。

验方精选

①治小儿伤食腹胀：莱菔子（炒）、蓬莪术各 50 克，胡椒 25 克，均研为末，
做成如黄米大小的丸，每次服 15～20 丸，不拘时候，以萝卜汤送下。

②治小儿腹胀如鼓，气急满闷：莱菔子 25 克（取巴豆肉 0.5 克，拍破，同炒
至黑色，去巴豆不用），木香 0.5 克，研为细末，蒸饼为丸，如麻子大，每
次服 5～7 丸，橘皮汤调下，饭后服，每日 3 次。

③治小儿盘肠气痛：莱菔子炒黄，研末，每次以乳香汤服 2.5 克。

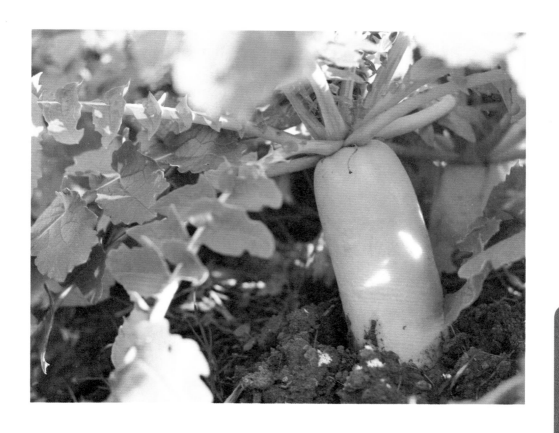

【植物形态】一年生或二年生直立草本，高 30 ~ 100 厘米。直根，肉质，长圆形、
球形或圆锥形，外皮绿色、白色或红色。茎有分枝，无毛，稍具粉
霜。基生叶和下部茎生叶大头羽状半裂，长 8 ~ 30 厘米，宽 3 ~ 5
厘米，顶裂片卵形，侧裂片 4 ~ 6 对，长圆形，有钝齿，疏生粗毛；
上部叶长圆形，有锯齿或近全缘。种子 1 ~ 6 颗，卵形，微扁，长
约 3 毫米，红棕色，并有细网纹。

【生境分布】全国各地均有栽培。

【采集加工】栽种翌年 5 ~ 8 月，角果充分成熟时采收晒干，打下种子，放干燥
处贮藏。

山楂

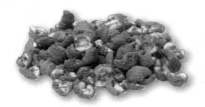

别　名：山里果、山里红、酸里红、酸枣、红果、红果子

拉丁名：Crataegi Fructus

来　源：为蔷薇科山楂属植物山楂的干燥成熟果实。

【**药材性状**】果实较小，类球形，直径 0.8 ~ 1.4 厘米，有的压成饼状。表面棕色至棕红色，并有细密皱纹，顶端凹陷，有花萼残迹，基部有果梗或已脱落。质硬，果肉薄。味微酸涩。

【**性味归经**】性微温，味酸、甘。归脾、胃、肝经。

【**功效主治**】消食健胃、行气散瘀。主治饮食积滞、脘腹胀痛、泄泻、瘀血经闭、产后瘀阻、心腹刺痛等。

【**用法用量**】内服：煎服，3 ~ 10 克；入丸、散。外用：煎水洗或捣敷。

【**用药禁忌**】脾胃虚弱者及孕妇慎服。

验方精选

①治一切食积：山楂、白术各 200 克，神曲 100 克，上药均研为末，蒸饼捏成如梧桐子大小的丸，每次服 70 丸，以白开水送下。

②治肠风：山楂并肉、核烧灰，以米汤调下。

③治诸滞腹痛：取山楂适量，煎浓汤饮。

④治痢疾（症见赤白相兼）：山楂肉不拘多少，炒后研为末，每次取 10 克，红痢则以蜜拌，白痢则以红、白糖拌；红白相兼则蜂蜜、砂糖各半，拌匀，空腹时以白开水调下。

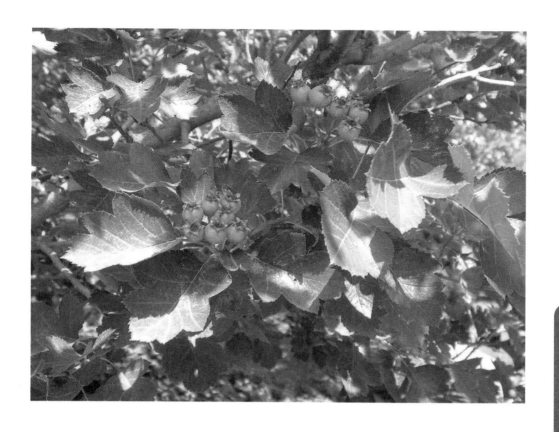

【植物形态】落叶乔木，高达6米，树皮粗糙，有时有刺。叶片宽卵形或三角状卵形，稀菱状卵形，长5～10厘米，宽4～7.5厘米，先端短渐尖，基部截形至宽楔形，常两侧各有3～5羽状深裂片，边缘有尖锐稀疏不规则重锯齿；托叶草质，镰形，边缘有锯齿。伞房花序具多花；花瓣白色。果实近球形或梨形，深红色，有浅色斑点。

【生境分布】生长于山谷或山地灌木丛。分布在辽宁、河南、山东、吉林、山西、河北等地。

【采集加工】9～10月果实成熟后采收，采下后趁鲜横切或纵切成两瓣，晒干；或采用切片机切成薄片，在60～65℃环境下烘干。

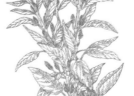

驱虫药

槟榔

别　　名： 槟榔子、大腹子、宾门、橄榄子、青仔

拉丁名： Arecae Semen

来　　源： 为棕榈科槟榔属植物槟榔的干燥成熟种子。

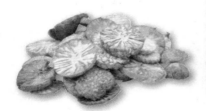

【**药材性状**】种子扁球形或圆锥形，顶端钝圆，基部平宽，高 1.5 ~ 3.5 厘米，基部直径 1.5 ~ 3 厘米。表面淡黄棕色或淡红棕色，具稍凹下的网状沟纹，底部中心有圆形凹陷的珠孔，其旁有 1 明显瘢痕状种脐。质坚硬，不易破碎，断面可见红棕色的种皮及外胚乳向内错入于类白色的内胚乳而成的大理石样花纹。气微，味涩、微苦。

【**性味归经**】性温，味苦、辛。归胃、大肠经。

【**功效主治**】驱虫消积、下气行水、截疟。主治虫积、食滞、脘腹胀痛、泻痢后重、脚气水肿、疟疾。

【**用法用量**】内服：煎服，6 ~ 15 克；单用杀虫，可用至 60 ~ 120 克；入丸、散。

【**用药禁忌**】气虚下陷者忌服。

验方精选

①**治脾胃两虚，水谷不消化，腹中胀满痛：**槟榔、麦芽各 100 克，白术 150 克，砂仁 50 克，上药均炒燥研为末，每天早上服 15 克，白开水调服。

②**治心脾疼：**高良姜、槟榔各等份，炒干，研为细末，以米汤调下。

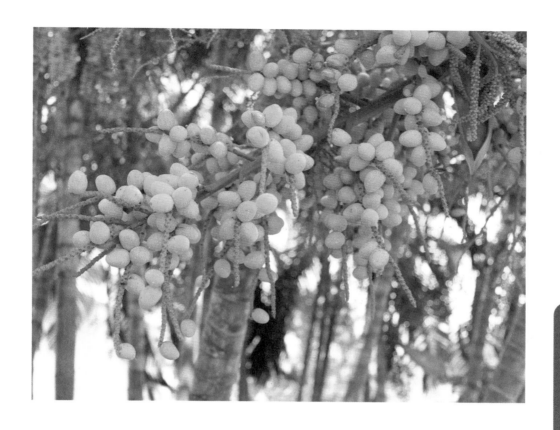

【**植物形态**】乔木，高 10 ~ 18 米。不分枝，叶脱落后形成明显的环纹。羽状复叶，丛生于茎顶端，长 1.3 ~ 2 米，光滑，叶轴三棱形；小叶片披针状线形或线形，长 30 ~ 70 厘米，宽 2.5 ~ 6 厘米，基部较狭，顶端小叶愈合，有不规则分裂。坚果卵圆形或长圆形，长 5 ~ 6 厘米。种子扁球形或圆锥形，顶端钝圆，基部平宽，基部直径 1.5 ~ 3 厘米。

【**生境分布**】亚洲热带地区广泛栽培。分布在福建、广东、广西、海南、云南、台湾等地。

【**采集加工**】11 ~ 12 月将采下的青果，煮沸 4 小时，烘 12 小时即得椰干。3 ~ 6 月采收成熟果实，晒 3 ~ 4 天，捶破或用刀剖开取出种子，晒干。亦有经水煮，熏烘 7 ~ 10 天，待干后剥去果皮，取出种子，烘干，称为椰玉。

榧子

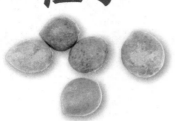

别　名：榧实、柀子、赤果、玉榧、香榧、野杉子

拉丁名：Torreyae Semen

来　源：为红豆杉科榧树属植物榧的干燥成熟种子。

【药材性状】种子椭圆形或长卵圆形，长 2 ~ 4 厘米，直径 1.3 ~ 2.5 厘米。外表面灰黄色至淡黄棕色，微具纵棱，一端钝圆，具一椭圆形种脐，色稍淡，较平滑，另端略尖。种皮坚而脆，破开后可见种仁 1 枚，卵圆形，外胚乳膜质，灰褐色，极皱缩；内胚乳肥大，黄白色，质坚实，富油性。气微，味微甜涩。

【性味归经】性平，味甘。归肺、胃、大肠经。

【功效主治】杀虫消积、润燥通便。主治肠道寄生虫病、小儿疳积、痔疮等。

【用法用量】内服：煎服，15 ~ 50 克；10 ~ 40 枚，炒熟去壳，取种仁嚼服。

【用药禁忌】脾虚泄泻及肠滑者慎服。

验方精选

①治寸白虫：每天吃榧子 7 颗，满 7 日则止。

②治十二指肠钩虫、蛔虫、蛲虫等：榧子（切碎）、使君子仁（切细）、大蒜瓣（切细）各 30 克，水煎去滓，每日 3 次，饭前空腹时服。

③治卒吐血出：先食蒸饼 3 个，以榧子为末，白汤服 15 克，日服 3 次。

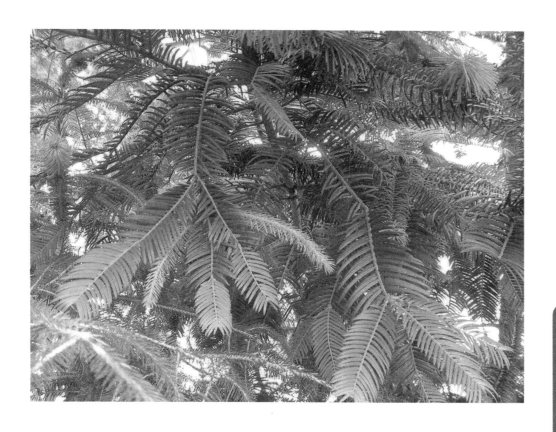

【植物形态】常绿乔木，高达 25 米。树皮淡灰黄色或灰褐色，不规则纵裂。小枝近对生或轮生。种子椭圆形、卵圆形或长椭圆形，成熟时假种皮淡紫褐色。

【生境分布】生长于温暖湿润的黄壤、红壤及黄褐壤土，混生于森林中。分布在江苏南部、浙江、安徽南部、福建北部及江西北部。

【采集加工】10 ～ 11 月间种子成熟时采摘，除去肉质外皮，取出种子，晒干。

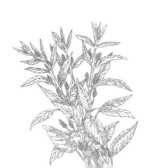

鹤虱

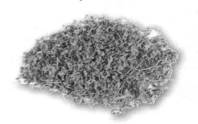

別　名：鹄虱、鬼虱、北鹤虱

拉丁名：Carpesii Fructus

来　源：为菊科天名精属植物天名精的干燥成熟果实。

【药材性状】果实呈圆柱状，细小，长 3 ~ 4 毫米，直径不及 1 毫米。表面黄褐色或暗褐色，具多数纵棱。顶端收缩呈细喙状，先端扩展成灰白色圆环；基部稍尖，有着生痕迹。果皮薄，纤维性，种皮菲薄透明，子叶 2 片，类白色，稍有油性。气特异，味微苦。

【性味归经】性平，味苦、辛。有小毒。归脾、胃经。

【功效主治】杀虫消积。主治蛔虫病、绦虫病、蛲虫病、钩虫病、小儿疳积。

【用法用量】内服：煎服，5 ~ 10 克；多入丸、散。

【用药禁忌】孕妇慎服。

验方精选

①治蛔咬心痛：鹤虱 500 克，捣筛，加蜜和成如梧桐子大小的丸，每次以蜂蜜水空腹吞 40 丸，隔日增至 50 丸。服药期间慎食酒肉。

②治小儿蛔虫病，啮心腹痛：鹤虱研细，以肥猪肉汁调服下，五岁的小儿每次服 1 克，虫出便止。

③治大肠虫出不断，断之复生，行坐不得：鹤虱末，每次以白开水调服 25 克。

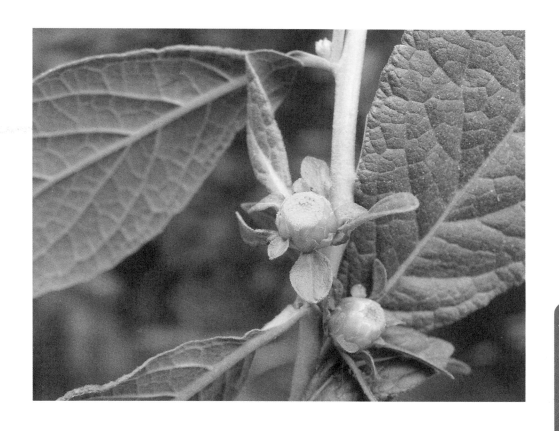

【植物形态】多年生草本，高 50 ～ 100 厘米。茎直立，上部多分枝，密生短柔毛。
叶互生；下部叶片宽椭圆形或长圆形，先端尖或钝。瘦果条形，先端
有短喙，有腺点，无冠毛。

【生境分布】生长于山坡、路旁或草坪上。主产于河南、山西、陕西、甘肃、贵州。

【采集加工】9 ～ 10 月果实成熟时割取地上部分，晒干，打下果实，扬净。

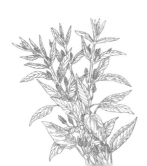

苦楝皮

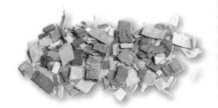

别　名： 苦楝、楝树果、楝枣子

拉丁名： Meliae Cortex

来　源： 为楝科楝属植物川楝或楝的干燥树皮和根皮。

【**药材性状**】干皮呈不规则块片状、槽状或半卷筒状，长宽不一，厚2～6毫米。外表面灰棕色或灰褐色，粗糙，有交织的纵皱纹及点状灰棕色皮孔，除去粗皮者淡黄色；内表面类白色或淡黄色。质韧，不易折断，断面纤维性，呈层片状，易剥离成薄片，层层黄白相间，每层薄片均可见极细的网纹。无臭，味苦。根皮呈不规则片状或卷曲，厚1～5毫米。外表面灰棕色或棕紫色，微有光泽，粗糙，多裂纹。

【**性味归经**】性寒，味苦。有毒。归肝、脾、胃经。

【**功效主治**】杀虫、清热、燥湿。主治蛔虫病、钩虫病、蛲虫病、滴虫阴道炎、疥疮、头癣、风疹瘙痒、湿疮。

【**用法用量**】内服：煎服，6～15克，鲜品15～30克；入丸、散。外用：煎水洗或研末调敷。

【**用药禁忌**】体弱、肝肾功能障碍、脾胃虚寒者及孕妇均慎服。

验方精选

①**治小儿蛔虫：** 苦楝皮80克，白芜荑20克，研末，每次4～8克，水煎服。

②**治蛲虫：** 苦楝皮、苦参各10克，蛇床子5克，皂角2.5克，共研为末，以蜜炼成丸，如枣大，塞入肛门或阴道内。

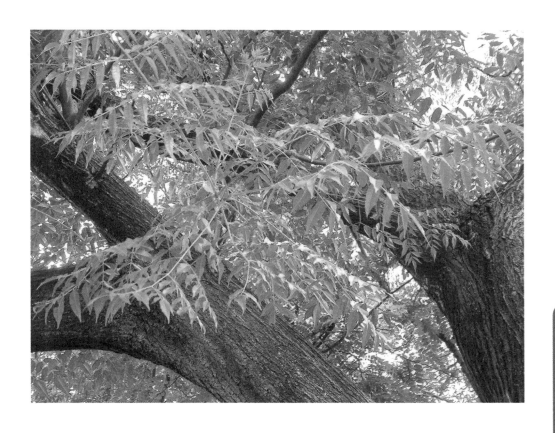

【**植物形态**】落叶乔木，高达 10 余米。树皮灰褐色，纵裂。分枝广展，小枝有叶
痕。叶为 2 ~ 3 回奇数羽状复叶，长 20 ~ 40 厘米；小叶对生，卵形、
椭圆形至披针形，顶生 1 片通常略大，具短柄或近无柄，膜质。

【**生境分布**】生长于旷野或路旁，常栽培于屋前房后。北至河北，南至广西、云南，
西至四川等地均有分布。

【**采集加工**】4 ~ 5 月剥取茎皮，全年可采收根皮，切段晒干。

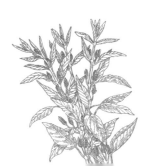

南瓜子

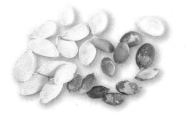

别　名： 北瓜子、窝瓜子

拉丁名： Semen Cucurbitae

来　源： 为葫芦科南瓜属植物南瓜的种子。

【药材性状】 种子扁圆形，长 1.2 ~ 1.8 厘米，宽 0.7 ~ 1 厘米。表面淡黄白色至淡黄色，两面平坦而微隆起，边缘稍有棱，一端略尖，先端有珠孔，种脐稍凸起或不明显。除去种皮，有黄绿色薄膜状胚乳。子叶 2 枚，黄色，肥厚，有油性。气微香，味微甘。

【性味归经】 性平，味甘。归胃、大肠经。

【功效主治】 杀虫、下乳。主治绦虫、蛔虫、血吸虫、钩虫、蛲虫病以及产后缺乳等。

【用法用量】 内服：煎服，30 ~ 60 克；研末或制成乳剂。外用：煎水熏洗。

【用药禁忌】 多食者易壅气滞膈。

验方精选

①**治绦虫病：** 南瓜子 60 ~ 120 克，去皮生食。或炒熟研粉，早晨空腹服下，30 分钟后再用槟榔 60 ~ 120 克、石榴皮 30 克，水煎服；2 小时后如不大便，再用芒硝 6 ~ 9 克，开水冲服。

②**治小儿蛔虫：** 南瓜子、韭菜叶各 30 克，水竹沥 60 克，开水冲服。

③**治血吸虫病：** 南瓜子适量，炒黄，碾成细末，每日服 60 克，分 2 次，加白糖，开水冲服。15 天为一疗程。

④**治钩虫病：** 南瓜子榨油，每次 1 茶匙，内服 4 小时后服泻下剂。

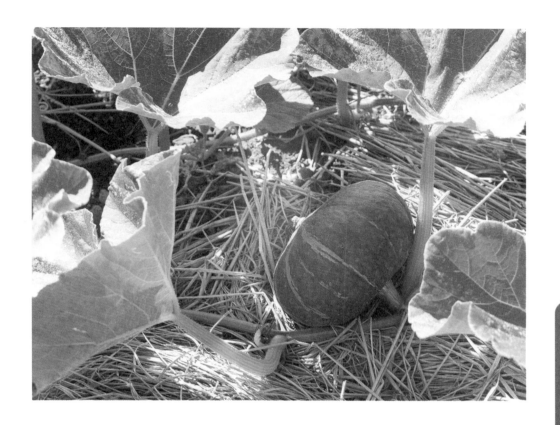

【**植物形态**】一年生蔓生草本植物，茎常节部生根，叶柄粗壮，叶片宽卵形或卵圆形，质稍柔软，叶脉隆起，卷须稍粗壮，雌雄同株，果梗粗壮，有棱和槽，因品种而异，外面常有数条纵沟或无，种子多数，长卵形或长圆形。

【**生境分布**】全国各地均有栽培。主产于浙江、江西、河北、山东。

【**采集加工**】食用南瓜时，收集成熟种子，除去瓤膜，晒干。

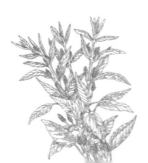

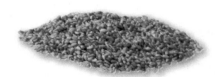

安神药

柏子仁

别　名：柏实、柏子、柏仁、侧柏子

拉丁名：Platycladi Semen

来　源：为柏科侧柏属植物侧柏的干燥成
熟种仁。

【**药材性状**】种仁略呈卵形，长 4 ~ 7 毫米，直径 1.5 ~ 3 毫米。表面黄白色至
淡黄棕色。外有膜质内种皮，顶端尖，有棕色小点，基部钝圆。质
软油润，含大量油质，平断面黄白色。微臭，味甘香。

【**性味归经**】性平，味甘。归心、肾、大肠经。

【**功效主治**】养心安神、润肠通便。主治惊悸、失眠、遗精、盗汗、便秘。

【**用法用量**】内服：煎服，5 ~ 15 克；或入丸、散。外用：炒研取油涂。

【**用药禁忌**】便溏及痰多者忌服。

验方精选

①治劳欲过度，心血亏损，精神恍惚，怔忡惊悸，健忘遗泄：柏子仁（蒸晒去壳）
200 克，枸杞子（酒洗晒）150 克，麦门冬（去心）、当归（酒浸）、石菖
蒲（去毛洗净）、茯神（去皮心）各 50 克，玄参、熟地（酒蒸）各 100 克，
甘草（去粗皮）25 克，将柏子仁、熟地蒸过，石器内捣如泥，余药研末和匀，
炼蜜为丸，如梧桐子大。每服 50 丸，早晚灯心汤或圆眼汤送下。

②治老人虚秘：柏子仁、大麻子仁、松子仁各等份，同研，熔白蜡丸桐子大。
以少黄丹汤服 30 丸，食前。

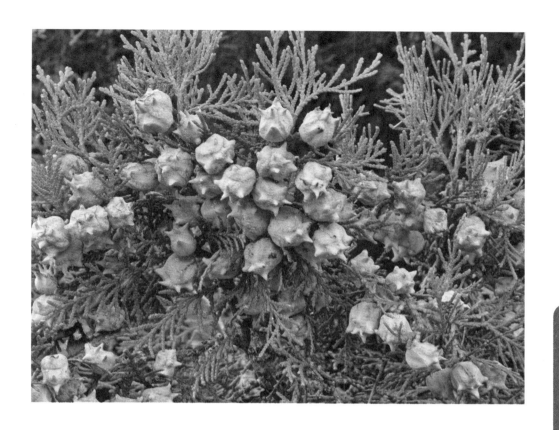

【植物形态】乔木，高达 20 余米；树皮薄，浅灰褐色，纵裂成条片。生鳞叶的
小枝细，向上直展或斜展，扁平，排成一平面。叶鳞形，长 1～3
毫米，先端微钝。雄球花黄色，卵圆形；雌球花近球形，蓝绿色。
球果近卵圆形，蓝绿色，被白粉，成熟后木质，开裂，红褐色；
种子褐色、卵形、无翅或有棱脊。

【生境分布】生长于湿润肥沃地，石灰岩石地也有生长。分布在东北南部，经华
北向南过广东、广西北部，西至陕西、甘肃、西南至四川、云南、贵
州等地。

【采集加工】冬初种子成熟时收采，晒干，压碎种皮，簸净，阴干。

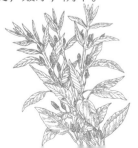

合欢皮

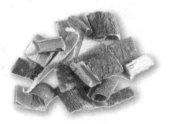

別　名：合昏皮、夜台皮、合欢木皮
拉丁名：Albiziae Cortex
来　源：为豆科合欢属植物合欢的干燥
　　　　树皮。

【药材性状】 干燥的树皮呈筒状或半筒状，长达 30 厘米以上，厚 1 ～ 2 毫米。外表面粗糙，灰绿色或灰褐色，散布横细裂纹，稍有纵皱纹，皮孔圆形或长圆形，带棕红色；内表面淡棕色或淡黄色，有细密纵纹。质硬而脆，断面淡黄色，纤维状。气微香，味淡。

【性味归经】 性平，味甘。归心、肝经。

【功效主治】 解郁和血、宁心消痈。主治心神不安、忧郁失眠、筋骨折伤。

【用法用量】 内服：煎服，7.5 ～ 15 克；或入散剂。外用：研末调敷。

【用药禁忌】 孕妇慎用。

验方精选

①治咳有微热，烦满，胸心甲错，是为肺痈：合欢皮手掌大一片，细切，以水 3 升煮取 1 升，分 3 次服用。

②治肺痈久不敛口：合欢皮、白蔹各适量，二味同煎服。

③治打扑伤损筋骨：合欢皮 200 克（炒干，末之），麝香、乳香各 5 克。每服 15 克，温酒调，不饥不饱时服。

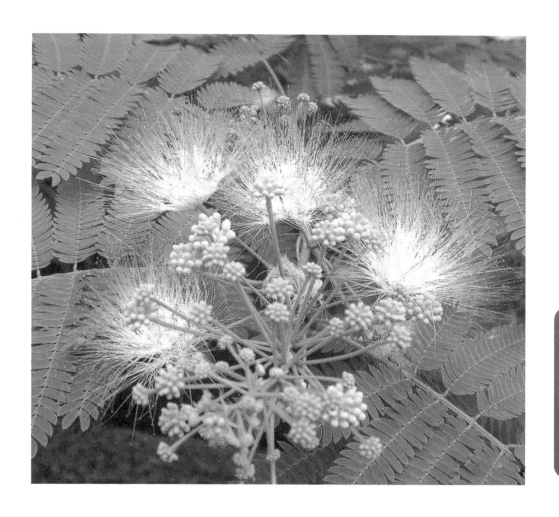

【植物形态】 落叶乔木，高达 10 米以上。树干灰黑色；小枝无毛，有棱角。二回
双数羽状复叶，互生；先端短尖，基部截形，不对称，全缘，有缘毛。

【生境分布】 生长于山坡、路旁。分布在华南、西南、华东、东北及河北、河南、
湖北等地。

【采集加工】 夏、秋间采收，剥下树皮，晒干。

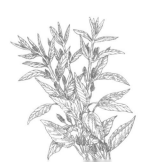

酸枣仁

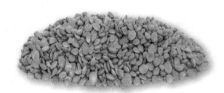

别　名： 枣仁、酸枣核、山枣仁、酸枣

拉丁名： Ziziphi Spinosae Semen

来　源： 为鼠李科酸枣核属植物酸枣的干燥成熟种子。

【**药材性状**】干燥成熟的种子呈扁圆形或椭圆形，长 5～9 毫米，宽 5～7 毫米，厚约 3 毫米。表面赤褐色至紫褐色，未成熟者色浅或发黄，光滑。一面较平坦，中央有 1 条隆起线或纵纹，另一面微隆起，边缘略薄，先端有明显的种脐，另一端具微凸起的合点，种脊位于一侧不明显。子叶 2 片，类圆形或椭圆形，呈黄白色，肥厚油润。气微弱，味淡。

【**性味归经**】性平，味甘、酸。归心、肝、胆经。

【**功效主治**】补肝、宁心、敛汗、生津。主治虚烦不眠、惊悸多梦等。

【**用法用量**】内服：煎服，10～25 克；或入丸、散。

【**用药禁忌**】凡有实邪郁火及滑泄者慎服。

验方精选

①**治虚劳虚烦，不得眠：**酸枣仁 2,000 克，甘草 50 克，知母、茯苓、川芎各 100 克，上五味，以水 8 升，煮酸枣仁得 6 升，纳诸药煮取 3 升，分 3 次温服。

②**治骨蒸，心烦不得眠卧：**酸枣仁 100 克，加水，研滤取汁，以米 360 克煮作粥，候临熟，入地黄汁 180 克，更微煮过，不计时候食之。

③**治胆虚睡卧不安，心多惊悸：**酸枣仁 50 克，炒熟令香，捣细罗为散。每服 10 克，以竹叶汤调下，不计时候。

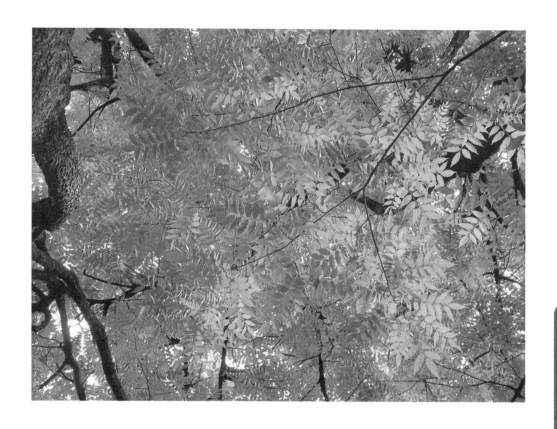

【植物形态】落叶小乔木，稀灌木，高达 10 余米；长枝紫红色或灰褐色，呈之字形曲折，具 2 个托叶刺，粗直；短枝短粗，矩状。叶纸质，卵形，卵状椭圆形，端钝圆形，基部稍不对称，缘具圆齿状锯齿。聚伞花序腋生。核果矩圆形或长卵圆形，熟红紫色，中果皮肉质，味甜；种子扁椭圆形。

【生境分布】生长于山区、丘陵或平原。分布在辽宁、内蒙古、河北等地。

【采集加工】秋末冬初采收成熟果实，除去果肉及核壳，收集种子，晒干。

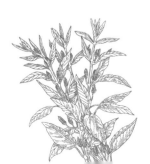

远志

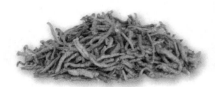

别　名：蕀菀、棘菀、细草、线儿茶

拉丁名：Polygalae Radix

来　源：为远志科远志属植物远志或卵叶远志的干燥根。

【药材性状】 呈筒状，中空，拘挛不直，长3～12厘米，直径0.3～1厘米。表面灰色，或灰黄色。全体有密而深陷的横皱纹，有些有细纵纹及细小的疙瘩状根痕。质脆易断，断面黄白色、较平坦。微有青草气，味苦、微辛，嚼之有刺喉感。远志肉多已破碎。肉薄，横皱纹较少。远志棍细小，中间有较硬的淡黄色木心。

【性味归经】 性微温，味辛、苦。归心、肾、肺经。

【功效主治】 安神益智、祛痰、解郁。主治惊悸、健忘、梦遗、失眠、咳嗽多痰、痈疮肿。

【用法用量】 内服：煎服，5～15克；浸酒或入丸、散。

【用药禁忌】 心肾有火、阴虚阳亢者忌服。

验方精选

①治神经衰弱、健忘心悸、多梦失眠：远志适量研粉，每服5克，每日2次，米汤冲服。

②治久心痛：远志（去心）、菖蒲（细切）各50克，上二味，粗捣筛。每服15克，水煎，去滓，不拘时温服。

③治痈疽、发背、疖毒，恶候浸大，不问虚实寒热：远志（汤洗去泥，搥去心）为末，酒适量，调末15克，澄清饮之，以滓敷病处。

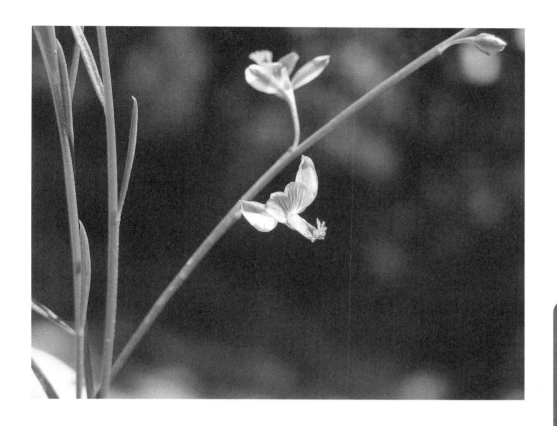

【植物形态】多年生草本，高 15 ～ 50 厘米。茎多数丛生，具纵棱槽。单叶互生，纸质，线形至线状披针形，全缘，反卷。总状花序呈扁侧状生于小枝顶端，细弱，花稀疏；蒴果圆形，顶端微凹，具狭翅；种子卵形，黑色。

【生境分布】生长于向阳山坡或路旁。分布在东北、华北、西北及山东、安徽、江西、江苏等地。

【采集加工】春季出苗前或秋季地上部分枯萎后挖取根部，除去残基及泥土，阴干或晒干。

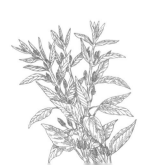

平肝息风药

蒺藜

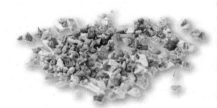

别　名： 白蒺藜、名茨、旁通、屈人

拉丁名： Tribuli Fructus

来　源： 为蒺藜科蒺藜属植物蒺藜的干燥成熟果实。

【药材性状】 果实由5个小分果聚合而成，呈放射状五棱形。但商品多已脱开为单个小分果，呈斧状或桔瓣状。新鲜时青绿色，干后黄白色或淡黄绿色。背面隆起，中间有无数小短刺，中部两侧有一对长刺，基部有一对短刺，呈八字形分开，或已残缺不全，只留下尖刺的断痕；两侧面有网纹。质坚，触之刺手。切开后内有种仁，白色或黄白色，有油性。气无，味苦、辛。

【性味归经】 性平，味辛、苦。归肝经。

【功效主治】 平肝解郁、活血祛风、明目止痒。主治头痛、眩晕等。

【用法用量】 内服：煎服，6～15克。

【用药禁忌】 孕妇慎用。

验方精选

①**治白内障：** 蒺藜120克，玉竹90克，共炒为散，每次9克，早饭前开水调服。

②**治皮肤瘙痒：** 蒺藜、地肤子各10克，石荞苧、豨莶草、金银花、杠板归各15克，水煎服。

③**治通身浮肿：** 蒺藜适量，煎汤洗。

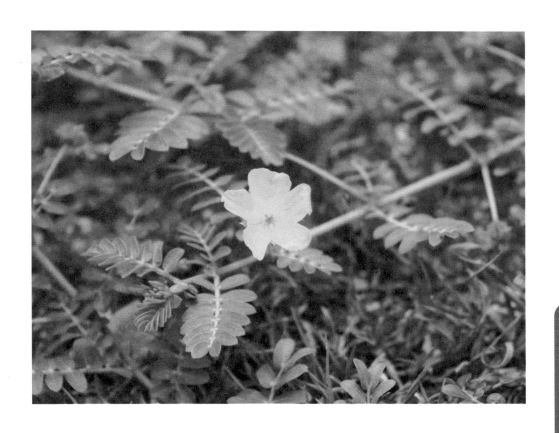

【**植物形态**】一年生匍匐草本，多分枝，全株有柔毛。羽状复叶互生或对生；
小叶 5 ～ 7 对，长椭圆形，基部常偏斜，有托叶。果实由 5 个小
分果聚合而成，呈放射状五棱形。

【**生境分布**】生长于田野、路旁及河边草丛。主产于河南、河北、山东、安徽、
江苏、四川、山西、陕西。

【**采集加工**】秋季果实成熟时采割植株，晒干，打下果实，除去杂质。

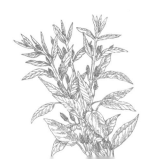

钩藤

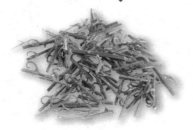

别　名： 钩丁、吊藤、鹰爪风、倒挂刺
拉丁名： Uncariae Ramulus Cum Uncis
来　源： 为茜草科钩藤属植物钩藤、大叶
钩藤、毛钩藤、华钩藤或无柄果
钩藤的干燥带钩茎枝。

【**药材性状**】茎枝略呈方柱形，长约 2 厘米，直径约 2 毫米。表面红棕色或棕褐色。
一端有一环状的茎节，稍突起，节上有对生的两个弯钩，形如船锚，
尖端向内卷曲，亦有单钩的；钩大小不一，基部稍圆，径 2～3 毫米；
全体光滑，略可见纵纹理。质轻而坚，不易折断，断面外层呈棕红色，
髓部呈淡黄色而疏松如海绵状。气无，味淡。

【**性味归经**】性微寒，味甘。归肝、心包经。

【**功效主治**】清热平肝、息风定惊。主治小儿惊痫、头晕、目眩、子痫。

【**用法用量**】内服：煎服（不宜久煎），7.5～15 克；或入散剂。

【**用药禁忌**】虚者勿投，无火者勿服。

验方精选

①**治小儿惊热：** 钩藤 50 克，硝石 25 克，甘草 0.5 克（炙微赤，锉），上药捣细，
为散。每服以温水调下 2.5 克，日服 3 次。量儿大小，加减服之。

②**治小儿惊痫，仰目嚼舌，精神昏闷：** 钩藤 25 克，龙齿 50 克，石膏 1.5 克，
栀子仁 0.5 克，子芩 0.25 克，大黄 25 克（锉碎，微炒），麦门冬 1.5 克（去
心，焙），上药粗捣，罗为散。每服 5 克，水煎，去滓。量儿大小分减，
不计时候温服。

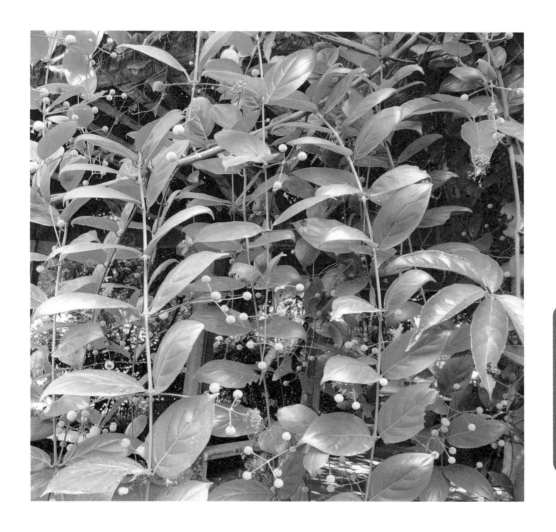

【**植物形态**】木质藤本，常绿。小枝四方形，光滑，变态枝成钩状，成对或单生
于叶腋，钩向下弯曲。

【**生境分布**】生长于山谷、溪边的疏林或灌丛等地。分布在浙江、福建、广东、
广西、江西、湖南、四川、贵州等地。

【**采集加工**】春、秋二季采收带钩的嫩枝，剪去无钩的藤茎，晒干，或置锅内蒸
后再晒干。

天麻

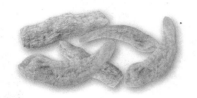

别　名： 赤箭、木浦、明天麻、定风草

拉丁名： Gastrodiae Rhizoma

来　源： 为兰科天麻属植物天麻的干燥块茎。

【药材性状】干燥根茎为长椭圆形，略扁，皱缩而弯曲。一端有残留茎基，红色或棕红色，俗称鹦哥嘴；另一端有圆形的根痕，长 6 ～ 10 厘米，直径 2 ～ 5 厘米，厚 0.9 ～ 2 厘米。表面黄白色或淡黄棕色，半透明，常有浅色片状的外皮残留，多纵皱，并可见数行不甚明显的须根痕排列成环。冬麻皱纹细而少，春麻皱纹粗大。质坚硬，不易折断。断面略平坦，角质，黄白色或淡棕色，有光泽。嚼之发脆，有黏性。气特异，味甘。

【性味归经】性平，味甘。归肝经。

【功效主治】息风止痉、平抑肝阳、祛风通络。主治头痛眩晕、肢体麻木、小儿惊风、癫痫抽搐。

【用法用量】内服：煎服，7.5 ～ 15 克；或入丸、散。

【用药禁忌】使御风草根，勿使天麻，二件若同用，即令人有肠结之患。

验方精选

①**治妇人风痹，手足不遂：** 天麻（切）、牛膝、附子、杜仲各 60 克，共研细，酒浸 7 日，温服。

②**治皮肤瘙痒、偏正头痛：** 天麻 15 克，川芎 60 克，研末，炼蜜为丸，每次 0.5 克，饭后嚼服。

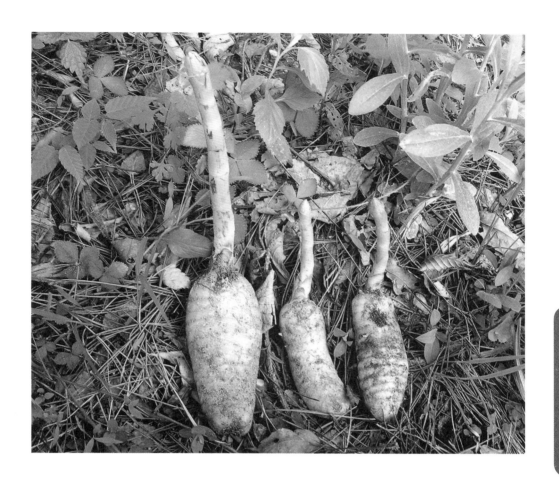

【植物形态】 多年生寄生植物，植株高 30 ~ 100 厘米；根状茎肥厚，椭圆形至近哑铃形，肉质，具较密的节，节上被许多三角状宽卵形的鞘。茎直立，橙黄色。总状花序，常具 30 ~ 50 朵花；花扭转，橙黄、蓝绿或黄白色，近直立。蒴果倒卵状椭圆形。

【生境分布】 生长于湿润的林下及肥沃的土壤。分布在吉林、辽宁、河南、安徽、江西、湖北、湖南、陕西、甘肃、四川、云南、贵州、西藏等地。

【采集加工】 立冬后至次年清明前采挖，立即洗净，蒸透，敞开低温干燥。

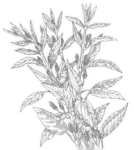

附录 药名笔画索引

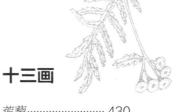

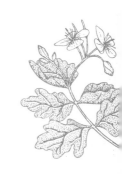

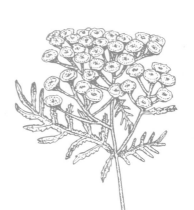